复旦卓越·21世纪烹饪与营养系列

饮食营养与安全

林玉桓 王丽梅 主 编
董红兵 李 晶 副主编

TWENTY-FIRST CENTURY
COOKING AND NUTRITION SERIES

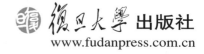

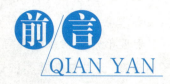

随着社会发展、经济腾飞,我国人们的生活水平和富裕程度不断提高,人们生活的幸福感不断加强。身心健康是人类幸福、快乐最根本的保证。然而目前我国膳食营养和安全与身心健康的矛盾却日益凸显,人们患心脑血管疾病、肥胖症、糖尿病、肿瘤等慢性疾病的概率在不断增加。现代科学研究证实,这些慢性疾病不仅与不科学的膳食结构、烹饪方式及膳食安全密切相关,而且与膳食中各种营养素的不平衡紧密关联。同时近年来我国食源性疾病发生比率及潜在隐患有增加趋势,例如"毒蘑菇事件"、"多宝鱼事件"、"瘦肉精事件",以及"三聚氰胺奶粉事件"等食品安全事件频繁发生,充分说明食品安全已经成为严重影响公众身体健康和生命安全的重要问题。针对以上问题,本书编写的主要宗旨是:在烹饪与餐饮业强调科学烹调,倡导膳食平衡,预防饮食危害发生,解读生活与工作中面临的饮食营养与安全问题,克服长期以来在烹饪与餐饮业教育中过分重视技能培养而忽视营养与安全知识的掌握。

全书共分为饮食营养基础、餐饮营养、饮食安全基础、餐饮安全管理与控制四个模块,主要介绍了能量与基础营养素、食物的营养价值及合理利用、食物合理烹调与平衡膳食、人群营养与饮食健康、影响食品安全的危害因素与食物中毒、烹饪原料的卫生安全,以及餐饮企业卫生安全管理与控制等内容。本书的主要特点如下:

(1) 内容安排力求新颖。本教材注意及时反映新知识和学科前沿发展动态,应用了新修订的《中国居民膳食指南》(2007)及《中华人民共和国食品安全法》(2009)等内容。

(2) 学习目标明确,思考与练习丰富。本书每单元都有明确的"知识目标"和"能力目标",便于教师施教及学生学习。"知识目标"侧重学生需要理解或掌握的知识点;"能力目标"则侧重培养学生分析与解决实际问题的能力,尤其是实践技能和创新能力。每单元后有丰富的思考与练习题,包括概念题、问答题、单项与多项选择题、判断题及综合训练题。以提高学生综合素质为基础,以能力为本位,兼顾知识传授、技能训练和能力培养,将相关的知识、技能与能力目标融入到教材内容中。

(3) 采用"案例导入"教学模式。每一单元或某一重要内容前,以营养和饮食安全领域发生的典型案例为引导,力求达到知识性和实用性、传统性和新颖性的统一。

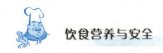

通过案例导入与分析创设学习情境,能激发思考、培养兴趣,有利于师生互动、解决学习中的疑难点、加强理论与实践相结合,更有助于培养学生的创新性思维,是培养高素质、技能型人才的有效途径。

(4) 促进"双证书"教育。鉴于近年来心脑血管疾病、肥胖症、糖尿病等慢性疾病在疾病和死亡原因中的比例不断升高,且与膳食营养密切相关,考虑到人群营养与膳食营养的关系,本书从烹饪与餐饮业生产加工及服务管理的职业岗位要求出发,结合未来职业岗位升迁与迁移的需要,在内容上安排了特殊人群营养、膳食营养与慢性疾病预防及食谱编制与配餐等内容,将烹饪技术、食物营养、人群营养及慢性疾病食疗恰当结合。同时融入公共营养师职业资格认证的考核内容,丰富了课程内涵,为学生通过公共营养师资格考试奠定了一定基础,力求达到培养既懂得营养又重视饮食安全的现代烹饪与餐饮业所需人才的目标。

本书适合作为高职高专、实践型本科烹饪工艺与营养、餐饮管理与服务及酒店管理等专业的教材,亦可作为食品加工、营养与卫生类专业及餐饮服务类企业有关人员的参考书。

本书由无锡商业职业技术学院林玉桓、常熟理工学院王丽梅任主编,武汉商业服务学院董红兵、无锡商业职业技术学院李晶任副主编,参加本书编写的还有:常熟理工学院张然,无锡商业职业技术学院史守纪、夏秀华、张蕾。本教材共9个单元,编写分工如下:林玉桓编写单元1、单元9、模块一与模块三引言,负责编写各单元思考与练习题;王丽梅编写单元2;张然编写单元5.2、单元5.3及单元6.1;董红兵编写单元6.2与单元8;史守纪编写单元3.2与单元4;夏秀华编写单元7;李晶编写单元8;张蕾编写单元3.1、单元3.3与单元5.1。全书由林玉桓统稿并校对。

感谢上海复旦大学出版社鼎立支持,感谢同行、同事的帮助,感谢所有被本书作为文献、资料引用的作者。由于编者知识和视野所限,书中难免疏漏和不当之处,祈望同行、读者及朋友们不吝赐教,使本书能够不断完善提高。

编 者

2011年3月

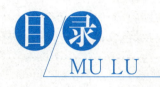

模块一 饮食营养基础

单元 1　能量与宏量营养素 ·· 3
　1.1　能量 ·· 4
　1.2　碳水化合物 ·· 10
　1.3　蛋白质 ··· 15
　1.4　脂类 ·· 24
　1.5　营养生理 ·· 29
　思考与练习 ·· 33

单元 2　微量营养素与水、膳食纤维 ·· 37
　2.1　维生素 ··· 37
　2.2　矿物质 ··· 52
　2.3　膳食纤维与水 ·· 61
　思考与练习 ·· 65

模块二 餐饮营养

单元 3　食物的营养价值及合理利用 ·· 71
　3.1　食物营养价值的评价 ··· 71
　3.2　动物性食物营养价值及合理利用 ··· 73
　3.3　植物性食物营养价值及合理利用 ··· 85
　思考与练习 ·· 91

单元 4　食物合理烹饪与平衡膳食 ··· 96
　4.1　食物合理烹饪 ·· 96
　4.2　膳食结构与居民膳食指南 ·· 105
　4.3　食谱编制与宴会配餐 ·· 114
　思考与练习 ··· 126

单元 5　营养与健康 ····· 130
5.1　特殊人群营养 ····· 131
5.2　膳食营养与慢性疾病预防 ····· 140
5.3　强化食品、保健食品与绿色食品 ····· 153
思考与练习 ····· 160

模块三　饮食安全基础

单元 6　影响食品安全的危害因素及预防 ····· 167
6.1　食品的生物性危害及预防 ····· 168
6.2　食品的化学性与放射性危害及预防 ····· 184
思考与练习 ····· 203

单元 7　食物中毒及预防 ····· 206
7.1　食物中毒概述 ····· 206
7.2　细菌性食物中毒 ····· 208
7.3　真菌性食物中毒 ····· 216
7.4　有毒动植物食物中毒 ····· 219
7.5　化学性食物中毒 ····· 224
思考与练习 ····· 227

单元 8　食品原料卫生与安全 ····· 231
8.1　动物性原料卫生与安全 ····· 231
8.2　植物性原料卫生与安全 ····· 244
8.3　其他食品原料卫生与安全 ····· 249
思考与练习 ····· 255

模块四　餐饮安全管理与控制

单元 9　餐饮企业食品安全管理与控制 ····· 261
9.1　餐饮业食品安全管理 ····· 261
9.2　现代食品安全控制体系 ····· 272
思考与练习 ····· 286

参考文献 ····· 289

附录：各类食物营养成分简表 ····· 292

模块一

饮食营养基础

民以食为天。人类为了生存，就必须要饮食，只有每天以膳食的形式从外界摄取食物，从中获取各种各样的营养物质，才能维持人体正常生理需要和保持身体健康。《中华人民共和国食品安全法》将食品定义为：是指各种供人食用或者饮用的成品和原料以及按照传统既是食品又是药品的物品，但是不包括以治疗为目的的物品。可见食品与食物的概念没有本质性的区别。

"营养"二字，从字义上讲，"营"的含义为"谋求"，而"养"的含义为"养身"或"养生"。因此，营养的含义应是谋求养身。用现代科学的语言具体描述，营养即为机体摄取食物，经过消化、吸收、代谢和排泄，利用食物中的营养素和其他对身体有益的成分构建组织器官，调节各种生理功能，维持正常生长、发育和防病保健的过程。

营养素是机体为了维持生存、生长发育、体力活动和健康，以食物的形式摄入的一些需要的物质。已知人体必需的营养素有40余种，传统上分为六大类，即蛋白质、脂肪、碳水化合物、矿物质、维生素和水；另外，还有人称膳食纤维为第七类营养素，生物活性化合物（植物有机小分子，未被认为是必需的营养素）为第八类营养素。其中碳水化合物、脂类和蛋白质因为需要量多，在膳食中所占的比重大，称为"宏量营养素"；又由于它们在体内经过代谢产生人体所需要的能量，因此，这三种营养素又称为能量营养素。而矿物质和维生素因需要的相对较少，在膳食中所占比重也较小，称为"微量营养素"。

营养学是研究食物营养与人体健康关系的一门科学。从应用方面来看,它可以指导个体和群体合理地安排饮食,防病保健,指导国家的食物生产、加工,达到改善国民体质、促进社会经济发展的目的。营养学可分为人类(基础)营养学、临床(医学)营养学、食品营养学、分子营养学、公共营养学、烹饪营养学等。食品营养学主要研究食物、营养与人体生长发育及健康的关系,提高食品营养价值的方法以及食物资源的开发。烹饪营养学主要研究食物烹饪工艺过程中营养素的变化,并指导人们如何合理选择食物,科学加工烹调食物,以及合理编制食谱等方面的知识。

人们对食物营养有其共同的需求,为了满足生理活动和从事工作学习需要摄入能量;构成细胞组织、组织修复、促进生长发育和调节生理功能需要摄入营养素。营养素类别及其生理功能如图0-1示。

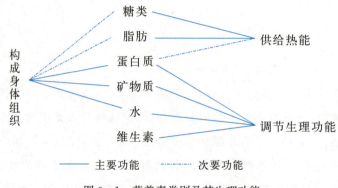

图0-1 营养素类别及其生理功能

营养不良会给健康带来不同程度的危害,如营养过剩或不均衡可导致肥胖症、糖尿病、高血压及心血管等疾病,尤其是生活节奏加快导致对快餐食品的严重依赖是造成这种现象的主要原因之一。而营养缺乏会影响优生优育、工作学习、免疫功能、预期寿命等各个方面。目前,我国居民在营养方面存在营养不足与过剩的"双重负担",这也是全世界发展中国家所面对的全球公共卫生问题。肥胖症、糖尿病、心血管疾病和各种癌症的发病率正在逐年上升,随着患慢性病的人数增多,人类生活质量在下降,健康寿命在缩短。如何防治这些与膳食有关的各种疾病?科学饮食、合理营养则显得极为重要。合理营养就是在卫生安全的前提下,合理地选择、搭配食物,经合理地贮存、加工和烹调,使食物中的营养素的种类、数量及比例都能适应人们的生理、生活和劳动的实际需要,也就是做到膳食平衡,其核心是营养素要"全面、平衡、适度"。

单元 1 能量与宏量营养素

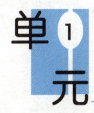

 知识目标

● 了解能量的作用及能量系数的概念,掌握人体能量消耗的途径,了解能量的供给情况。

● 了解食物中碳水化合物的种类,掌握碳水化合物的生理功能及血糖生成指数的应用。

● 掌握必需氨基酸、氨基酸模式、完全蛋白质、氮平衡及生物价等基本概念,掌握蛋白质的生理功能,掌握蛋白质互补原理及蛋白质营养价值评价的方法。

● 了解脂类的组成,掌握必需脂肪酸概念,掌握脂类的生理功能,了解脂肪营养价值评价方法。

 能力目标

● 能够根据一般成人身体状况确定其一天能量需要量。

● 能够计算混合膳食的血糖生成指数(GI),并能应用 GI 值为特殊人群选择合适的食物。

● 通过计算氨基酸评分(AAS),能评价不同食物蛋白质的营养质量。

● 能运用蛋白质互补作用指导膳食中营养搭配。

● 根据动植物油脂的营养价值不同,指导烹饪中合理使用各种油脂。

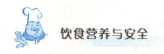

1.1 能 量

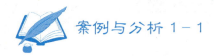

生命的动力——能量

打开电脑,在互联网上可方便地搜出非洲饥饿儿童的图片——一个个瘦得皮包骨头,可清楚地数出肋骨的非洲儿童。可谓是让人触目惊心、催人泪下。在非洲贫瘠的土地上,因战争、饥荒及贫穷等原因,那些儿童没有食物吃,甚至饥饿到都没有力气来驱赶身上的蚊虫和苍蝇。贫穷和灾难导致人们缺乏食物,进而又导致了人体能量的摄入量不能满足生命的需要。

长期的能量摄入不足,致使儿童明显矮小、消瘦,体弱无力。成年人能量摄入不足,不仅会导致消瘦无力,而且常常会并发干眼症、腹泻、厌食、呕吐、脱水等,甚至死亡。

案例分析:没有能量,就没有生命和任何活动。能量在我们的生命中发挥着巨大的作用,它不仅支撑着生命体的所有活动过程,还为各种运动和代谢活动提供动力。

一、能量的作用及能量系数

(一)能量的作用

人和其他任何动物一样,每天都必须以食物的形式从外界获得能量,以满足一切生命活动和从事各种体力劳动的需要。这些能量的来源,主要是食物中的碳水化合物、脂肪、蛋白质三种营养素。机体即使处于安静状态下也需要消耗能量以维持正常的心跳、呼吸、体温和腺体分泌等生理活动。如果人体摄入能量不足,机体就会动用自身能量储备甚至消耗自身组织以满足生命活动对能量的需要。若长期处于能量不足状态,则会导致生长发育缓慢、消瘦、活力消失甚至生命活动停止而死亡。相反,如果能量摄入过剩,会以脂肪形式储存于体内,使人发生脂肪堆积,引起肥胖疾病,并成为心血管疾病、某些癌症和糖尿病的诱发因素。一般情况下,健康人从食物中摄取的能量和所消耗的能量应保持平衡状态。

(二)能量系数

现在国际上以焦耳(J)为能量单位,日常应用以千焦(kJ)和兆焦(mJ)作为单位。

由于习惯的原因,一些营养学方面的书籍或数据还继续使用卡(cal)或千卡(kcal),但正逐步转向以焦耳为主。卡和焦耳之间存在数值换算关系,如下所示:

$$1 \text{ mJ} = 10^3 \text{ kJ} = 10^6 \text{ J}$$

$$1 \text{ kcal} = 4.184 \text{ kJ}$$

$$1 \text{ kJ} = 0.239 \text{ kcal}$$

每克糖类、脂肪、蛋白质在体内氧化产生的能量值称为能量系数。食物中每 1 g 糖类、脂肪和蛋白质在体外弹式热量计内充分氧化燃烧可分别产生 17.15 kJ、39.54 kJ 和 23.64 kJ 的能量,但三大物质在体内消化率一般分别为 98%、95% 和 92%,吸收后的糖类和脂肪在体内可完全氧化为 H_2O 和 CO_2,其产热量与体外相同。但蛋白质在体内不能完全氧化,其终产物除 H_2O 和 CO_2 外,还有尿素、尿酸、肌肝等含氮物质,它们通过尿液排到体外,若把 1 g 蛋白质在体内氧化产生的终产物在体外测热器中继续燃烧可产生 5.44 kJ 的热量。因此这三种产能营养素的净能量系数为:

1 g 碳水化合物:17.15 kJ × 98% = 16.81 kJ (4 kcal)

1 g 脂肪:39.5 kJ × 95% = 37.56 kJ (9 kcal)

1 g 蛋白质:(23.64 kJ − 5.44 kJ) × 92% = 16.74 kJ (4 kcal)

二、能量的消耗途径

案例与分析 1-2

饮食结构"西化","文明病"登陆中国

2008 年 4 月份,有新闻报道说墨西哥居民由于过多食用"垃圾食品",成为仅次于美国(根据美国疾病控制中心(CDC)公布的数据,大约 64% 的美国人体重严重超标)的世界第二胖国。软饮料(含有很多糖)和美式快餐在墨西哥的泛滥是重要原因。

2000 年 8 月,《英国医学杂志》刊登了题为《曾经消瘦的巨人,如今肥胖患病率成倍增长》的文章,指的就是中国。从 1985 年到 2005 年的健康调查发现,中国 7 岁到 18 岁的儿童和青少年中,肥胖率竟然翻了 28 倍,青少年的身体素质出现了"外强中干"的状况。

2008 年 1 月,《多彩膳食健康全解码》这本书的美国作者在北京发行仪式上,曾尖锐地指出:"全球都发现中国的营养状况在恶化,居民肥胖、糖尿病和心脑血管病的发病率不断增加。重要的原因就是西方不健康的饮食方式,如美式快餐等大量地进入

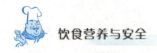

中国。中国人摄入的蔬菜、水果越来越少,严重影响健康。"

调查资料显示,目前我国经济发达地区,居民消费的谷类和豆类等植物性食物在不断下降,而动物性等高脂肪、高能量、高蛋白的食物消费增加了20%以上,白糖的消费增加了42%,整个饮食结构呈现出非常突出的"西化"倾向。而且在城市,"洋快餐"无孔不入,少年儿童饮食"西化"的情况相当严重。

案例分析:由于能量摄入过多,再加上运动不足,我国青少年超重、肥胖比率在逐年增加,"文明病"(以肥胖为核心,伴随高血压、高血脂、心脑血管病、糖尿病的五病综合征)开始登陆中国。如我国心脑血管病的发病率和死亡率已经高于欧美国家;我国肿瘤死亡率、冠心病的死亡率、高血压患病率呈现出不断上升的趋势。因此,怎样使人体在不同阶段达到能量平衡,维持适宜体重,就需要对能量的来源、人体能量消耗等方面进行探讨。

人体能量的需要与消耗是一致的。健康成年人的能量消耗主要用于维持基础代谢、体力活动和食物生热效应。儿童、青少年还应包括生长发育的能量需要。孕妇还包括子宫、乳房、胎盘、胎儿的生长及体脂储备所需的能量,乳母合成乳汁也需要能量。疾病恢复期病人还包括组织和机体修复的能量消耗。基础代谢一般占人体总能量消耗的60%~75%,为人体能量消耗的最主要部分。

(一)基础代谢

基础代谢(BM)是指维持人体生命活动所必需的最基本能量消耗,即人体在清醒、空腹(食后12~14小时)、安静而舒适的环境中(室温20℃~25℃),无任何体力活动和紧张的思维活动、全身肌肉松弛、消化系统处于静止状态下的能量消耗,也就是人体用于维持呼吸、心跳、体温、血液循环、各器官组织和细胞功能等最基本的生命活动的能量消耗。这种状况下测定的能量消耗量比一般休息状况下要低,但高于睡眠时的能量消耗。

1. 基础代谢率

基础代谢的水平用基础代谢率(BMR)表示,是指单位时间内人体单位体表面积(m^2)或单位体重(kg)基础代谢所消耗的能量,单位为 $kJ/(m^2 \cdot h)$ 或 $kg/(m^2 \cdot h)$。基础代谢与体表面积密切相关,体表面积又与身高体重有密切关系,故只要求出体表面积,再按体表面积与该年龄的基础代谢率就可计算出基础代谢消耗的能量。我国学者提出一个适合中国成人(18~45岁)的体表面积计算公式为:

体表面积(m^2)=0.006 59×身高(cm)+0.012 6×体重(kg)-0.160 3

因此,人体一昼夜基础代谢的能量消耗=BMR×体表面积(m^2)×24(h)。但应注意:人在熟睡时能量消耗比基础代谢少5%~10%,所以计算时,人体一昼夜基础代谢的实际能量消耗应扣除睡眠时少消耗的这部分能量。表1-1列出了不同年龄的基础代谢率BMR。

表 1-1　人体基础代谢率(BMR)

年龄(岁)	男		女		年龄(岁)	男		女	
	kJ/(m²·h)	kcal/(m²·h)	kJ/(m²·h)	kcal/(m²·h)		kJ/(m²·h)	kcal/(m²·h)	kJ/(m²·h)	kcal/(m²·h)
1	221.8	53.0	221.8	53.0	25	156.9	37.5	147.3	35.2
3	214.6	51.3	214.2	51.2	30	154.0	36.8	146.9	35.1
5	206.3	49.3	202.5	48.4	35	152.7	36.5	146.9	35.0
7	197.9	47.3	190.0	45.4	40	151.9	36.3	146.1	34.9
9	189.2	45.2	179.1	42.8	45	151.5	36.2	144.3	34.5
11	179.9	43.0	167.4	40.0	50	149.8	35.8	141.8	33.9
13	177.0	42.3	168.5	40.3	55	148.1	35.4	139.3	33.3
15	174.9	41.8	158.6	37.9	60	146.0	34.9	136.8	32.7
17	170.7	40.8	151.9	36.3	65	143.9	34.4	134.7	32.2
19	164.4	39.2	148.5	35.5	70	141.4	33.8	132.6	31.7
20	161.5	38.6	147.7	35.3	75	138.9	33.2	131.0	31.3

数据来源：何志谦，《人类营养学》(第二版)，人民卫生出版社 2000 年版。

2. 影响基础代谢率的因素

(1) 体形：瘦体组织的能量消耗明显大于脂肪组织。同等重量下，瘦高者基础代谢高于矮胖者，就是瘦的人体表面积大、瘦体组织较多造成的。这也是男性的基础代谢高于女性 5%～10% 的原因。

(2) 年龄：在生长期，生长激素刺激细胞代谢，BMR 可提高 15%～20%。婴幼儿生长发育快，基础代谢率高，随着年龄的增加基础代谢逐渐下降。一般成年人的基础代谢率低于儿童，老年人低于成年人。

(3) 性别：女性瘦体组织所占比例低于男性，脂肪的比例高于男性。因此，女性的基础代谢率比男性低。妇女孕期或哺乳期因需要合成新组织，基础代谢增加。

(4) 内分泌：许多激素对细胞代谢起调节作用，如甲状腺体分泌异常时，可以影响基础代谢。甲状腺机能亢进，促使甲状腺素分泌增加导致基础代谢率增加。

(5) 不同病理状况：发热增加 BMR，体温每上升 0.56℃，BMR 约增加 7%。肿瘤、心功能衰竭和呼吸系统疾病等可增加细胞活动，也增加 BMR。饥饿或营养不良等异常状态，瘦体组织减少，BMR 降低。

(6) 环境：在低温环境中，BMR 增加以产生更多的热能来维持正常体温。而高温环境，人的基础代谢相对较低。

单元 1　能量与宏量营养素

（二）体力活动的能量消耗

通常各种体力活动所消耗的能量占人体能量消耗的15%～30%。体力活动一般包括职业活动、社会活动、家务活动和休闲活动等，因职业不同造成的能量消耗差别最大。影响体力活动能量消耗的因素主要有：① 劳动强度越大，持续时间越长，能量消耗越多；② 肌肉越发达者，活动能量消耗越多；③ 体重越重者，能量消耗越多；④ 与工作的熟练程度有关。伴随中国职业活动（劳动）强度及条件的改善，我国将中国人群的劳动强度调整为轻、中、重三级，如表1-2所示。利用PAL值（体力活动水平）可计算出不同活动水平人群的每日能量需要量。

表1-2　建议中国成人活动水平分级

活动水平	职业工作时间分配	工作内容举例	PAL 男	PAL 女
轻	75%时间坐或站立 25%时间站着活动	办公室工作、修理电器钟表、售货员、酒店服务员、化学实验操作、讲课等	1.55	1.56
中	25%时间坐或站立 75%时间特殊职业活动	学生日常活动、机动车驾驶、电工安装、车床操作、金工切割等	1.78	1.64
重	40%时间坐或站立 60%时间特殊职业活动	非机械化农业劳动、炼钢、舞蹈、体育运动、装卸、采矿等	2.10	1.82

注：PAL，即24小时总能量消耗量除以24小时基础代谢。
数据来源：中国营养学会，《中国居民膳食营养素参考摄入量》，中国轻工业出版社2000年版。

（三）食物热效应

食物热效应（TEF）过去称之为食物的特殊动力作用（SDA），是指摄食后引起的能量消耗增加的现象。即人体摄食后，消化系统对食物中的营养素进行消化、吸收，转运到血液循环系统后，还需要进一步代谢、转化和排泄，这一过程需要额外消耗能量，同时引起体温的升高并散发热量。TEF在进食2小时后达最高点，一般3～4小时后恢复正常。

摄取不同的食物，TEF也就不同。糖类、脂肪和蛋白质的TEF分别可使本身能量消耗增加5%～6%、4%～5%和30%。一般成人摄入混合膳食，每日TEF约为每日基础代谢的10%，约628 kJ(150 kcal)。

三、能量的供给与食物来源

（一）能量的供给

能量的供给应依据能量的需要而定，不同人群的需要和供给量各不相同，根据目前中国经济水平、食物水平、膳食特点及人群体力活动的特点，结合国内外已有的资料，中国营养学会提出中国居民膳食能量推荐摄入量（RNI）如表1-3所示。

表 1-3　中国居民膳食能量推荐摄入量(RNI)

年龄(岁)	男(MJ/d)	女(MJ/d)	男(kcal/d)	女(kcal/d)
18～49				
轻体力活动	10.04	8.80	2 400	2 100
中体力活动	11.30	9.62	2 700	2 300
重体力活动	13.38	11.30	3 200	2 700
50～59				
轻体力活动	9.62	7.94	2 300	1 900
中体力活动	10.87	8.36	2 600	2 000
重体力活动	13.00	9.20	3 100	2 200
60～69				
轻体力活动	7.94	7.53	1 900	1 800
中体力活动	9.20	8.36	2 200	2 000
70～79				
轻体力活动	7.94	7.10	1 900	1 700
中体力活动	8.80	7.94	2 100	1 900
80 以上	7.94	7.10	1 900	1 700

数据来源：中国营养学会，《中国居民膳食营养素参考摄入量》，中国轻工业出版社 2000 年版。

人体所需的能量，来源于食物中的碳水化合物、脂肪和蛋白质三种产能营养素。正常条件下，碳水化合物是主要能量来源，其次是脂肪，蛋白质的主要作用不是供能。碳水化合物与脂肪在很大程度上可以相互转化，并具有对蛋白质的节约作用。三大营养素除了供能外还有其他生理功能，故三大产能营养素在总能的供给中应有一个适宜的比例。过去西方国家的高脂肪、高蛋白膳食结构给当地居民的身体健康带来许多不良影响。根据我国居民饮食习惯以及膳食与健康的调查资料，成人碳水化合物供给的能量应占总能量的 55%～65%，脂肪占 20%～30%，蛋白质占 10%～15% 为宜。

(二) 能量的食物来源

碳水化合物、脂肪和蛋白质广泛存在于各类食物中。粮谷类和薯类食物含碳水化合物较多，是我国居民膳食能量最经济的、主要的来源。油料作物富含脂肪，动物性食物一般比植物性食物含有更多的脂肪和蛋白质。但大豆和一些硬果类(如花生、核桃等)例外，它们含丰富的油脂和蛋白质，是膳食能量辅助来源之一。蔬菜和水果一般含能量较少。膳食结构以植物性食物为主，动植物性食物保持均衡适宜，既满足机体对能量的需要，又避免高能量、高脂肪膳食，是合理营养与健康的关键。

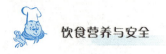

1.2 碳水化合物

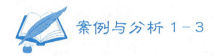

糖尿病人的好帮手——食物血糖生成指数(GI)

有位李阿姨,平时身体一直很好,可是不知为什么近期饭量增多、口渴、尿多,爱上厕所。更奇怪的是,尽管吃得多,体重却减轻了。李阿姨去医院健康检查,其结果吓了她一大跳。体检化验出她的尿糖和血糖偏高,医生说她患上了糖尿病。这个结果让李阿姨不知所措。医生安慰她说,糖尿病并不可怕,关键是要配合医生治疗。按照医生的食疗建议,李阿姨注意饮食的调整,并定期测量血糖。慢慢地她发现了一些规律,如果早饭吃馒头,血糖就高;吃窝头,血糖就低。这是为什么呢?

案例分析: 粮谷类的食物在加工上有粗细之分。加工越精细,其中所含的膳食纤维越少,如富强粉,这样的食物进食后很容易被肠道消化、吸收,所以促使血糖快速升高;相反,加工不精细的粗杂粮类食物,由于进食后不容易被消化、吸收,所以血糖反应就比较平和。我们每天吃的各种植物性食物中,一般都含糖,而不同食物引起的血糖反应是不同的,糖尿病患者应选择一些血糖生成指数低的食物。为了发挥碳水化合物营养素对身体的有益作用,应正确认识碳水化合物的生理功能,掌握碳水化合的适宜摄入量与血糖生成指数的应用,在膳食生活中能合理选择碳水化合物类食物。

一、食品中重要的碳水化合物

碳水化合物(糖类)是由碳、氢、氧三种元素组成的一类化合物。一般将其分为单糖、双糖、寡糖和多糖四类,此外也包括糖醇类物质(糖的衍生物)。

(一) 单糖

单糖是不能再水解的简单糖类,食物中的单糖主要为葡萄糖、果糖和半乳糖。

1. 葡萄糖

主要存在于各种植物性食物中,人体中利用的葡萄糖主要由淀粉水解而来,此外还可来自蔗糖、乳糖等的水解。葡萄糖能直接被人体小肠壁吸收,是为人体提供能量的主要燃料。人体的血糖就是指血液中葡萄糖的含量。有些器官实际上完全依靠葡萄糖供给所需的能量。例如,大脑中无能量储备,须由葡萄糖提供能量,每日约需100~120 g葡萄糖。要维持大脑进行正常工作,必须保持一定的血糖水平,因此在早餐仅摄入牛奶加鸡蛋这样的高蛋白质食物是不符合营养学要求的。

2. 果糖

果糖是天然碳水化合物中甜味最高的,其甜度约为蔗糖的1.5倍,主要存在于蜂蜜和水果中,机体内的果糖是由蔗糖水解(果糖和葡萄糖)而得。果糖的代谢可以不受胰岛素制约,能直接被人体代谢利用,故糖尿病人可适当食用果糖。人体的肝脏是实际利用果糖的唯一器官,经肝脏转变成葡萄糖被人体利用,也有一部分转变为糖原、乳酸和脂肪。

3. 半乳糖

是乳糖、水苏糖、棉籽糖、琼脂的重要组成成分,很少以单糖的形式存在于食品中。半乳糖吸收后在肝脏内转变成肝糖,然后分解为葡萄糖被机体利用。

(二) 双糖

双糖是由两分子单糖缩合而成。常见的天然存在于食品中的双糖有蔗糖、乳糖和麦芽糖等。

1. 蔗糖

蔗糖是由1分子葡萄糖和1分子果糖连接而成的糖。在甘蔗和甜菜中含量很高,日常食用的绵白糖、砂糖、红糖都是蔗糖。多吃糖容易引起龋齿,因此,必须保持牙齿卫生。大量摄入食糖可能与肥胖症、糖尿病、动脉硬化、冠心病等发病率有关。

2. 麦芽糖

又称饴糖,是由2个分子葡萄糖缩合而成,在麦芽中含量高。人们吃米饭、馒头时,在细细咀嚼中感到甜味就是由淀粉水解的麦芽糖。麦芽糖的甜度约为蔗糖的1/2,是食品工业中重要的糖质原料。

3. 乳糖

乳糖是由葡萄糖和半乳糖连接成的糖。乳糖主要存在于动物乳汁中,甜味只是蔗糖的1/6,是婴儿糖类主要来源。乳糖能保证肠道中最佳菌群结构,促进钙的吸收。有些成人喝牛奶会腹泻,是因为机体内缺乏分解乳糖的酶。

(三) 寡糖

寡糖又称低聚糖,由3~10个单糖以糖苷键聚合而成。食品中重要的寡糖存在于豆类食品中的棉籽糖和水苏糖。棉籽糖是由葡萄糖、果糖和半乳糖构成的三糖,水苏糖是在前面基础上再连一个半乳糖的四糖。这两种糖都不能被肠道中的酶消化,但可被肠道中的细菌代谢,产生气体和其他产物,造成胀气。不过适量摄入这些寡糖,有利于肠道双歧杆菌生长、繁殖,从而有利于人体健康。

(四) 多糖

多糖是由10个以上单糖分子残基构成的大分子物质,一般不溶于水,无甜味,在酸或酶的作用下水解,水解的最终产物是单糖。包括能被人体消化吸收的淀粉、糖原和不被消化吸的纤维素、果胶等。

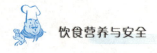

1. 淀粉

淀粉是由许多葡萄糖组成的、能被人体消化吸收的植物多糖,主要存在于植物种子和根茎类中,是人类碳水化合物的主要食物来源,也是最丰富、最廉价的能量营养素。根据其结构可分为直链淀粉和支链淀粉(糯性粮食含量较多)。淀粉与水共煮时会形成糨糊状,称为淀粉的糊化,具有胶黏性,冷却后能产生凝胶作用。

2. 糖原

糖原也称动物淀粉,人体吸收的葡萄糖约 20% 以糖原的形式贮存于肝脏和肌肉中,是葡萄糖在人体内贮存的主要形式。当机体需要时,糖原可迅速转化为葡萄糖,参与体内代谢。肝脏中贮存的糖原(肝糖原)可以维持正常的血糖浓度,肌肉中的糖原(肌糖原)可提供机体运动所需要的能量,尤其是高强度和持久运动时的能量需要。

3. 纤维素

指广泛存在于植物组织中不被人体消化吸收的多糖,详细见"单元 2.3 膳食纤维与水"部分。

(五)糖醇

糖醇是糖的衍生物,如山梨糖醇(植物中存在或葡萄糖氢化而成)、木糖醇(果蔬中存在或木糖氢化而成)、麦芽糖醇(麦芽糖氢化而成),它们代谢可不受胰岛素调节,因而可被糖尿病人食用,食品工业中常用其代替蔗糖作为甜味剂使用。

二、碳水化合物的生理功能

(一)供给和储存能量

维持人体健康所需要的能量中,55%~65% 由碳水化合物提供。糖原是肌肉和肝脏碳水化合物的储存形式,肝脏约储存机体内 1/3 的糖原,一旦机体需要,肝脏中的糖原即被分解为葡萄糖以提供能量。碳水化合物在体内释放能量较快,供能也快,是脑和神经组织唯一可利用的能源形式,也是肌肉活动时的主要燃料,对维持神经系统和心脏的正常供能,增强耐力,提高工作效率都有重要意义。

(二)构成组织及重要生命物质

糖可与脂类形成糖脂,是组成神经组织与细胞膜的成分。体液中的黏液含有糖蛋白,细胞核中遗传物质 DNA 和 RNA 含有脱氧核糖或核糖,软骨、骨骼、角膜、玻璃体中含糖蛋白,细胞间质和结缔组织含有氨基多糖。一些具有重要生理功能的物质,如抗体、酶和激素的组成成分,也需碳水化合物参与。

(三)节约蛋白质作用

当体内碳水化合物供给不足时,机体为了满足自身对葡萄糖的需要,通常通过糖异生作用动用蛋白质产生葡萄糖以供给能量。甚至是消耗器官中的蛋白质,如肌肉、肝、肾、心脏中的蛋白质,从而对人体及各器官造成损害。体内糖充足时,机体首先利用糖供给热能,可避免人体利用蛋白质作为燃料,从而保证蛋白质用于构成机体组织和调节生理机能。

(四) 抗生酮作用

当膳食中糖类摄入不足时,体内脂肪组织中贮存的甘油三酯被分解成脂肪酸,然后氧化供能。但脂肪在体内代谢需要糖类的协同作用,因为脂肪代谢产生的乙酰基必须与葡萄糖代谢产生的草酰乙酸结合进入三羧酸循环才能被彻底氧化。如果糖类摄入不足,脂肪酸不能彻底氧化而产生酮体,在体内蓄积,以致产生酮血症和酮尿症。膳食中充足的碳水化合物可以防止上述现象的发生,这一作用称为抗生酮作用。

(五) 解毒作用

当肝糖原充足可增强肝脏对致病微生物产生的毒素、酒精、砷等有害物质的解毒作用。碳水化合物经糖醛酸途径生成的葡萄糖醛酸直接参与肝脏解毒。即葡萄糖醛酸在肝脏中能与上述各种毒素结合,以消除或减轻这些物质的毒性或生物活性,从而起到解毒作用。

(六) 增强肠道功能

乳糖可促进肠道中有益菌的生长,也可加强钙的吸收。非淀粉多糖如纤维素、半纤维素、果胶及功能性低聚糖等,虽不能在小肠消化吸收,但刺激肠道蠕动,有利于排便。同时它们在结肠内发酵,产生短链脂肪酸和使肠道有益菌增殖。

三、血糖生成指数

(一) 血糖生成指数的概念

1981 年,加拿大多伦多大学的詹金斯(Jankins)提出了血糖生成指数(GI)的概念,它反映了人体食用一定食物后血糖的变化特征。根据 WHO/FAO 对血糖生成指数的定义,食物 GI 是指人体进食含 50 g 碳水化合物的待测食物后血糖应答曲线下的面积(AUC)与食用含等量碳水化合物标准参考物后血糖 AUC 之比。通常标准参考物选择葡萄糖或白面包。公式表示如下:

$$血糖生成指数(GI) = \frac{某食物在餐后 2 小时血糖曲线下面积}{等量葡萄糖餐后 2 小时血糖曲线下面积}$$

不同来源的碳水化合物由于消化吸收速度不同可能有不同的 GI 值。消化吸收快的碳水化合物如以大米、面粉为原料的各种主食,餐后血糖应答迅速,血糖升高幅度大,餐后 2 小时的血糖动态曲线下面积大,GI 值高;相反的,消化分解慢的碳水化合物如膳食纤维高的荞麦、燕麦等,向血液中释放葡萄糖的速度缓慢,血糖上升较慢,因此具有较低的 GI 值。脂肪可延长胃排空和减少淀粉糊化,因此脂肪也有降低 GI 值作用,但应注意含脂肪高的食物对糖尿病人来说仍是应限制的食物。GI 大于 70 的为高 GI 食物;GI 小于 55 的为低 GI 食物;GI 在 55~70 的为中 GI 食物。一些常见食物的 GI 值见表 1-4。

表 1-4　常见食物的 GI

食品种类	GI(%)	食品种类	GI(%)	食品种类	GI(%)
馒头（富强粉）	88.1	玉米片（高纤维）	74.0	葡萄	43.0
烙饼	79.6	玉米粉（煮）	68	西瓜	72.0
小麦饼干	70.0	藕粉	32.6	菠萝	66.0
白面包	87.9	甘薯（山芋）	54.0	香蕉	52.0
面包（全麦粉）	69.0	红薯（煮）	76.7	猕猴桃	52.0
荞麦面条	59.3	马铃薯（煮）	66.4	柑	43.0
燕麦粗粉饼干	55.0	山药	51.0	鲜桃	28.0
油条	74.9	南瓜	75.0	梨	36.0
全麦粉面条（煮）	37.0	胡萝卜	71.0	苹果	36.0
面条（小麦粉）	81.6	扁豆	38.0	花生	14.0
大米粥	69.4	绿豆	27.2	酸奶（加糖）	48.0
大米饭	83.2	四季豆	27.0	牛奶	27.6
小米粥	61.5	豆腐（炖）	31.9	可乐饮料	40.3

数据来源：杨月欣、王光亚、潘兴昌，《中国食物成分表》（第 2 版），北京大学医学出版社 2009 年版。

（二）血糖生成指数的应用

1. 控制超重和肥胖

经常选择低 GI 食物，血糖和胰岛素的波动幅度相对平缓，饱腹感持续时间较长，可控制食欲、延迟饥饿感，有利于维持正常体重。而高 GI 食物会使血糖升高、下降幅度大，这样饥饿感来得快、强烈，容易引发超重和肥胖。

2. 控制糖尿病患者的血糖水平

低 GI 食物可延迟葡萄糖的吸收，能降低胰岛素浓度峰值和总胰岛素的需求量，有助于控制血糖。

3. 减少心血管疾病的发生

低 GI 食物，可以使人体血清总胆固醇、低密度脂蛋白和甘油三酯分别降低，高密度脂蛋白含量上升，有利于减少心血管疾病的发生。

4. 提高运动员耐力

运动员吃低血糖生成指数的食品，由于能量的缓慢释放，可提高其运动耐力和持久力。

5. 阻止癌症的发展

摄入低血糖生成指数的食品，对阻止肠癌、乳腺癌等有益。

（三）混合膳食的 GI 值计算

根据每种配料所提供的碳水化合物和 GI 值，可求出混合膳食的 GI 值。例如，计算一碗大米饭(150 g)和半个馒头(50 g)混合膳食的 GI 值。

计算程序为：① 查阅食物成分表，查出膳食中大米饭和馒头的可利用碳水化合物含量(减去膳食纤维量)分别为 25.6%、48.3%。② 计算大米饭和馒头两种配料所提供的碳水化合物量分别为 38.4 g、24.2 g。则混合膳食中的碳水化合物总量为 62.6 g。③ 在混合膳食中，大米饭和馒头两种配料提供的碳水化合物质量百分比分别为 61%、39%。④ 查阅资料，确定大米饭和馒头的 GI 值分别为 83.2、88.1。⑤ 将两种配料的 GI 值分别乘以碳水化合物质量比，计算该配料对一餐总 GI 的贡献。即大米饭贡献值为 83.2×61%＝50.8，馒头贡献值为 88.1×39%＝34.4。⑥ 将两种食物对 GI 的贡献相加得出混合食物的总 GI，即混合食物 GI＝50.8＋34.4＝85.2。⑦ 评价碳水化合物：该混合食物为高 GI 食物。

四、碳水化合物的供给与食物来源

（一）碳水化合物的供给量

中国营养学会认为，中国居民的膳食结构已经发生很大变化，其中粮食消耗普遍减少，建议我国居民碳水化合物提供能量约占全日总能量消耗的 55%～65% 为宜。糖类过多摄入，多余的糖会转化为脂肪导致肥胖，且儿童如食用过多蔗糖、糖果又不注意口腔卫生，容易发生龋齿。糖类摄入不足，会造成能量摄入不足，人体会消瘦无力，机体不能发挥正常功能。生活中，应控制精制谷物、食糖等食品的摄入，提倡从水果、蔬菜、全谷食品和豆类中获得糖源。

（二）碳水化合物的食物来源

膳食中可利用的碳水化合物主要是淀粉，植物性食物是其良好的来源。如粮谷类含淀粉为 70%～75%、薯类为 20%～25%、根茎类蔬菜为 10%～30%、大豆类为 20%～25%、其他豆类为 40%～60%。一般蔬菜、水果含一定量的双糖、单糖等。另外，食糖、糕点、蜂蜜及饮料等也是单糖、双糖的主要来源。牛奶能提供乳糖。

1.3 蛋 白 质

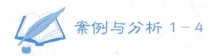

案例与分析 1-4

"空壳奶粉"——婴幼儿的杀手

2003 年以来，安徽阜阳相继出现因食用劣质奶粉而个子比同龄小孩矮小、脑袋较大、脸蛋锃亮、面部浮肿、精神委靡的婴幼儿,引起全国各大媒体的高度关注。如2003年8月,阜阳年仅4个多月的女婴媛媛死去,死因为长期食用几乎没有营养的伪劣奶粉而患上"重度营养不良综合征",导致媛媛的肝肾功能重度衰竭。2004年4月,明明正常体重应为4.6 kg,可是出生2个多月,其体重仅有3.2 kg,只比刚出生时增加了0.2 kg。其原因也是食用蛋白质含量严重不足的伪劣婴儿奶粉,导致婴儿停止生长甚至死亡的严重后果。经阜阳市产品质量监督调查,明明平日所食用的奶粉蛋白质含量仅为1%,远远低于0~6个月的婴儿奶粉蛋白质含量应为12%~18%的标准。

在国务院联合调查组的监督指导下,当地政府查出产自46个生产厂家、正在销售的不合格奶粉55种,生产厂家分布8个省、市。不合格的原因主要是蛋白质含量不达标,其中蛋白质含量低于5%的有31种,含量最低的只有0.37%,钙、磷、锌、铁等含量也普遍不合格。据统计,阜阳地区奶粉事件中,因食用劣质奶粉出现营养不良的住院儿童达171名,其中13名因并发症死亡。

案例分析:劣质奶粉,多用几乎不含蛋白的麦芽糊精充填,产品除了含较多的碳水化合物外,蛋白质、脂肪、矿物质含量极少,能量往往又不足,故称其为"空壳奶粉"。蛋白质约占人体体重的16%~19%,是组成人体一切细胞、组织最重要的成分,生命的表现形式其本质是蛋白质功能的体现,没有蛋白质就没有生命。对摄入量要遵循科学合理、适量的原则。长时间的蛋白质摄入不足(负氮平衡)会引起蛋白质—能量营养缺乏病,对人体造成危害,当然长时间过量摄入(不恰当的正氮平衡)也会危害身体健康。婴幼儿利用代乳品喂养时,必须保证充足而且质量高的蛋白质供给。

一、蛋白质元素组成与蛋白质分类

(一)蛋白质元素组成

蛋白质(protein)是由20多种氨基酸通过肽键连接起来的生物大分子,相对分子质量可达到数万甚至百万,如图1-1所示。含10个以上氨基酸残基的肽称为多肽,含10个以下氨基酸残基的肽称为寡肽,含3个或2个氨基酸残基的肽分别称为三肽和二肽。

△●■◎○△☆□◎▲★◆◇★●□△

图1-1 蛋白质分子由20多种氨基酸组成结构

蛋白质主要由碳、氢、氧、氮四种元素组成,有的蛋白质还含有硫和磷,少量蛋白质中还含有铁、铜、锌、碘等微量元素。

由于碳水化合物和脂肪中仅含碳、氢、氧,不含氮,所以蛋白质是人体氮的唯一来源。大多数蛋白质的含氮量相当接近,平均约为16%。因此在任何生物样品中,每克氮相当于6.25克蛋白质(折算系数)。只要测定生物样品中的含氮量,就可以算出其中蛋白质的大致含量。

(二)蛋白质分类

蛋白质种类繁多,不同研究领域有不同的分类方法。在营养学上常根据蛋白质营养价值分类。

1. 完全蛋白质

这类蛋白质所含必需氨基酸种类齐全、数量充足,且氨基酸比例接近人体需要,不但能维持成人的健康,还能促进儿童生长发育。动物来源的蛋白质大多为完全蛋白质,如乳类中的酪蛋白、乳白蛋白,蛋类中的卵白蛋白、卵黄磷蛋白,肉类中的肌蛋白和大豆中的大豆蛋白等。

2. 不完全蛋白质

这类蛋白质缺少一种或几种人体必需的氨基酸,当仅用这种蛋白质为唯一蛋白质来源时,既不能维持生命,也不能促进生长发育。如玉米中的玉米胶蛋白,动物结缔组织和肉皮中的胶质蛋白,豌豆中的豆球蛋白等。

3. 半完全蛋白质

介于上述两种蛋白质之间,含有人体所必需的各种氨基酸,但氨基酸组成比例不平衡,若其作为唯一蛋白质来源时,可以维持生命,但不能满足机体正常生长发育的需要,如小麦、大麦中的麦胶蛋白。

二、蛋白质的生理功能

(一)构成和修复组织

人体的任何组织和器官都以蛋白质作为重要的组成成分,身体的生长发育可视为蛋白质的不断积累过程。人体的瘦组织中,如肌肉组织和心、肝、肾等器官均含有大量蛋白质;骨骼和牙齿中含有大量的胶原蛋白;指(趾)甲中含有角蛋白;细胞从细胞膜到细胞内的各种结构中均含有蛋白质,蛋白质约占细胞干物质的80%。人体内各种组织细胞的蛋白质始终在不断更新。例如,人血浆蛋白质的半寿期约为10天,肝中大部分蛋白质的半寿期为1~8天。身体受伤后也需要蛋白质作为修复材料。

(二)调节生理功能

机体生命活动之所以能够有条不紊地进行,有赖于多种生理活性物质的调节。而蛋白质在体内是构成多种重要生理活性物质的成分,参与调节生理功能。① 催化体内一切物质的分解和合成的酶类,其化学本质是蛋白质。② 免疫球蛋白可以抵御外来微生物及其他有害物质的入侵。③ 激素能调节各种生理活动并维持内环境的稳定。由蛋白质或蛋白质衍生物构成的某些激素,如垂体激素、甲状腺素、胰岛素及肾上腺素等都是机体的重要调节物质。④ 细胞膜和血液中的蛋白质能协助各类物质的运输和交换。⑤ 机体细胞内、外体液的渗透压必须保持平衡,这种平衡是由电解质和蛋白质的调节而达到的。⑥ 血液的凝固、视觉的形成、人体的肌肉运动等等,也都与蛋白质有关。

(三)供给能量

蛋白质的供能是由食物中一些不符合机体需要或者摄入量过多的蛋白质,以及由体内旧的或已经破损的组织细胞中的蛋白质燃烧时所放出的,是人体能量来源之一。但是,蛋白质的这种功能可以由碳水化合物、脂肪所代替,供给能量是蛋白质的次要功能。

三、氨基酸

氨基酸(amino acid)是组成蛋白质的基本单位,其分子中具有氨基和羧基。绝大多数的蛋白质是由20种氨基酸组成。氨基酸在人体营养和生理上占有重要地位,人体对蛋白质的需求实际上就是对氨基酸的需求。

(一)氨基酸种类

根据机体氨基酸的来源,营养学上可以将氨基酸分为必需氨基酸、非必需氨基酸、条件必需氨基酸(半必需氨基酸),如表1-5所示。

表1-5 氨基酸的种类

必需氨基酸		非必需氨基酸		条件必需氨基酸
异亮氨酸(Ile)	苏氨酸(Thr)	天门冬氨酸(Asp)	脯氨酸(Pro)	半胱氨酸(Cys)
亮氨酸(Leu)	色氨酸(Trp)	天门冬酰胺(Asn)	丝氨酸(Ser)	酪氨酸(Tyr)
赖氨酸(Lys)	缬氨酸(Val)	谷氨酸(Glu)	精氨酸(Arg)	
蛋氨酸(Met)	组氨酸(His)	谷氨酰胺(Gln)	胱氨酸(Cys-Cys)	
苯丙氨酸(Phe)		甘氨酸(Gly)	丙氨酸(Ala)	

必需氨基酸是指人体不能合成或合成速度不能满足机体需要,必须从食物中直接获得的氨基酸。必需氨基酸有9种,即异亮氨酸、亮氨酸、赖氨酸、蛋氨酸、苯丙氨酸、苏氨酸、缬氨酸、色氨酸和组氨酸。其中组氨酸是婴儿必需氨基酸。

非必需氨基酸并非体内不需要,只是可在体内合成或者可由其他氨基酸转变而来,食物中缺少了也无妨。

半胱氨酸和酪氨酸在体内可分别由蛋氨酸和苯丙氨酸转变而成,当膳食中能直接提供这两种氨基酸,则人体对蛋氨酸和苯丙氨酸的需要量可分别减少30%和50%。所以半胱氨酸和酪氨酸称为条件必需氨基酸或半必需氨基酸。在计算食物必需氨基酸组成时,常将蛋氨酸和半胱氨酸、苯丙氨酸和酪氨酸合并计算。

(二)氨基酸模式

1. 氨基酸模式

组成人体各种组织蛋白质的氨基酸是按一定比例组成的,当每日膳食中蛋白质所提供的各种氨基酸与此比例大体相一致时,人体才能有效地合成机体蛋白质。将某种蛋白质中各种必需氨基酸的构成比例称为氨基酸模式。计算方法是将该种蛋白质中的色氨酸含量定为1,计算出其他氨基酸的相应比值,如表1-6所示。其中"FAO/WHO1973"是1973年FAO/WHO联合专家委员会以人体氨基酸需要量为基础提出的氨基酸模式,该模式适合于单纯地比较不同食物的营养价值,但其局限性是未考虑到不同的年龄组对必需氨基酸需要量不同的情形。

表1-6　几种食物和人体蛋白质氨基酸模式　　　含量:mg/g蛋白质

必需氨基酸	FAO/WHO1973		鸡蛋		牛奶		人乳		面粉		大豆	
	含量	比值	含量	比值	含量	比值	含量	比值	含量	比值	含量	比值
异亮氨酸	40	4.0	54	3.2	47	3.4	46	2.4	42	3.8	60	4.3
亮氨酸	70	7.0	86	5.1	95	6.8	93	5.5	71	6.4	80	5.7
赖氨酸	55	5.5	70	4.1	78	5.6	66	3.9	20	1.8	68	4.9
蛋氨酸+半胱氨酸	35	3.5	57	3.4	33	2.4	42	2.5	31	2.8	17	1.2
苯丙氨酸+酪氨酸	60	6.0	93	5.5	102	7.3	72	4.2	79	7.2	53	3.2
苏氨酸	40	4.0	47	2.8	44	3.1	43	2.5	28	2.5	39	2.8
色氨酸	10	1.0	17	1.0	14	1.0	17	1.0	11	1.0	14	1.0
缬氨酸	50	5.0	66	3.9	64	4.6	55	3.2	42	3.8	53	3.2
总　计	360		490		477		434		324		384	

数据来源:黄刚平,《饮食营养与卫生》,四川大学出版社2003年版。

膳食蛋白质的氨基酸模式越接近人体蛋白质的组成,被人体消化吸收后,就越易被机体利用,其营养价值就越高。例如,动物性食物以及大豆蛋白质的氨基酸模式与人体蛋白质氨基酸模式较接近,从而所含的必需氨基酸在体内的利用率就较高,因此被称为优质蛋白质。其中鸡蛋蛋白质的氨基酸模式与人体蛋白质氨基酸模式最为接近,在比较食物蛋白质营养价值时常作为参考蛋白质。

2. 限制氨基酸

当食物蛋白质中一种或几种必需氨基酸的含量相对较低或缺乏时,就会导致其他必需氨基酸在体内不能被充分利用而使蛋白质营养价值降低,这些含量相对较低的氨基酸称为限制氨基酸。其中含量最低的称为第一限制氨基酸,其他以此类推。在谷类植物蛋白质中,通常赖氨酸含量较低,是谷类蛋白质的第一限制氨基酸。蛋氨酸在大豆、花生、牛奶和肉类蛋白质中相对不足,则是大多数非谷类植物蛋白质的第一限制氨基酸。

3. 蛋白质互补作用

将两种或两种以上的食物蛋白质混合食用,食物间相互补充其必需氨基酸的不足,使混合后蛋白质营养价值提高,这种效果称为蛋白质的互补作用。例如,玉米、小米、大豆单独食用时,生物价分别为60、57、64,如按23％、25％、52％的比例混合食用,生物价可提高到 73。这是因为玉米、小米蛋白质中赖氨酸的含量较低,蛋氨酸的含量相对较高,而大豆蛋白质恰恰相反,混合食用时赖氨酸和蛋氨酸可相互补充。若动植物性食物混合,蛋白质的生物价还会提高。如面粉、小米、大豆、牛肉单独食用时,蛋白质的生物价分别为 67、57、64、76,若按 39%、13%、22%、26% 的比例混合食用,生物价可提高到 89。

四、食物蛋白质的营养评价

各种食物中蛋白质的含量、氨基酸模式都不一样,人体对不同的蛋白质的消化、吸收和利用程度也存在差异,因此其营养价值不完全相同。营养学上主要从"量"(食物中蛋白质的含量)和"质"(食物中蛋白质被机体利用的程度)这两方面考虑。

(一)食物中蛋白质的含量

虽然蛋白质的含量不等于质量,但是没有一定数量,再好的蛋白质其营养价值也有限。所以蛋白质含量是食物蛋白质发挥其营养价值的基础。蛋白质含氮量比较恒定,故测定食物中的总氮乘以蛋白质折算系数 6.25,即得蛋白质含量。一般使用凯氏定氮法测定食物中的氮含量。

(二)食物中蛋白质消化率

消化率是指在消化道内能够被肠道中消化酶分解、吸收的蛋白质占摄入蛋白质的百分数。蛋白质的消化率越高,被机体利用的可能性越大,营养价值越高。通常,动物性蛋白质的消化率比植物性蛋白质高,这是因为植物蛋白质被纤维素包围不易被消化酶作用。如鸡蛋、牛乳蛋白质的消化率分别为 97%、95%,而整粒大豆,无论是炒还是煮,消化率仅为 60%。但将大豆加工成豆腐或豆浆时,消化率可提高到 90%,这是因为经过加工烹调后,包裹植物蛋白质的纤维素可被破坏或软化,提高了蛋白质的消化率。根据是否考虑内源粪氮(粪代谢氮)因素,可分为真消化率和表观消化率。

蛋白质真消化率考虑到粪中排出的氮,除了未被消化吸收的食物蛋白质外,还有来自脱落的肠粘膜细胞以及肠道细菌等所含的氮,即内源粪氮(粪代谢氮)。先测定无氮膳食期内的粪氮,即粪代谢氮。从被测食物蛋白质实验期的粪氮中减去粪代谢氮,才是摄入食物蛋白质中真正未被消化吸收的部分。计算公式如下:

$$蛋白质真消化率(\%)=[I-(F-Fk)]/I\times 100$$

式中,I 为摄入氮;F 为粪氮;Fk 为粪代谢氮。

蛋白质表观消化率是不计内源粪氮的蛋白质消化率,因计算方便,一般多测定表观消化率。按下式计算:

$$蛋白质表观消化率(\%)=(I-F)/I\times 100$$

式中,I 为摄入氮;F 为粪氮。

(三)食物蛋白质的利用率

利用率是指食物蛋白质被消化吸收后在体内被利用的程度。常用如下两种表示方法。

1. 蛋白质的生物学价值

蛋白质的生物学价值(BV)简称生物价,是指机体的氮储留量与氮吸收量之比,表示蛋白质被机体吸收和利用的百分数。它是评定食物蛋白质营养价值高低的常用方法。生物价越高,蛋白质被机体利用率越高,表明食物中氨基酸的模式与人的氨基酸模式越接近,即蛋白质的营养价值越高。常见食物蛋白质的生物价如表1-7所示。按下式计算:

$$BV = (氮储量/氮吸收量) \times 100$$
$$= [I-(F-Fk)-(U-Um)]/[I-(F-Fk)] \times 100$$

式中,I、F、U 分别为摄入氮、粪氮、尿氮;Fk 为无氮饲料期粪代谢氮;Um 为无氮饲料期尿内源氮。

表1-7 常见食物蛋白质的生物价

蛋白质	生物价	蛋白质	生物价	蛋白质	生物价
鸡蛋蛋白质	94	大 米	77	小 米	57
鸡 蛋 白	83	小 麦	67	玉 米	60
鸡 蛋 黄	96	生大豆	57	白 菜	76
脱脂牛奶	85	熟大豆	64	红 薯	72
鱼	83	扁 豆	72	马铃薯	67
牛 肉	76	蚕 豆	58	花 生	59
猪 肉	74	白面粉	52		

数据来源:邓泽元、乐国伟,《食品营养学》,东南大学出版社2007年版。

2. 蛋白质功效比值

蛋白质功效比值(PER)是指实验期内,动物平均每摄入1 g蛋白质时所增加的体重克数。一般选择初断乳的雄性大鼠,用含10%蛋白质饲料饲养28天,测量计算。公式为:

$$PER = 实验期内动物体重增加量(g)/实验期内蛋白质摄入量(g)$$

由于所测蛋白质主要被用来提供生长之需要,所以该指标被广泛用于婴幼儿食品中蛋白质的评价。

(四)氨基酸评分

1. 氨基酸评分

氨基酸评分(AAS)也叫蛋白质化学评分,是用被测食物每克蛋白质中每种必需

单元1 能量与宏量营养素

氨基酸的含量与每克理想模式或参考蛋白质(一般用鸡蛋蛋白质)中该必需氨基酸含量进行比较,比值最低者为第一限制氨基酸,该数值就是待评食物的氨基酸评分。

$$AAS = \frac{被测蛋白质每克氮(或蛋白质)中某必需氨基酸量(mg)}{理想模式或参考蛋白质中每克氮(或蛋白质)中该必需氨基酸量(mg)}$$

如果通过查阅食物成分表查得氨基酸含量的表示单位为每百克食物中氨基酸毫克数(mg/100 g 食物),需要换算为每克蛋白质中氨基酸毫克数(mg/g 蛋白质),以方便计算和评价,换算公式如下:

氨基酸含量(mg/g 蛋白质)=氨基酸含量(mg/100 g 食物)

/蛋白质含量(g/100 g 食物)

氨基酸评分不仅适用于单一蛋白质,亦适用于混合进食的几种蛋白质,并在混合蛋白质中找出限制氨基酸。

氨基酸评分没有考虑食物蛋白质消化率的影响,如某些食物的氨基酸构成虽较好,但因难消化,结果对这类食物的估计就会偏高。为此,FAO/WHO 推荐经消化率修正的氨基酸评分(PDCAAS),表 1-8 是几种食物蛋白质的消化率。其计算公式为:

$$PDCAAS = 氨基酸评分(AAS) \times 真消化率(TD)$$

表 1-8 几种食物蛋白质的消化率

食　物	真消化率	食　物	真消化率	食　物	真消化率
鸡　蛋	97±3	大　米	88±4	大豆粉	87±7
牛　奶	95±3	面粉(精制)	96±4	菜　豆	78
肉、鱼	94±3	燕　麦	86±4	花生酱	88
玉　米	85±6	小　米	79	中国混合膳食	96

数据来源:高永清、吴小南,《营养与食品卫生学》,科学出版社 2008 年版。

2. 用氨基酸评分(AAS)评价食物蛋白质营养价值

以鸡蛋、大豆为例,评价程序为:① 查找食物成分表确认鸡蛋、大豆蛋白质含量分别为 12.7%、35.0%,大豆蛋白质含量高于鸡蛋。② 通过查阅食物成分表(食物氨基酸的含量),找出鸡蛋、大豆的必需氨基酸含量,即每克蛋白质中必需氨基酸毫克数(mg/g 蛋白质)。根据表 1-6 所例的数值,鸡蛋和大豆蛋白中必需氨基酸的含量分别为 490 mg/g、384 mg/g,其含量差别不是太大。③ 为了计算方便,可直接利用表 1-6 的数值,以 FAO/WHO1973 年氨基酸模式为比较标准,按照氨基酸评分(AAS)计算公式评价食物蛋白质 8 种必需氨基酸的评分值,分别将计算结果填于表 1-9。④ 根据计算结果,表明鸡蛋蛋白质中,以苏氨酸的 AAS 评分最低,表明鸡蛋 AAS 为 1.18。大豆蛋白质中含硫氨基酸的 AAS 最低,为 0.49,说明含硫氨基酸是第一限制氨基酸。⑤ 根据经消化率校正后的氨基酸评分(PDCAAS)计算公式,计算得出鸡蛋和大豆的 PDCAAS 分别为 1.14 和 0.42(查表确定鸡蛋的 TD 为 97%,大豆的 TD 为 87%)。⑥ 评价并给出可能的建议。本例中,鸡蛋含有较高的蛋白质,8 种必需氨基酸评分均高于人体氨基酸模式,蛋白质质量高且消化利用率较高,是非常好的蛋白质来源,AAS 和 PDCAAS 分别为 1.18 和 1.14。相形之下,大豆蛋白质含量更为丰富,必要氨基酸的含量也较高,但含硫氨基酸相对较低,使之蛋白质质量低于鸡蛋,AAS 为 0.49,PDCAAS 为 0.42,建议和其他蛋白质配合食用,以提高利用率。

表 1-9 鸡蛋和大豆氨基酸评分

必需氨基酸	异亮氨酸	亮氨酸	赖氨酸	蛋氨酸+胱氨酸	苯丙氨酸+酪氨酸	苏氨酸	色氨酸	缬氨酸
鸡蛋 AAS	1.35	1.33	1.27	1.63	1.55	1.18	1.7	1.32
大豆 AAS	1.5	1.14	1.24	0.49	0.88	0.98	1.4	1.06

五、氮平衡与蛋白质营养不良

(一)氮平衡

机体在完全不摄入蛋白质的情况下,每日仍然会经尿、粪、皮肤、毛发、分泌物、黏膜脱落等途径排出一定量的氮,这样不可避免的氮消耗量,称为"必要的氮损失"(ONL)。在此种情况下,体内的蛋白质仍然在分解和合成。

氮平衡是指在一定时间内机体摄入的氮量和排出的氮量的关系,常用于了解人体蛋白质的需要量和评价人体蛋白质的营养状况。其关系可用下式表示:

$$B = I - (U + F + S)$$

式中,B 为氮平衡;I 为摄入氮;U、F、S 为排出氮(U 为尿氮;F 为粪氮;S 为皮肤氮)。

氮平衡的关系有三种情况。当摄入氮和排出氮相等时为零氮平衡,表示体内蛋白质的分解与合成处于平衡状态,多见于正常健康成年人。但实际上摄入氮量比排出氮量多 5%,机体才处于平衡状态。如摄入氮多于排出氮则为正平衡,表示蛋白质的合成大于分解。儿童处于生长发育期、妇女怀孕、疾病恢复期,以及运动、劳动等需要增加肌肉时均应保证适当的正氮平衡,以满足机体对蛋白质的需要。非特殊生理状况的健康成年人,如果长期维持在正氮平衡,则会使过多的蛋白质转化为脂肪储存而导致能量过剩,并且会加重肝肾的负担。摄入氮少于排出氮则为负氮平衡,表示蛋白质的分解大于合成。人在饥饿、创伤、疾病及老年时等,一般处于负氮平衡,但应尽量避免。

(二)蛋白质营养不良

蛋白质缺乏常与能量缺乏同时存在。蛋白质—能量营养不良(PEM)是指由于蛋白质和能量摄入不足引起的营养缺乏病。主要发生在经济落后、贫穷地区的婴幼儿,

是危害小儿健康,导致其死亡的主要原因之一。根据临床表现可分为两型:

1. 水肿型营养不良

是蛋白质严重缺乏而能量供给尚能适应机体需要,以水肿为主要特征。主要表现为精神委靡、表情冷漠、食欲减退、体重不增或减轻、头发稀少易脱落、水肿等。

2. 消瘦型营养不良

是由于蛋白质和能量均长期严重缺乏出现的疾病。表现为生长发育缓慢或停止、皮下脂肪减少或消失、肌肉萎缩、明显消瘦(四肢犹如"皮包骨",病人体重常低于其标准体重的60%)、皮肤干燥、毛发发黄而无光泽、全身抵抗力低下等。

六、蛋白质供给量与食物来源

(一) 蛋白质供给量

蛋白质的供给要适量而且平衡,不是越多越好。蛋白质的供给量与膳食蛋白质的质量有关。如果蛋白质主要来自奶、蛋等食品,则成年人不分男女均为 0.75 g/(kg·d)。我国由于以植物性食物为主,所以成人蛋白质推荐摄入量为 1.0 g/(kg·d)～1.2 g/(kg·d)。按能量计算,成人蛋白质摄入量应占总能量摄入量的 10%～12%,儿童青少年为 12%～14%,老年人为 15%,可防止负氮平衡出现。中国营养学会提出的成年男子、轻体力劳动者蛋白质推荐摄入量为 75 g/d,而成年女子则为 65 g/d。

(二) 蛋白质食物来源

畜、禽、鱼类的蛋白质含量一般为 16%～22%,蛋类为 11%～14%,奶类(牛奶)一般为 3.0%～3.5%。动物性蛋白质质量好、利用率高,是人体蛋白质的重要来源。大豆含高达 35%～40% 的优质植物蛋白质,且其保健功能日益受到重视。在膳食中,一般要求动物性蛋白质和大豆蛋白质应占膳食蛋白质总量的 30%～50%。植物蛋白质中,谷类含蛋白质 10% 左右,由于是人们的主食,所以是膳食蛋白质的主要来源。

1.4 脂 类

案例与分析 1-5

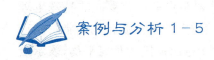

脂肪的是非功过

"文明病"(富贵病)的主要元凶——摄入了过多脂肪

(1) 1997年,世界卫生组织发布的报告指出:"沙发土豆文化"这种不健康的生活方式,正在威胁人类健康。"沙发土豆文化"是指坐在沙发上,边吃着炸薯条、炸薯片等这些"洋快餐",边看电视。这种不健康的生活方式可以使得脂肪的摄入量大量增加,诱发肥胖等疾病。

(2) 王振华为一家公司部门经理,43 岁。舒心的工作,优越的生活条件,以及静坐的工作方式,他的 BMI 为 29.4(身高 1.75 米,体重 90 公斤),超过肥胖指标。他平时过多地摄取肉类食物,又喜欢吃油炸类食品,饮料通常是喝可乐或全脂牛奶。他每天的娱乐就是坐在电脑前上网,缺少体育运动。公司组织体检,检查出他患有高血压、高脂血症,血糖偏高。医生告诫他:肥胖可以诱发糖尿病、高血压、脂肪肝、心脑血管疾病等,对健康造成很大威胁。合理营养、平衡膳食、适度运动,能有效减肥,控制体重。

不可忽视的营养素——脂肪

追求窈窕而付出的代价:一女青年安然身高 1.67 米,体重 50 公斤,虽然体型还算匀称,但她认为自己还不如 T 型台上时装模特那样苗条。为了追求所谓"骨感美",她给自己定了个减肥计划:食谱是不吃肉类,不吃炒菜,不吃任何含脂食物,只吃生的蔬菜和少量主食,争取再减掉 7 公斤。一个月后,安然体重降低了,然而她表现出皮肤暗淡、干燥,眼角还出现了皱纹。有一天她终于晕倒在卫生间里,被送到诊所抢救,医生诊断安然得了蛋白质—热能营养不良症。

案例分析:一提起脂肪,大家往往将它与一些慢性疾病的发生联系在一起,其实这只是因为脂肪摄入过度而又缺乏体育运动造成的而已。如果适量摄入脂肪,因其对身体有许多重要生理功能,它会对人体起到许多有益的作用,功不可没。

一、脂类的分类与组成

脂类包括脂肪和类脂,脂肪就是甘油三酯,类脂包括磷脂、糖脂、固醇类、脂蛋白等。食物中的脂类 95% 是脂肪,5% 是类脂。人体贮存的脂类中脂肪高达 99%。脂类是人体必需的一类营养素,是人体的重要成分。

(一) 脂肪

脂肪是由 1 个分子甘油和 3 个分子的脂肪酸构成。脂肪酸分饱和脂肪酸和不饱和脂肪酸两种。动物脂肪含饱和脂肪酸多,熔点较高,在常温下呈固体,称脂。植物脂肪含不饱和脂肪酸多,熔点较低,在常温下呈液体,称油。

1. 脂肪酸

脂肪因其所含的脂肪酸链的长短、饱和程度和空间结构不同,而呈现不同的特性和功能。

(1) 按脂肪酸碳链长度分为长链脂肪酸(含 14 碳以上)、中链脂肪酸(含 8~12 碳)和短链脂肪酸(6 碳以下)。

(2) 按脂肪酸饱和程度分为饱和脂肪酸(SFA)、单不饱和脂肪酸(MUFA,含一个双键)和多不饱和脂肪酸(PUFA,含两个以上双键)。

(3) 按脂肪酸空间结构分为顺式脂肪酸和反式脂肪酸。天然食物中的油脂,其脂肪酸结构多为顺式脂肪酸。人造黄油多用于烘焙食品中,是植物油经氢化处理制成,其结构往往由顺式变为反式。反式脂肪酸有增加心血管疾病的危险性,所以目前不主张多食用人造黄油。

据报道,美国自2004年1月起,已强制要求所有包装食品业者,必须在包装上标注反式脂肪酸含量,要求反式脂肪酸含量不得超过2%。我国目前还没有出台明确的限制标准,但是在《食品安全国家标准婴儿配方食品》中,规定了婴幼儿食品原料中不得使用氢化油脂,反式脂肪酸最高含量应当小于总脂肪酸的3%。据调查,目前我国居民的反式脂肪酸人均日摄入量在0.6克左右,远低于欧美国家的水平。2010年11月,卫生部已组织开展反式脂肪酸风险监测评估工作,在风险评估的基础上,将按照食品安全国家标准程序组织开展相关标准的制定工作。

(4) 按不饱和脂肪酸第一个双键位置分类。如n或ω编号系统是从离羧基最远的碳原子用阿拉伯数字开始编号定位。示例如下:

$$CH_3-CH_2-CH_2-CH_2-CH_2-CH_2-CH_2-CH_2-CH_2-COOH$$

n或ω编号系统　1　　2　　3　　4　　5　　6　　7　　8　　9　　10

目前认为营养学上最具价值的脂肪酸有两类:① n-3或ω-3系列不饱和脂肪酸(第一个不饱和键在第三和第四碳原子之间的各种不饱和脂肪酸,依此类推)。② n-6或ω-6系列不饱和脂肪酸。

2. 必需脂肪酸

必需脂肪酸(EFA)是指人体不可缺少而自身又不能合成,必须通过食物供给的脂肪酸。亚油酸(18∶2,n-6)和α-亚麻酸(18∶3,n-3)是必需脂肪酸。亚油酸可在体内转变成n-6系列不饱和脂肪酸,α-亚麻酸可转变成n-3系列不饱和脂肪酸。n-6系列不饱和脂肪酸有亚油酸(18∶2,n-6)、γ-亚麻酸(18∶3,n-6)、花生四烯酸(AA)(20∶4,n-6)等;n-3系列不饱和脂肪酸有α-亚麻酸(18∶3,n-3)、二十碳五烯酸(EPA)(20∶5,n-3)、二十二碳六烯酸(DHA)(22∶6,n-3)等。其中n-3系列的EPA和DHA俗称"脑黄金",研究表明该物质还具有预防和减少动脉粥样硬化形成等生理作用。

(二) 类脂

营养学上重要的类脂主要是磷脂和固醇类。

1. 磷脂

磷脂是指甘油三酯中1个或2个脂肪酸被含磷酸的其他基团所取代的一类脂类物质。体内主要形式有磷脂酰胆碱(卵磷脂)、磷脂酰乙醇胺(脑磷脂)及神经鞘脂。磷脂是构成细胞膜的主要成分。最重要的磷脂是卵磷脂,其分子中同时存在强酸性的磷酸根和强碱性的季铵,因而常以两性离子形式存在,这种结构使它具有亲水性和亲脂性双重特性。

2. 固醇类

依其来源把固醇分为动物固醇和植物固醇。动物固醇主要是胆固醇,植物固醇主要是谷甾醇、豆甾醇等。最重要的固醇是胆固醇,它可在胆道中沉积成结石,并在血管壁上沉积,因此在动脉粥样硬化病灶中,堆积在动脉壁的脂类以胆固醇酯最多。由于胆固醇与高血脂症、心脏病等相关,因此人们往往会关注体内过多胆固醇的危害性。

二、脂类的生理功能

(一)脂肪的生理功能

1. 供给能量和储存能量

脂肪是人体能量的主要来源之一,脂肪酸经β-氧化有节奏地释放能量供给生命细胞应用。平均每克脂肪在体内彻底氧化可提供 37.6 kJ(9.0 kcal)的热能,相当于碳水化合物和蛋白质的两倍多。脂肪每天向人体提供的热能占热能总摄入的20%~30%。若机体摄食能量过多,则过多的能量将以脂肪形式储存在体内,久而久之就会使人发胖;反之,人就会消瘦。

2. 提供必需脂肪酸,促进脂溶性维生素的吸收

必需脂肪酸多存在于植物油中,动物脂肪含必需脂肪酸较少。脂肪是脂溶性维生素的溶媒,可促进脂溶性维生素的吸收,因此每日膳食中适宜的脂肪摄入,可避免体内脂溶性维生素的缺乏。如鱼肝油、奶油可提供丰富的维生素 A 和维生素 D。

3. 维持体温、保护脏器

成年人脂肪在体内占体重的10%~20%,肥胖者可达30%~60%,它是体内过剩能量的储存形式,主要存于人体皮下组织、腹腔大网膜、肠系膜等处。脂肪是热的不良导体,在皮下可阻止体热散失,有助于御寒。在器官周围的脂肪,有缓冲机械冲击的作用,可固定和保护器官。

4. 其他

脂肪在胃内停留时间较长,使人不易感到饥饿,增加饱腹感。脂肪可使膳食增味添香,提高膳食感官性状。

(二)类脂生理功能

类脂主要功能是构成身体组织和一些重要的生理活性物质。

磷脂与蛋白质结合形成的脂蛋白是细胞膜的重要成分。因其具有极性和非极性的双重特性,所以可帮助脂类或脂溶性物质顺利通过细胞膜,促进细胞内外的物质交流。脑磷脂大量存在于脑白质,参与神经冲动的传导。此外,磷脂作为乳化剂可使体液中的脂肪悬浮在体液中,有利于其吸收、转运和代谢。

胆固醇是所有体细胞的构成成分,并大量存在于神经组织。胆固醇是人体内许

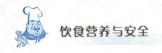

多重要活性物质的合成材料,如为胆酸、性激素(如睾酮)、黄体酮、前列腺素、肾上腺皮质激素等物质的前体物,是机体不可缺少的营养物质。

(三)必需脂肪酸生理功能

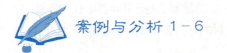

案例与分析 1-6

爱斯基摩人与 ω-3 系列多不饱和脂肪酸

世界上患心脑血管疾病率极低的人群——爱斯基摩人:格陵兰岛上居住的爱斯基摩人以捕鱼为主,他们喜欢吃鱼类食品。由于天气寒冷,他们极难吃到新鲜的蔬菜和水果。就医学常识来说,常吃动物脂肪而少食蔬菜和水果易患心脑血管疾病,寿命会缩短。但事实是爱斯基摩人不但身体健康,而且在他们之中很难发现高血压、冠心病、脑中风、脑血栓、风湿性关节炎等疾病。

科学家研究发现,这些现象其实都与一种叫做 ω-3 系列多不饱和脂肪酸的物质有关。深海鱼类(野鳕鱼、鲱鱼、鲑鱼等)的内脏中富含该类不饱和脂肪酸。人体自身不能合成它,只能从食物中摄取。如果把对心血管有害的胆固醇及毒素形容为血管里的"垃圾",那么该脂肪酸就是血管里的"清道夫",能保护我们心血管系统的健康。

案例分析:ω-3 系列多不饱和脂肪酸主要有 α-亚麻酸、EPA 及 DHA,它们在维持人体生理功能、促进身体健康方面发挥着重要作用。

1. 构成线粒体和细胞膜的重要组成成分

必需脂肪酸参与磷脂的合成,并以磷脂的形式存在于线粒体和细胞膜中。

2. 合成前列腺素的前体

前列腺素存在于许多器官中,可抑制甘油三酯水解、促进局部血管扩张、影响神经刺激的传导等。

3. 参与胆固醇代谢

胆固醇需要和亚油酸形成胆固醇亚油酸酯后,才能在体内转运,进行正常代谢。如果必需脂肪酸缺乏,胆固醇不能进行正常转运代谢,而在动脉沉积,形成动脉粥样硬化。

4. 参与动物精子的形成

膳食中长期缺乏必需脂肪酸,动物可出现不孕症。

5. 维护视力

α-亚麻酸的衍生物 DHA(二十二碳六烯酸),是维持视网膜光感受体功能所必需的脂肪酸。另外,DHA 与 AA(花生四烯酸)也是大脑中最丰富的两种长链多不饱和脂肪酸。

但是,过多地摄入必需脂肪酸,也可使体内氧化物、过氧化物等增加,同样对机体产生不利影响。

三、脂类的供给量与食物来源

(一)脂类的供给量

一般成人每日膳食中约有 50 g 脂肪即能满足人体需要。《中国居民膳食指南》(2007)提出,烹调油摄入量每日为 25～30 g 为宜。中国营养学会提出我国成人脂肪适宜摄入量(AI)应为脂肪供能占总能量的 20%～30%,其中饱和脂肪酸、单不饱和脂肪酸、多不饱和脂肪酸供能分别为 10%、10%、10%,即相应比例 1∶1∶1 较适宜。必需脂肪酸的摄入量,一般认为应占全日总能量的 3%～5%;n-3 与 n-6 脂肪酸摄入比为 1∶4～6 较适宜;胆固醇的摄入量不超过 300 mg/d。

(二)脂类食物来源

人类膳食脂肪主要来源于动物性食物与植物的种子。动物性食物以畜肉类含脂肪最为丰富,且多为饱和脂肪酸,猪肉(瘦)脂肪含量在 10% 左右;牛肉(瘦)脂肪含量仅为 2%～5%,羊肉(瘦)多数为 2%～4%。禽肉一般脂肪含量在 10% 以下。鱼类脂肪含量多数在 5% 左右,含不饱和脂肪酸多,老年人宜多吃鱼少吃肉。蛋黄含脂肪量高,约为 30%,但全蛋仅为 10% 左右,以单不饱和脂肪酸为多。植物性食物中以坚果类(如花生、核桃、榛子、葵花子等)含脂肪量较高,多以亚油酸为主,是多不饱和脂肪酸的重要来源。

含磷脂较多的食物为蛋黄、肝脏、大豆、麦胚和花生等。含胆固醇丰富的食物是动物脑、肝、肾等内脏和蛋类。人体自身也可以利用内源性胆固醇,主要在肝脏和小肠细胞合成,所以一般不存在胆固醇缺乏的问题。

1.5 营 养 生 理

案例与分析 1-7

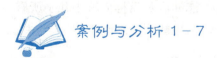

食物的"旅程"与"遭遇"

经过半小时的用餐,楠楠将妈妈准备好的丰盛早餐吃个精光。这些食物在楠楠的消化道内经历了一天的曲折前行和复杂变化。它们先遇到了像轧钢似的上下坚硬

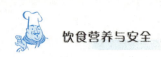

的怪物,几乎被压得粉身碎骨。然后咯噔咯噔地掉进了万丈深渊,在那里又遇到了阵阵酸雨。后来又钻进了一条又长又窄且行程较漫长的迷宫。至此,它们先后在三处受到不同特殊物质的破坏,走出迷宫又钻进死胡同,但及时改变了方向,后来变成了很臭的东西,已是被取其精华、剩其糟粕,面目皆非。最后,这些臭东西在楠楠上厕所时离开了他。

案例分析:我们吃的各种食物是在各消化器官的共同作用下,在肠道中被消化吸收的。即先后经过牙齿的咀嚼、吞咽、胃与肠(小肠、大肠)的消化吸收,同时又有消化酶的水解作用,最后剩余的废物残渣由肛门排出体外。

一、膳食营养素参考摄入量

人体每天都需要从膳食中获得一定量的营养素,才能满足机体的正常营养需求。如果人体长期摄入某种营养素不足或过多,就会发生该营养素缺乏症或产生毒副作用的危险。我国于2000年制定并推出了《中国居民膳食营养素参考摄入量》。膳食营养素参考摄入量(DRIs)包括四项内容,即平均需要量(EAR)、推荐摄入量(RNI)、适宜摄入量(AI)和可耐受最高摄入量(UL)。

1. 平均需要量(EAR)

是某一特定性别、年龄及生理状况的群体对某营养素需要的平均数。摄入量达到EAR水平时,可以满足群体中半数个体的需要,而不能满足另外半数个体对该营养素的需要。

2. 推荐摄入量(RNI)

是满足某一特定性别、年龄及生理状况群体中的绝大多数(97%~98%)个体需要的摄入水平。长期摄入RNI水平,可以维持组织中有适当的储备。RNI是以EAR为基础制定的。RNI主要用途是作为个体膳食营养素摄入量的目标值。

3. 适宜摄入量(AI)

是通过观察或实验获得的健康人群某种营养素的摄入量,亦可用作个体摄入量的目标。例如纯母乳喂养的足月产健康婴儿,从出生到4~6个月,他们的营养素全部来自母乳。母乳中供给的各种营养素量就是他们的AI值。

AI与RNI共同点是都可用作个体摄入量的目标,能够满足目标人群中几乎所有个体的需要。二者的区别在于AI的准确性远不如RNI,可能明显地高于RNI。

4. 可耐受最高摄入量(UL)

是平均每日可以摄入该营养素的最高量,这一摄入水平对一般人群中的几乎所有个体都不至于损害健康,但并不表示可能是有益的。UL并不是一个建议的摄入水平。当摄入量超过UL而进一步增加时,损害健康的危险性随之增大。

可见,营养素发挥的作用与其剂量是有关系的。图1-2表示出营养素摄入不足和过多的危险性大小。

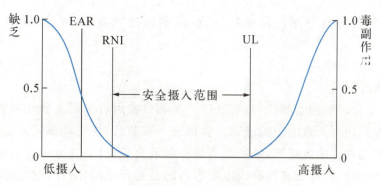

图 1-2 营养素摄入不足和过多的危险性

二、食物消化与吸收

(一) 人体消化系统

1. 消化与吸收的概念

人体所摄取食物中的天然营养素,只有水、无机盐、维生素、单糖、氨基酸等小分子物质能够直接被人体吸收。而食物中的蛋白质、脂肪、多糖类等大分子不能被人体直接吸收,必须先在消化道内分解,变成小分子物质(如葡萄糖、甘油、脂肪酸、氨基酸等),才能被人体吸收利用。食物在消化道内分解成能被生物体吸收利用的小分子物质的过程称为消化。消化有两种方式:一种是物理性消化,是指消化道对食物的机械作用,包括咀嚼、吞咽和各种形式的蠕动来磨碎食物,使消化液与食物充分混合,并推动食团或食糜下移等;另一种是化学性消化,是指消化腺分泌的消化液(唾液、胃液、胰液和肠液)中各种酶对食物的催化水解,把大分子变成小分子。

消化后的小分子物质透过消化道黏膜进入血液或淋巴液循环的过程称为吸收。消化和吸收是两个紧密联系的过程,不能被吸收的食物残渣则由消化道末端排出体外。

2. 消化系统组成

消化系统由消化道和消化腺两大部分组成,如图 1-3 所示。消化道是一条自口腔延至肛门很长的管道,包括口腔、咽、食管、胃、小肠(十二指肠、空肠、回肠)、大肠(盲肠、结肠、直肠)和肛门,全长 8~10 米左右,是食物消化吸

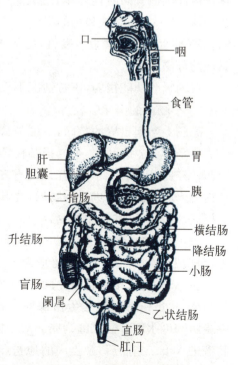

图 1-3 人体消化系统组成

收的场所。消化腺是分泌消化液的器官,主要包括唾液腺、胃腺、胰腺、肝脏和肠腺等。

(二) 食物的消化吸收过程

1. 口腔消化

口腔是消化道的起始部位,与咽联通。人的口腔内有三对大的唾液腺(腮腺、舌下腺、颌下腺),还有无数的小唾液腺。食物进入口腔后,首先刺激唾液腺的分泌,在牙的切割、咀嚼和舌的搅拌下,唾液与食物一起混合成食团,唾液中的淀粉酶可对淀粉进行简单的分解。食物在口腔内主要进行的是物理性消化,伴随少量的化学性消化,且能反射性地引起胃、肠、胰、肝、胆囊等器官的活动,为以后的消化做准备。

2. 胃内的消化吸收

胃是消化道最膨大的部分,胃上端与食道相连的入口处称为贲门,胃下端与十二指肠相连的出口处称为幽门。胃的主要作用之一是暂时储存食物,可使人体具有饱腹感,成年人的胃一般可容纳1~2升的食物;另一种作用是消化食物,进行物理性消化和化学性消化。当食物进入胃时,胃壁肌肉通过蠕动作用将食物搅动,使其和胃液充分混合,成为粥状食糜,胃的蠕动还能把食糜推送到十二指肠。胃黏膜内胃腺分泌的胃液中,重要成分有盐酸(胃酸)、胃蛋白酶原、黏液和"内因子"(与维生素 B_{12} 吸收有关)。其中胃蛋白酶原被胃酸激活后,可以对食物中的蛋白质进行初步分解。

胃酸主要有以下功能:① 使蛋白酶原转变为有活性的蛋白酶,并为蛋白酶的消化作用提供适宜的酸性环境。② 胃酸造成的酸性环境,使钙、铁等矿物质处于游离状态,有助于小肠对铁和钙的吸收。③ 胃酸可以杀灭随食物进入胃内的细菌和微生物。④ 使食物蛋白质发生变性,更易于被消化酶分解。此外,还促进胰液、胆汁和小肠液的分泌。

胃的吸收功能很弱,正常情况下仅吸收少量的水分和酒精。

3. 小肠内的消化吸收

小肠上端起自胃的幽门,下端与盲肠相连,成人小肠长约5~7米,从上到下分为十二指肠、空肠和回肠。十二指肠长约25厘米,在中间偏下处有胆总管的开口,胰液及胆汁经此开口进入小肠,开口处有环状平滑肌环绕,起括约肌的作用,防止肠内容物返流入胆管。食糜进入小肠后,在胰液、胆汁、小肠液的化学性消化以及小肠运动的机械性消化下,基本完成食物的消化和吸收过程。小肠是食物消化的主要场所。

(1) 胰液的分泌消化:胰脏是人体的第二大消化腺,胰液是由胰腺的外分泌腺分泌,pH值为7.8~8.4,日分泌量为1~2升。胰液进入胰管,流经胰管与胆管合并而成的胆总管,进入十二指肠。胰腺分泌消化三大营养物质的消化酶,即胰淀粉酶、胰脂肪酶、胰蛋白酶原和糜蛋白酶原。胰淀粉酶可将淀粉水解为麦芽糖及葡萄糖等。胰脂肪酶可水解甘油三酯为脂肪酸、甘油一酯和甘油。胰蛋白酶原不具活性,只有当胰液进入十二指肠后,胰蛋白酶原被肠液中的肠致活酶激活成为具有活性的胰蛋白酶,而糜蛋白酶原则由胰蛋白酶激活为糜蛋白酶。胰蛋白酶和糜蛋白酶都可使蛋白质水解为更小分子的多肽和氨基酸。胰液中重要的无机成分是碳酸氢盐,其主要作用是中和来自胃部的酸性食糜,使肠黏膜免受胃酸的侵蚀,并为小肠内多种消化酶的活动提供最适宜的 pH 环境(pH 值为 7~8)。

(2) 胆汁的分泌消化:肝脏是人体最大的消化腺,胆囊位于肝脏下面,是贮存和浓缩肝脏分泌的胆汁的囊状器官。胆汁是金黄色或深绿色、味苦的碱性液体。它平时贮存在胆囊中,当食物进入小肠后,引起胆囊收缩,胆汁就排入十二指肠中,成年人每天分泌胆汁约 1.0~1.5 升。胆汁中的最重要的成分是胆盐,它是胆汁酸与甘氨酸或牛磺酸结合的钠盐或钾盐。胆盐的主要作用是使脂肪乳化成许多微滴,从而增加胰脂肪酶的作用面积,有利于脂肪的水解。

(3) 小肠液的分泌消化:小肠液是由小肠黏膜中的小肠腺所分泌,呈弱碱性,pH 值约为 7.6。成人每日分泌量为 1~3 升。小肠液中的消化酶为肠激酶,它可以激活胰液中的胰蛋白酶原。小肠上皮细胞的刷状缘上含有多种消化酶,如肽酶,将二肽、三肽等小分子多肽最终消化为氨基酸;还有水解双糖的酶,如蔗糖酶、麦芽糖酶、乳糖酶等,将这些双糖最终分解为能被人体小肠吸收的单糖。

(4) 小肠的吸收:小肠的内壁黏膜上布满了环形皱褶,并拥有大量绒毛及微绒毛,使小肠的吸收面积可达 200 平方米以上。小肠的这种结构使其内径变细,增大了食糜流动时的摩擦力,延长了食物在小肠内的停留时间,有利于食物在小肠内的充分吸收,通常食物在小肠停留 3~8 小时。小肠细胞膜的吸收作用主要依靠被动转运与主动转运两种形式来完成。

4. 大肠内的消化吸收

人类的大肠没有重要的消化功能,其主要作用是吸收水分、无机盐及由大肠内细菌合成的维生素(如硫胺素、核黄素及叶酸等 B 族维生素和维生素 K)。大肠内有许多细菌,这些细菌主要来自食物和大肠内的繁殖。在大肠内最终形成的粪便,包括了经细菌分解作用后的食物残渣、肠黏膜的分泌物、脱落的肠上皮细胞、大量的细菌及胆色素等。

 思考与练习

一、解释基本概念

能量系数　基础代谢率　节约蛋白质作用　抗生酮作用　血糖生成指数　完全蛋白质　不完全蛋白质　氨基酸模式　限制氨基酸　氮平衡　蛋白质—能量营养不良　必需脂肪酸　消化　吸收

二、问答题

1. 碳水化合物的生理功能有哪些?
2. 为什么说没有蛋白质就没有生命?
3. 常用哪些指标评价食物蛋白质的营养价值?

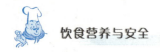

4. 脂肪的生理功能有哪些?

5. 怎样评价膳食脂肪的营养价值?

6. 为什么说小肠是食物消化吸收的主要场所?

三、综合训练题

1. 某单位办公室职员,男性,35 岁,身高 175 cm,体重 68 kg,试根据体表面积法确定该男子每天应摄取多少能量。

2. 以"血糖生成指数"对一餐膳食的碳水化合物进行评价,并说明食物血糖生成指数的指导意义。一餐膳食包括:一碗小米粥(200 g)、一杯牛奶(200 mL)、一个馒头(100 g)。

3. 评价小麦和大豆蛋白质的营养质量,并指出膳食中利用蛋白质互补作用的重要意义(计算要求:由中国食物成分表或营养软件,查阅食物必需氨基酸含量,计算出相应 1 g 蛋白质的必需氨基酸含量,然后计算两种食物氨基酸 AAS)。

4. 案例:据一项社区人群营养调查结果表明,脂肪提供的能量占总能量的 34%,其中动物性脂肪占脂肪摄入量的 40.2%,胆固醇的摄入量每天平均达 612 mg,体重超重和肥胖者占 44.2%,高血脂症者占 54%,冠心病患者占 34.5%。试分析所谓"富贵病"患病率高的原因,并指出如何改善该社区人群的脂类营养状况。

四、客观题

(一) 单项选择题

1. 评价食物蛋白质的质量高低,主要看( )。

   A. 蛋白质的含量和消化率

   B. 蛋白质的消化率和生物学价值

   C. 氨基酸组成、蛋白质互补作用的发挥

   D. 蛋白质含量、蛋白质消化率及生物学价值

2. 蛋白质生物学价值的高低主要取决于( )。

   A. 各种氨基酸的含量与比值

   B. 各种必需与非必需氨基酸的含量与比值

   C. 各种必需氨基酸的含量与比值

   D. 限制氨基酸的含量与比值

3. 以下为人体非必需氨基酸的是( )。

   A. 色氨酸   B. 苏氨酸   C. 蛋氨酸   D. 精氨酸

4. 豆类存在的第一限制氨基酸是( )。

   A. 谷氨酸   B. 组氨酸   C. 蛋氨酸   D. 赖氨酸

5. 天然食物中蛋白质生物学价值最高的是( )。

   A. 瘦猪肉   B. 鸡蛋   C. 牛奶   D. 鱼

6. 脂肪摄入过多与许多疾病有关,因此要控制膳食脂肪的摄入量,一般健康成年人脂肪的适宜的供能比例是( )。

A. 10%～15% B. 60%～70%
C. 20%～25% D. 30%～40%

7. 必需脂肪酸与非必需脂肪酸的根本区别在于( )。
   A. 前者是人体所必需的,而后者不是
   B. 前者可以在人体合成,而后者不能
   C. 前者不能在人体合成,而后者可以
   D. 前者不是人体所必需的,而后者是

8. 目前确定的最基本必需脂肪酸是( )。
   A. 亚油酸、花生四烯酸、α-亚麻酸 B. 亚油酸、α-亚麻酸
   C. 亚油酸、花生四烯酸 D. α-亚麻酸、花生四烯酸

9. 以下食用油中含必需脂肪酸较多的是( )。
   A. 牛油 B. 花生油 C. 黄油 D. 椰子油

10. 以下不属于膳食纤维的是( )。
    A. 果糖 B. 果胶 C. 半纤维素 D. 藻类多糖

11. 人体的热能来源于膳食中蛋白质、脂肪和碳水化合物,它们在体内的产热系数分别为( )。
    A. 4 kcal/g、9 kcal/g、9 kcal/g B. 4 kcal/g、9 kcal/g、4 kcal/g
    C. 9 kcal/g、4 kcal/g、4 kcal/g D. 4 kcal/g、4 kcal/g、4 kcal/g

(二) 多项选择题(至少选择两项)

1. 关于蛋白质营养价值评价,正确的是( )。
   A. 生物学价值的高低取决于食物中必需氨基酸的含量和比值
   B. 蛋白质表观消化率小于真消化率,所以用前者评价更安全
   C. 谷类的第一限制氨基酸为蛋氨酸,豆类为赖氨酸,两者混合食用可提高食物的生物学价值
   D. 食物中蛋白的含量以肉类最高,大豆次之
   E. 一般而言,动物蛋白质的消化率、生物学价值都高于植物蛋白质

2. 膳食纤维可影响下列哪些营养素的吸收和利用( )。
   A. 钙 B. 铁 C. 锌 D. 蛋白质
   E. 铜

3. 膳食纤维的生理作用有( )。
   A. 预防便秘 B. 降低血清胆固醇
   C. 预防癌症 D. 调节血糖
   E. 促进微量元素的吸收

4. 有关人体能量的消耗,正确的是( )。
   A. 基础代谢是能量消耗的主要方面之一
   B. 食物特殊动力作用相当于基础代谢的30%

C. 肥胖者只要能量的消耗低于能量的摄入就可以减肥
D. 老年人随着年龄的增加,基础代谢所消耗的能量下降
E. 由于受内分泌系统影响,女性的基础代谢率高于男性

5. 正常成人能量的消耗主要用于(　　)。
A. 基础代谢　　　　　　　　B. 食物的热效应
C. 体力活动　　　　　　　　D. 生长发育
E. 劳动

6. 有关氮平衡,正确的说法是(　　)。
A. 氮平衡时,蛋白质的摄入量大于排出量
B. 氮平衡可用于评价人体的蛋白质营养状况
C. 负氮平衡常见于老年人和妊娠妇女
D. 健康成年人最好出现正氮平衡
E. 负氮平衡可见于烧伤病人

7. 蛋白质的生理功能包括(　　)。
A. 构成和修补人体组织　　　B. 提供能量
C. 构成激素和酶　　　　　　D. 维持体内酸碱平衡
E. 构成抗体

(三) 判断题

1. 谷类蛋白质中,第一限制性氨基酸是蛋氨酸。　　　　　　　　(　　)
2. 蛋白质含量越高,食物蛋白质营养价值越高。　　　　　　　　(　　)
3. 乳糖在肠道中被乳酸菌利用产生乳酸,有利于抑制大肠杆菌生长和促进钙吸收。　　　　　　　　　　　　　　　　　　　　　　　　　　(　　)
4. 不溶性纤维人体不能吸收和利用,因此对人体有益的只是可溶性纤维。
　　　　　　　　　　　　　　　　　　　　　　　　　　　　(　　)
5. 动物性食物中的脂肪酸都以饱和脂肪酸为主。　　　　　　　　(　　)
6. 大豆蛋白质的生物价接近动物性蛋白质,因此是优质蛋白质。　(　　)
7. 从大米和大豆蛋白质的氨基酸种类和含量来看,大豆与大米为蛋白质互补食品。　　　　　　　　　　　　　　　　　　　　　　　　　　　(　　)

单元 2　微量营养素与水、膳食纤维

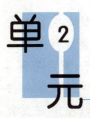

知识目标

- 了解维生素的命名方法及其分类,了解维生素的理化性质,掌握维生素的生理功能及营养缺乏症,了解维生素的参考摄入量,掌握其主要食物来源。
- 了解人体中重要的矿物质营养素的种类,掌握矿物质的生理功能及营养缺乏症,了解矿物质的参考摄入量,掌握其主要食物来源。
- 掌握影响钙、铁吸收的各种因素。
- 掌握膳食纤维的概念及生理功能,了解膳食纤维的参考摄入量,掌握膳食纤维的主要食物来源。
- 了解水的生理功能,掌握科学饮水的注意事项。

能力目标

- 能够选择富含某种维生素的食物,指导预防维生素营养缺乏病。
- 能够选择富含某种矿物质的食物,指导预防矿物质营养缺乏病。
- 能够将膳食纤维素含量高的食物,合理应用到膳食生活中。
- 能够坚持科学、合理饮用水。

2.1　维　生　素

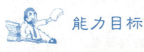

案例与分析 2-1

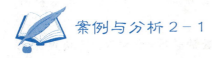

维生素的故事

(1) 维生素 A 的认识:维生素的发现史实际上就是人类与疾病不屈不挠的斗争

史。人类对维生素的认识可以追溯到三千多年前对夜盲症的认识,当时古埃及人发现夜盲症可被某些食物治愈,虽然人们无法做出正确的解释,但肯定夜盲症与某类物质(维生素 A)缺乏有关,其实这是人类对维生素最朦胧的认识。1913 年,戴维斯等 4 位美国科学家经动物实验发现:鱼肝油可以治愈夜盲症,并从鱼肝油中提纯出一种黄色黏稠液体。这种提纯物质效力比鱼肝油大几百倍,只要一丁点儿就能治好夜盲症,自此,这种物质的神秘面纱慢慢被揭开了。1920 年英国科学家曼俄特将其正式命名为维生素 A。

(2) 维生素 C 的发现:1519 年,葡萄牙航海家麦哲伦率领的远洋船队从南美洲东岸向太平洋进发。3 个月后,有的船员牙床破了,有的船员流鼻血,有的船员浑身无力,待船到达目的地时,原来的 200 多人,活下来的只有 35 人,对此人们找不出原因。1734 年,在开往格陵兰的船上,有一名船员得了严重的坏血病,当时这种病无法医治,其他船只只好把他抛弃在一个荒岛上。待他苏醒过来,用野草充饥,几天后他的坏血病竟不治而愈了。1747 年英国海军外科医生林德总结了前人的经验,建议海军和远征船队的船员在远航时要多吃些橘子和柠檬,从此船员中坏血病的患病率很低,这在当时简直就是奇迹。同样,当时人们仍无法认识这种奇迹的深层原因。直到 1928 年,匈牙利科学家才成功地从柠檬中提取了这种能攻克坏血病的物质,即维生素 C。

(3) 维生素 B_1 的发现:1883 年,当时在荷兰统治下的印度尼西亚脚气病爆发流行,荷兰政府派医生艾克曼等人到当地开展病因研究。患这种怪病的人主要感觉是身体疲乏,胳膊和腿如同瘫痪,最后死亡。最初,医生们普遍认为脚气病是由细菌引起的一种传染病,可是埃克曼最终没有找到可能引起脚气病的病原菌。1890 年,在他做实验的陆军医院里养的一些鸡出现痉挛、颈部向后弯曲,症状与脚气病相似。在研究鸡的病因过程中,意想不到的事情发生了。原来在鸡患病前,负责喂鸡的人一直用医院病人吃剩的白米饭喂鸡,而后来接替他的人用廉价的糙米喂鸡,想不到的是,鸡的病反而好了。艾克曼意识到脚气病可能与米糠中的某种因子有关,1897 年他终于证明鸡的多发性神经炎是缺乏某一种营养物质所致。后来他用米糠治愈了所有求诊的脚气病病人。埃克曼医生也因此荣获了 1929 年诺贝尔医学生理学奖。1912 年,波兰科学家丰克,在艾克曼等人的实验基础上,终于从米糠中提取出一种能够治疗脚气病的白色物质。这种物质被丰克称为"维持生命的营养素"(维生素),即"Vitamin",后来称维生素 B_1。

案例分析:历史上维生素缺乏给人类带来了无数的苦难,维生素为人类健康承担了举足轻重的任务。膳食中如缺乏维生素,就会引起人体代谢紊乱,以致发生维生素缺乏症,导致疾病的发生。因此,探讨维生素的理化性质和生理作用,掌握其营养缺乏或过多的危害,认识维生素的主要食物来源、适宜摄入量,了解维生素家族成员由哪些组成等,这对维持人类健康是非常必要的。

一、概述

维生素是人体不能合成、不参与机体组织构成、不提供能量,但维持机体生命所必需的一类微量、低分子有机化合物。维生素不仅是防止多种营养缺乏病必须的营养素,而且具有预防多种慢性、退行性疾病的保健功能。但仍有许多维生素的作用及机理尚未完全清楚。

维生素的命名方法有3种,一是按照发现次序,以英文字母顺序命名,如维生素A、维生素B、维生素C、维生素D、维生素E等(但维生素K是按其营养功能名称的第一个字母命名的);二是按照化学结构命名的,如视黄醇、硫胺素、核黄素、生育酚等;三是按照其特有的生理功能命名的,如抗干眼病因子、抗癞皮病因子、抗坏血酸等。这三种命名法常混合使用。

维生素的种类很多,化学结构差异很大,通常按照其溶解性分为水溶性和脂溶性两大类。

水溶性维生素包括维生素 B_1(硫胺素)、维生素 B_2(核黄素)、维生素 B_6(吡哆醇、吡哆醛、吡哆胺)、维生素 B_{12}(钴胺素)、维生素 C(抗坏血酸)、维生素 PP(尼克酸、烟酸、抗癞皮病因子)、叶酸、泛酸、生物素等。水溶性维生素通过血液吸收,尿液排出,在体内少量储存营养状况大多可以通过血液或尿液检查进行评价。水溶性维生素若摄入不足,会导致缺乏症的迅速产生;摄入过量时,一般对机体无毒害作用,但会干扰其他营养元素的吸收代谢。

脂溶性维生素包括维生素 A、维生素 D、维生素 E、维生素 K。它们溶解于脂肪及有机溶剂,不溶于水;在食物中与脂类中存在,在肠道吸收时随着脂肪经淋巴系统吸收,小部分从胆汁排出,其余积存于体内脂肪组织中;摄入或吸收不足时,缺乏症状出现缓慢;但摄入过量会引起体内超负荷造成中毒。

二、脂溶性维生素

(一)维生素 A

1. 维生素 A 理化性质

维生素 A 的化学名为视黄醇,又称抗干眼病维生素,它包括了所有具有视黄醇生物活性的化合物。动物性食物中含有的视黄醇和视黄酰酯为已形成的维生素 A。在高等动物和海鱼中存在全反式视黄醇(维生素 A_1)是维生素 A 的最基本形式。淡水鱼中存在的 3,4-二脱氢视黄醇(维生素 A_2)是又一种形式。植物来源的类胡萝卜素,又称维生素 A 原,能在体内转化为维生素 A,是机体维生素 A 的重要来源。自然界中有 50 多种类胡萝卜素能在体内转化生成视黄醇,其中最重要的是 β-胡萝卜素。

维生素 A 与类胡萝卜素均溶于脂肪及大多数有机溶剂中,不溶于水,耐碱不耐酸;天然存在于动物性食品中的维生素A是相对较稳定的,一般烹调和罐头加工都不易被破坏;易受强光、紫外线的氧化破坏,油脂在氧化酸败过程中,其所含有的维生素A受到严重破坏;类胡萝卜素性质较维生素A活泼,加工与储存中很容易失活。但食物中的磷脂、维生素E及其他抗氧化剂有提高胡萝卜素和维生素A的稳定性作用,利于维生素A的保存。

2. 维生素A生理功能

(1) 维持正常视觉:维生素A最常见的作用是使人在暗光下保持一定视力。人眼视网膜上含两种光接收器,即暗光下敏感的杆状细胞及对强光敏感的锥状细胞。视紫红质是视网膜杆状细胞内的光敏感色素,是由顺式视黄醛与暗视蛋白结合而成,在强光中分解为反式视黄醛与视蛋白,反式视黄醛经还原为反式视黄醇,在经酶作用重新转化为顺式视黄醛,在暗光下顺式视黄醛与视蛋白重新结合成视紫红质,在此过程中形成视觉,并损失部分维生素A。暗适应快慢取决于进入暗处前照射光的性质及机体内维生素A水平,机体缺乏维生素A时,人的暗适应能力下降,发生干眼病或导致夜盲。

(2) 维持上皮组织和细胞的完整性:维生素A具有参与糖基转移酶系统的功能,对糖基起到运载作用,能保持黏膜上皮细胞中糖蛋白的正常合成,维护细胞结构。

(3) 增强生殖功能,促进生长发育:维生素A对促进精子和卵子产生、胎盘发育、胎儿生长与发育非常重要。如在孕酮的诱导下,维生素A刺激妊娠早期母体子宫分泌特异运载蛋白,充当维生素A的转运载体,运输早期胚胎发育所必需的视黄醇,提高胚胎的成活率。维生素A参与遗传物质的合成,促进蛋白质的生物合成及骨细胞的分化,促进牙齿和骨骼的正常发育。

(4) 增强免疫与防癌功能:维生素A既可以刺激细胞产生抗体,又能增强细胞免疫功能,还可促进T淋巴细胞产生某些淋巴因子。动物实验研究揭示天然或合成的维生素A具有抑制肿瘤的作用,即维生素A可促进上皮细胞的正常分化,也与其抗氧化功能有关。

(5) 抗氧化功能:维生素A分子中的双烯共轭键是单线态氧、羟自由基、脂质过氧化自由基等的淬灭剂和捕捉剂,维生素A在细胞膜上可利用其分子结构所含的多个双键与氧自由基结合,从而保护细胞免受氧化损伤。当维生素A缺乏时,细胞膜上丰富的多不饱和脂肪酸,被自由基及活性氧攻击,发生链式反应,氧化生成饱和脂肪酸,造成细胞膜的破坏,使自由基进一步攻击DNA,造成DNA损伤。

3. 维生素A缺乏症与过量毒性

维生素A缺乏时,早期是暗适应能力下降,严重者可导致夜盲症;维生素A持续严重的缺乏可引起干眼病,进一步可致失明;缺乏还会引起皮肤干燥、粗糙、鳞片状变化、不易受孕或胎儿流产等病症。

人体大量摄入维生素A,由于排泄率不高,常会在体内蓄积而引起中毒。主要表现有:由于骨细胞活性增强,导致骨脱钙、脆性增加、生长受阻、长骨变粗及关节疼痛;皮肤干燥、发痒、脱发等;易激动、疲乏、恶心、呕吐、腹泻、肌无力、肝脾肿大等;孕妇怀孕初期大量摄入维生素A,娩出畸形儿的相对危险较高。成年人每日摄入量22 500~150 000 μgRE,3~6个月后可出现中毒;婴儿日剂量为22 500~90 000 μgRE可致急性中毒。

4. 维生素A供给量与食物来源

食物中所有具有视黄醇活性的物质(维生素A和维生素A原)一般都用视黄醇当量(RE)来表示。理论上,一分子β-胡萝卜素可以生成两分子的视黄醇,但此过程的转化率为1/2,胡萝卜素的吸收率为摄入量的1/3。一般采用1 μg视黄醇当量(RE)= 1 μg视黄醇= 6 μgβ-胡萝卜素=12 μg其他类胡萝卜素,来计算食物的视黄醇当量(RE)。则有:食物中总视黄醇当量(μgRE)=视黄醇(μg)+0.167×β-胡萝卜素(μg)+0.084×其他类胡萝卜素(μg)。过去食物中的维生素A通常用国际单位(IU)来表示,1 IU维生素A=0.3 μg视黄醇当量(RE)。

我国成人维生素A推荐摄入量(RNI)为:男性800 μgRE/d,女性700 μgRE/d。维生素A(不包括胡萝卜素)的可耐受最高摄入量(UL):成人3 000 μgRE/d,孕妇2 400 μgRE/d,儿童2 000 μgRE/d。

食物中的维生素A主要有两类,一是来自动物性食物的维生素A,多数以酯的形式存在于动物性食品中,最丰富的来源是鱼肝油、肝脏、鱼卵、全奶和其他肉类食物。二是维生素A原即各种类胡萝卜素,主要存在于深绿色和红黄色蔬菜及水果等植物性食物中,含量较丰富的有豌豆、胡萝卜、菠菜、番茄、辣椒、红薯、柑橘、香蕉、柿子等。

(二)维生素D

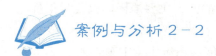

案例与分析2-2

"阳光维生素"

北欧流行这样一种做法:只要冬天出现了阳光,母亲就要带着婴儿到户外去晒太阳。从春天到秋天,经常看到一家老小在屋顶上、公园里,脱光衣服大晒日光浴。北欧人如此开放,其背后有着很严肃的理由:为了健康和生命。

北欧位于地球的北端,纬度高,到了冬天,白天的日照时间很短,只有几个小时,大部分时间是寒冷的黑夜。很早以前,北欧人发现冬天出生的婴儿特别容易患佝偻病。而如果让婴儿晒太阳,哪里阳光充足,哪里佝偻病就少;反之,哪里阳光少,哪里佝偻病就普遍。后来人们发现了其中的奥秘,原来是一种特殊的物质——维生素D在起作用。

案例分析:维生素D不像其他维生素都来自食物,而主要是经阳光中的紫外线照射，使人体皮肤里的 7-脱氢胆固醇转变为维生素 D，故又被称为"阳光维生素"。而北欧冬天日光照射不足，且母乳或牛奶中维生素 D 的含量又很少，孩子就很容易出现维生素 D 缺乏，从而影响了钙的吸收和利用。

维生素 D 又叫钙化醇、抗佝偻病维生素，是类固醇的衍生物。具有维生素 D 生理活性的主要有维生素 D_2（麦角钙化醇）和维生素 D_3（胆钙化醇）。麦角固醇和 7-脱氢胆固醇分别是维生素 D_2 和维生素 D_3 的维生素原。7-脱氢胆固醇储存于人体表皮和真皮内，经日光中紫外线照射转变成维生素 D_3。维生素 D_2 是由植物中的麦角固醇经紫外线照射产生，其活性只有维生素 D_3 的 1/3。

1. 维生素 D 的理化性质

维生素 D 是脂溶性维生素，耐高温，在碱溶液中较酸性环境稳定，130℃加热 90 秒仍保持活性。但易受光、紫外线照射和酸的破坏。所以一般的储存和烹调加工不会导致维生素 D 的活性损失，在油溶液中经加入抗氧化剂后相当稳定。

2. 维生素 D 的生理功能

维生素 D 主要与钙、磷的代谢有关。维生素 D 能与甲状旁腺共同作用，维持血钙水平。当血钙水平低下时，其可促进肠道主动吸收钙、肾脏对钙的重吸收，以及从骨中动员钙；当血钙过高时，其促进甲状旁腺产生降钙素，阻止骨骼钙动员，并增加钙、磷从尿中排泄。维生素 D 促进骨、软骨及牙齿的矿化，并不断更新以维持生长。此外，维生素 D 对防止氨基酸从肾脏丢失也有重要作用。维生素 D 还具有免疫调节功能，可改变机体对感染的反应。

3. 维生素 D 缺乏症与过量毒性

膳食供应不足或人体日照不足是维生素 D 缺乏的两大主要原因。只要常年日光充足、户外活动正常，一般不易发生维生素 D 缺乏。在光照少的高纬度地区，或小儿喂养不当、出生后快速生长的早产儿及多胎儿中，可能会患维生素 D 缺乏症。维生素 D 缺乏，引起钙、磷吸收减少，血钙水平下降，骨骼钙化受阻，致使骨质软化、变形，对于婴儿出现佝偻病，而成人特别是妊娠、哺乳的妇女和老年人易发生骨质软化（疏松）。

通常食物来源的维生素 D 一般不会过量，但摄入过量的维生素 D 补充品可能会产生副作用。维生素 D 中毒的症状包括高血钙症、高尿钙症，使钙沉寂在心脏、血管、肺和肾小管等软组织中，出现肌肉乏力、关节疼痛等；尿钙过高易形成肾结石，也会导致心血管系统异常并导致肾衰竭。轻度中毒症状表现为食欲减退、厌食、恶心、烦躁、呕吐、口渴、多尿、便秘或腹泻交替出现。

4. 维生素 D 供给量与食物来源

我国居民维生素 D 的推荐摄入量（RNI）为：成人 $5\ \mu g/d$，怀孕中后期和乳母为 $10\ \mu g/d$。我国成人和儿童的可耐受最高摄入量（UL）为 $20\ \mu g/d$。

动物性食品是主要的维生素 D 来源。海水鱼类以及鱼肝油是维生素 D_3 的良好来源,还有肝脏、蛋类、奶油含量也较丰富。一般的植物性食物含有维生素D极少。

(三) 维生素E

维生素E又名生育酚,是所有具有α-生育酚生物活性化合物的总称。按其来源可分为天然维生素E和人工合成的维生素E。来源于动植物的天然维生素E是苯并二氢呋喃的衍生物,分为生育酚和生育三烯酚两类,有8种类型,即α、β、γ、δ-生育酚和α、β、γ、δ-生育三烯酚,活性各异,其中天然α-生育酚活性最高。实验证明,天然维生素E在营养、生理活性及安全性上均优于合成的维生素E。

1. 维生素E的理化性质

维生素E常温下呈黄色油状,溶于脂肪及脂溶剂。对氧敏感,尤其在光照射、加热、碱、铁、铜等微量元素存在的情况下,极易被氧化,因而维生素E是良好的天然抗氧化剂。其对热及酸稳定,但不耐碱。酯化型的维生素E较游离型稳定,市售维生素E均为其醋酸酯形式。

2. 维生素E的生理功能

(1) 抗氧化作用:维生素E是人体和动物组织中存在的最重要的抗氧化剂。它保护组织细胞膜脂质中的多不饱和脂肪酸免受氧化损伤。维生素E在细胞膜上与超氧化物歧化酶、谷胱甘肽过氧化物酶等一起构成体内抗氧化系统,维持膜的完整性,减少褐脂质(细胞内某些成分被氧化分解后的沉积物)的形成。同时,维生素E又可促进毛细血管和小血管增生,并改善周围血液循环,增加组织中氧的供应,从而给溃疡面愈合创造良好的营养条件。

(2) 抗动脉粥样硬化的作用:动脉粥样硬化发病的机制与氧化型低密度脂蛋白(LDL)的形成有关。LDL是转运维生素E的一个重要成分,维生素E能够防止LDL的氧化和动脉粥样硬化斑块的形成。维生素E还能抑制血小板聚集和保护血管内皮。

(3) 维持正常的免疫功能:在机体衰老过程中,T、B-淋巴细胞的免疫功能显著降低,维生素E能提高淋巴细胞的增殖能力,增强衰老机体的免疫力。老年人群补充维生素E,可以使迟发型变态反应皮肤试验阳性率提高,淋巴细胞转化实验活性增强。

(4) 防癌抗癌:血液中含有高浓度的α-生育酚,可以降低前列腺癌、胃癌和食道癌的发病风险。其作用机制包括:阻断致癌自由基反应,降低诱发突变物质的活性,抑制致癌物质亚硝胺的形成,抵制过氧化物对细胞膜的攻击等。

(5) 另外,医学上维生素E常用作治疗习惯性流产、不孕症和肌肉不适、癫痫等疾病。

3. 维生素E缺乏症与过量毒性

维生素E广泛存在于食物中,一般不会发生缺乏,但当在机体脂肪吸收不良、无脂蛋白血症或低体重的早产儿情形时会出现缺乏;多不饱和脂肪酸摄入过多,也可以发生维生素E缺乏。维生素E缺乏表现为溶血性贫血、视网膜退变以及神经退行性病变等。

在脂溶性维生素中,维生素E的毒性较低,动物性实验未见维生素E有致畸、致癌、致突变作用。但早产儿大量口服维生素E制剂常使坏死性小肠结肠炎发生率明显增加。

4. 维生素E供给量与食物来源

维生素E的活性可用α-生育酚当量(α-TE)表示。我国成人(含孕妇和乳母)维生素E的适宜摄入量(AI)为14 mg α-TE/d,可耐受摄入量(UL)为800 mg α-TE/d。

天然维生素E广泛存在于各种油料种子及植物油中,食用植物油的总生育酚含量最高,可达72.4 mg/100 g。麦胚、坚果类、豆类、蛋类含量也较多,肉类、鱼类、果蔬类含量很少,动物油脂中维生素E的含量普遍低于植物油,但鱼油中含量相对丰富。

(四)维生素K

维生素K又称凝血维生素,是指一族2-甲基-1,4萘醌的同系物。天然存在的维生素K有两种:植物来源的维生素K_1和微生物合成的维生素K_2;人工合成的称维生素K_3。

1. 维生素K的理化性质

天然存在的维生素K是黄色油状物,溶于脂肪和脂溶剂,对热稳定,但易受酸、碱、氧化剂和光的破坏。维生素K_3为黄色结晶粉末,在体内可转变为维生素K_1,是临床常用药物。

2. 维生素K的生理功能

维生素K是因为动物的异常出血现象而被发现的,也因为与血液凝固有关而被命名为凝血维生素。其主要功能有:调节凝血蛋白合成;促进人体骨骼生长,防止骨质疏松;缓解肌肉痉挛。

3. 维生素K缺乏症与过量毒性

因食物来源广泛,自身又能合成维生素K,所以明显的维生素K缺乏症在成人中不常见,主要发生在脂肪吸收不良的胃肠道紊乱、肝脏病人以及抗菌药引起的菌群失调等,主要临床表现为凝血时间过长和出血。

尚未见维生素K中毒病例的报道,动物大剂量摄入量试验也未见不良反应。

4. 维生素K供给量与食物来源

中国营养学会推荐的成人维生素K适宜摄入量(AI)为:男性120 μg/d,女性106 μg/d。目前尚未确定维生素K的可耐受最高摄入量水平。

各种绿叶蔬菜中均含有丰富的维生素K,良好的食物来源是绿茶、莴苣、甘蓝、菠菜、动物肝脏、芦笋、燕麦等。

三、水溶性维生素

(一)维生素B_1

维生素B_1,又名硫胺素,抗脚气因子、抗神经炎因子。它是由1个嘧啶分子和1

个噻唑分子通过1个甲烯基连接而成的,在糖代谢中发挥重要作用。

1. 维生素 B_1 的理化性质

维生素 B_1 为白色晶体,溶于水,微溶于乙醇。硫胺素的商品形式是它的盐酸盐和硝酸盐。维生素 B_1 在干燥条件下以及水溶液呈酸性时比较稳定,不易氧化,比较耐热,但在中性或碱性条件下易被氧化而失去活性。维生素 B_1 对亚硫酸盐敏感,易使之失活。

2. 维生素 B_1 的生理功能

(1) 构成脱羧酶的辅酶,维持机体正常的新陈代谢:维生素 B_1 在硫胺素焦磷酸激酶的作用下,与三磷酸腺苷(ATP)结合生成 TPP。TPP 是维生素 B_1 的活性形式,在体内构成脱羧酶的辅酶,参与葡萄糖代谢反应,并产生维持生命必需的能量。因此,硫胺素缺乏时,会对机体造成很多损伤。

(2) 促进肠胃蠕动:维生素 B_1 可抑制胆碱酯酶对乙酰胆碱的水解。乙酰胆碱有促进肠胃蠕动、消化腺分泌作用。维生素 B_1 缺乏时,肠胃蠕动缓慢,腺体分泌减少,消化不良等。

(3) 对神经组织的生理作用:维生素 B_1 缺乏时会干扰神经传导进而影响神经功能。

(4) 维持心脏功能:维生素 B_1 缺乏使血液流入组织的量增多,心脏输出负担过重及心肌细胞的能量代谢不全,从而导致心脏不能正常工作。

3. 维生素 B_1 缺乏症与过量毒性

维生素 B_1 缺乏病又称脚气病。脚气病并非人们所说的那种因真菌感染引起的脚癣,而是一种全身性的疾病。爱吃精米精面或酗酒、大量饮茶、高温、妊娠等特殊情况时,可能造成维生素 B_1 缺乏。发病时成年人症状可分为两类:一类称"干性脚气病",表现为脚趾麻木、麻刺感,踝关节变硬,大腿肌肉酸痛、萎缩,膝反射能力减弱,行走困难等;另一类称为"湿性脚气病",主要症状是下肢浮肿,同时出现心脏机能紊乱等。婴儿脚气病:发生于2~5个月的婴幼儿,由于母乳缺少维生素 B_1 所致。发病突然,主要表现为大哭时声音微弱,食欲不佳、呕吐、腹泻、呼吸急促和困难、发绀、心脏扩大、心力衰竭。母亲怀孕缺乏维生素 B_1,可致婴儿先天性脚气病。

维生素 B_1 大量摄入除可能使胃部感到不适外,未见有其他毒性反应,但在通过皮下、肌肉或静脉注射达到每日推荐摄入量 100~200 倍时,可能出现头痛、惊厥、心率失常,发生过敏反应。

4. 维生素 B_1 供给量与食物来源

我国居民膳食维生素 B_1 的推荐摄入量(RNI)为:成年男性 1.4 mg/d,女性 1.3 mg/d,孕妇 1.5 mg/d,乳母 1.8 mg/d。维生素 B_1 的可耐受最高摄入量(UL)定为 50 mg/d。

维生素 B_1 广泛存在于天然食物中,含量较丰富的有动物内脏(肝、心及肾)、肉类、豆类、花生及没加工的粮谷类。水果、蔬菜、蛋、奶等也含有维生素 B_1,蛋含量较低。粮谷类过分精细加工、过分水洗、烹调时弃汤、加碱、高温等均会造成维生素 B_1 的损失。

(二) 维生素 B_2

维生素 B_2 又称核黄素，主要以黄素单核苷酸（FMN）、黄素腺嘌呤二核苷酸（FAD）的形式与食物中蛋白质结合，它们也是维生素 B_2 在体内的活性形式。

1. 维生素 B_2 的理化性质

维生素 B_2 为橙色晶体，在水中的溶解度很低，它在中性和弱碱性溶液中为黄色，在强酸性溶液中会因加热而变成无色。游离的核黄素对光敏感，特别是在紫外线下可发生不可逆的降解。食物中的核黄素因与磷酸和蛋白质结合成复合物，在加工和蒸煮过程中损失较少，但在加碱的情况下损失较多。

2. 维生素 B_2 的生理功能

（1）参与体内生物氧化与能量生成：维生素 B_2 以辅酶形式参与许多氧化还原反应，在体内主要是以 FAD、FMN 与特定蛋白质结合生成黄素蛋白，是线粒体内呼吸链的组成部分；参与三羧酸循环（TCA）、糖、脂肪酸及氨基酸代谢途径中的一些酶促反应；参与体内氧化还原反应与能量生成。

（2）防治肿瘤：维生素 B_2 在体内参与去偶氮化反应，当偶氮化合物的偶氮基被消除后，新化合物失去了致癌活性。另外 FAD 作为谷胱甘肽还原酶的辅酶，参与体内抗氧化防御系统，有效地预防癌变发生。

（3）维生素 B_2 与细胞色素 P450 结合，参与药物代谢，提高机体对环境应激适应能力。也有研究证明维生素 B_2 与人类心理行为有关，缺乏维生素 B_2 可导致精神抑郁。

3. 维生素 B_2 缺乏症与过量毒性

摄入不足和酗酒是维生素 B_2 缺乏的主要原因，长期服用抑制核黄素转化的药物也可缺乏。维生素 B_2 缺乏早期表现为疲倦、乏力、口腔疼痛、眼睛发痒、流泪、烧灼感，继而出现口腔和阴囊炎。常表现在唇（下唇红肿、干燥、皲裂）、舌（舌色紫红、舌头肥大和地图舌）、皮肤溢脂性皮炎、视力障碍、贫血及生长障碍。

维生素 B_2 的溶解性较低，吸收有上限，即使大量摄入也不能无限增加其吸收，一般来说，维生素 B_2 不会引起中毒。

4. 维生素 B_2 供给量与食物来源

我国居民成人维生素 B_2 的推荐摄入量（RNI）为：男性 1.4 mg/d、女性 1.2 mg/d，孕妇和乳母 1.7 mg/d。

维生素 B_2 广泛存在于各种食物中，主要是动物性食物，如肝、肾、心脏、乳、蛋类中含量尤其丰富；植物性食物中以大豆和各种绿叶蔬菜如菠菜、韭菜、油菜含量较多。谷物加工过度会造成维生素 B_2 的严重损失。

(三) 维生素 B_5

1. 维生素 B_5 的理化性质

维生素 B_5 又名烟酸、尼克酸、抗癞皮病因子或维生素 PP。烟酸为无色针状晶体,味苦;烟酰胺是维生素 B_5 在体内的存在形式,呈白色粉末状,两者均溶于水及酒精。维生素 B_5 性质比较稳定,酸、碱、氧、光、热均不容易被破坏。

2. 维生素 B_5 的生理功能

(1) 构成辅酶：在体内维生素 B_5 以烟酰胺腺嘌呤二核苷酸(NAD,辅酶Ⅰ或 CoⅠ)和烟酰胺腺嘌呤二核苷酸磷酸(NADP,辅酶Ⅱ或 CoⅡ)的形式作为脱氢酶的辅酶,在生物氧化还原反应过程中起电子载体或递氢体作用,并参与能量代谢。

(2) 维持血糖水平：维生素 B_5 是胰岛素的辅助因子,葡萄糖耐量因子(GTF)是由三价铬、烟酸、谷胱甘肽组成的一种复合体,有促使葡萄糖转化,维持正常的血糖水平作用。

(3) 预防心血管疾病：服用维生素 B_5 能降低胆固醇、甘油三酯、蛋白浓度及扩张血管。大剂量烟酸可用于治疗高血脂、复发性心肌梗死等症。

3. 维生素 B_5 缺乏症与过量毒性

维生素 B_5 缺乏症即癞皮病,是一种典型的膳食性缺乏症,最常见的体征是皮肤、口、舌、胃肠道黏膜及神经系统的变化。其典型症状是皮炎、腹泻及痴呆,即"三 D 综合征"。

过量摄入维生素 B_5 的不良反应包括皮肤发红、高尿酸血症、肝和眼异常,以及偶然出现高血糖。

4. 维生素 B_5 供给量与食物来源

我国居民成人维生素 B_5 的推荐摄入量(RNI,尼克酸毫克当量)为：男性 14 mgNE/d,女性 13 mgNE/d,孕妇 15 mgNE/d,乳母 18 mgNE/d。居民成人维生素 B_5 的可耐受最高摄入量(UL)为 35 mgNE/d。

维生素 B_5 广泛存在于各种动植物性食物中。植物性食物中存在的主要是烟酸,动物性食物中以烟酰胺为主。烟酸和烟酰胺在肝、肾、瘦畜肉、鱼以及坚果类中含量丰富;乳和蛋中的烟酸含量虽低,但色氨酸含量较高,在体内可转化为烟酸。玉米中烟酸含量虽较高,但玉米中的烟酸是结合型的,不能被人体吸收利用,所以以玉米为主食地区的居民易发生癞皮病,但加碱能使玉米中结合型的烟酸变成游离型的烟酸,易被机体利用。

(四) 维生素 B_6

维生素 B_6 是一组含氮化合物,主要以天然形式存在,包括吡哆醛、吡哆醇(主要存在于植物中)、吡哆胺(主要存在于动物中),均为吡啶的衍生物,都具有维生素 B_6 生物活性。

1. 维生素 B_6 的理化性质

固态维生素 B_6 为白色结晶体,溶于水和醇,对热和酸相当稳定,对光敏感,一般中性条件最易被光破坏,在碱性条件下不稳定。三种维生素 B_6 的天然形式中,吡哆醇对食品加工和储存条件有更大的抵抗力,稳定性好,是食物中的主要形式。

2. 维生素 B_6 的生理功能

维生素 B_6 被证明有维持神经系统功能、降低同性半胱氨酸的作用,与某些激素及有机物的生物合成分泌有关,同时也常用作疾病治疗的辅助治疗剂治疗脂溢性皮炎、妊娠反应、痛经等。

(1) 维生素 B_6 构成许多酶的辅酶:现已知转氨酶、消旋酶、合成酶等 60 多种酶类依赖维生素 B_6,参与氨基酸、糖原、血红素及类固醇等新陈代谢反应。

(2) 改善免疫功能:老年人补充足够的维生素 B_6,有利于淋巴细胞的增殖。研究证明,维生素 B_6 缺乏将损害 DNA 的合成,这个过程对维持免疫功能也非常重要。

3. 维生素 B_6 缺乏症与过量毒性

严重的维生素 B_6 缺乏较少见,但轻度缺乏较多见,通常与其他 B 族维生素缺乏同时存在。维生素 B_6 缺乏可导致眼、鼻与口腔周围皮肤脂溢性皮炎,随后向身体的其他部分蔓延,出现舌红光滑、体重下降、肌肉无力,个别还有精神症状,如易激动、精神忧郁和人格改变等。维生素 B_6 缺乏对婴幼儿影响较大,儿童缺乏时可出现烦躁、肌肉抽搐、惊厥、呕吐、腹痛以及体重下降等症状,给吡哆醇后症状消失。

经食物摄入大量维生素 B_6 没有不良反应,但通过补充品长期使用维生素 B_6 500 mg/d 以上可以产生神经毒性及光敏感反应。

4. 维生素 B_6 供给量与食物来源

我国居民膳食维生素 B_6 的适宜摄入量(AI)为:成年人 1.2 mg/d,孕妇和乳母为 1.9 mg/d,成人可耐受最高摄入量(UL)为 100 mg/d。

动植物中均含有维生素 B_6,通常肉类、全谷类产品、蔬菜和坚果类含量相对较高。含量最高的白色肉类(鸡和鱼类)(0.4～0.9 mg/100 g),其次为肝脏、豆类和蛋类(0.68～0.8 mg/100 g),含量少的是柠檬类水果、奶类等。食物中维生素 B_6 大多以共价键形式与蛋白质结合或被糖苷化,这导致了维生素 B_6 利用率相对较低,植物性食物中维生素 B_6 的存在形式通常比动物性食物中复杂,所有一般动物性食物中的维生素 B_6 利用率优于植物性食物。

(五) 叶酸

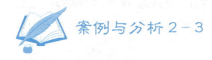

案例与分析 2-3

抗贫血的"两兄弟"

江苏省无锡市的刘老汉,经历了一场可怕的噩梦,受病痛折磨两年多,耗费医药费 10 余万元,最后明确了诊断,才被从死亡线上拉回来。

开始,刘老汉只是肠胃不舒服,经常腹泻,时好时坏,他去了一所镇属医院看病,医生通过病人症状初步诊断为消化不良,并作了对症处理。谁知,治疗两个月未见好转,这位医生只好将病人送上级医院诊治。住院几天后,刘老汉已经明显消瘦,腹泻加重,消化道镜检已为慢性结肠炎。由于患者的病因并没有被真正发现,病人不得不反复住院,症状也在急剧恶化。经过两年的治疗,刘老汉的体重由开始的70千克下降到55千克,到后来只剩44千克了!这时的刘老汉口腔溃疡严重,四肢无力,不能站立,眼看已经病入膏肓。刘老汉的家人又带老汉到了南京军区总医院作诊治。一位有经验的医生询问了病史,查看了病情,并检查了舌苔,他诊断刘老汉可能患的是血液病,经骨穿检查,结果显示是巨幼红细胞性贫血。对症用药,医生用上了叶酸、维生素 B_{12}、弥可保、施尔康等药,治疗1个月后,刘老汉体重上升8千克,食欲明显好转,口腔溃疡愈合,无腹泻,痊愈出院。

案例分析:刘老汉真正的病因是患上了巨幼红细胞贫血症。叶酸和维生素 B_{12} 具有抗贫血作用,缺乏时可引起巨幼红细胞贫血症。

1. 叶酸的理化性质

叶酸,又名蝶酰谷氨酸(PGA),在维生素 C 和 NADPH 参与下,由叶酸还原酶催化,转为活性的 5,6,7,8-四氢叶酸(THFA)。

叶酸为淡黄色结晶粉末,微溶于水,其钠盐溶解于水,但不溶于有机溶剂。叶酸对热、光线、酸性溶液均不稳定,但在碱性、中性溶液中对热稳定。

2. 叶酸的生理功能

四氢叶酸是生化反应中一碳单位转移酶系的辅酶,一碳单位是指甲基(—CH_3)、亚甲基(—CH_2)等。这些辅酶的主要作用是把一碳单位从一个化合物传递给另一个化合物。

(1) 参与嘌呤和胸腺嘧啶的合成,进一步合成 DNA 和 RNA。

(2) 参与氨基酸之间相互转化,充当一碳单位的载体。

(3) 参与血红蛋白及重要的甲基化合物合成,如肾上腺素、胆碱、肌酸等。叶酸可治疗孕妇及婴儿贫血。

3. 叶酸缺乏症与过量毒性

叶酸严重缺乏时,典型性临床表现是巨幼红细胞贫血,红血球比正常的大而少,并且发育不全。孕妇对叶酸要求比正常人高,孕妇缺乏叶酸使先兆子痫、胎盘早剥的发生率增高;怀孕早期缺乏叶酸是引起胎儿神经管畸形的主要原因。当体内叶酸缺乏时,5-甲基叶酸合成不足,同型半胱氨酸性蛋氨酸转化出现障碍,导致同型半胱氨酸堆积,形成高同型半胱氨酸血症,从而引起心血管疾病。

叶酸是水溶性维生素,一般不会引起中毒。服用大剂量叶酸可能产生惊厥,影响锌的吸收,使胎儿发育迟缓、掩盖维生素 B_2 缺乏的早期表现等症状。

4. 叶酸供给量与食物来源

叶酸的摄入量一般采用膳食叶酸当量来(DFE)表示。由于食物叶酸的生物利用率仅为50%,而叶酸补充剂与膳食混合时生物利用率为85%,为单纯来源于食物的叶酸利用率的1.7倍,因此,膳食叶酸当量(DFE)的计算公式为:DFE(μg)=膳食叶酸(μg)+1.7×叶酸补充剂(μg)。

我国居民成年人膳食叶酸的推荐摄入量(RNI)为:400 μgDFE/d,孕妇600 μgDFE/d,乳母500 μgDFE/d。成人(含孕妇和乳母)可耐受最高摄入量(UL)为1 000 μgDFE/d。

天然叶酸在橙汁、深绿色叶类蔬菜、芦笋、草莓、花生和豆类(菜豆和扁豆)中含量很高。

(六) 维生素 B_{12}

维生素 B_{12},又称钴胺素,是一组以钴为中心的类咕啉环的化合物。根据与钴离子配位的基团不同,可有几种具有维生素 B_{12} 生物活性的化合物。

1. 维生素 B_{12} 的理化性质

维生素 B_{12} 为深红色针状结晶,微溶于水和乙醇,弱酸条件(pH 值为 4.5~5.0)下最稳定,在强酸或碱性溶液中分解,同时对热、强光、氧化还原剂敏感。

2. 维生素 B_{12} 的生理功能

(1) 参与同性半胱氨酸甲基化转变为蛋氨酸:维生素 B_{12} 作为蛋氨酸合成酶的辅酶,从 5-甲基四氢叶酸获得甲基后转而供给同型半胱氨酸,并在蛋氨酸酶的作用下合成蛋氨酸。

(2) 参与甲基丙二酸-琥珀酸的异构化反应:甲基丙二酸单酰 CoA 必须在有维生素 B_{12} 参与的条件下才能转变为琥珀酰 CoA 进入三羧酸循环。

(3) 参与一碳单位代谢:维生素 B_{12} 可将 5-甲基四氢叶酸脱甲基转变成四氢叶酸,以利于合成嘌呤和嘧啶。

3. 维生素 B_{12} 缺乏症与过量毒性

维生素 B_{12} 缺乏时,可引起高同型半胱氨酸血症,高同型半胱氨酸血症不仅是心血管疾病的危险因素,也可对脑细胞产生毒性作用造成神经系统损害;可引起精神抑郁、记忆力下降、四肢震颤等神经症状;另外还会导致叶酸利用率低,红细胞中 DNA 合成障碍,诱发巨幼红细胞贫血。

维生素 B_{12} 每日口服达 100 μg,未见不良反应。

4. 维生素 B_{12} 供给量与食物来源

我国居民膳食维生素 B_{12} 的适宜摄入量(AI)为:成人 2.4 μg/d,孕妇 2.6 μg/d,乳母 2.8 μg/d。

在自然界中维生素 B_{12} 的唯一来源是通过动物的瘤胃和肠中的许多微生物作用合成的,因此广泛存在于动物性食品中,如动物内脏、肉类、鱼、贝壳类及蛋类是维生素 B_{12} 的丰富来源,植物性食品中基本不含维生素 B_{12}。

(七) 维生素C

1. 维生素C的理化性质

维生素C因具有抗坏血病的作用又叫抗坏血酸,是一种含6个碳原子的酸性多羟基化合物,不溶于脂溶剂。维生素C具有还原性,极易被氧化成脱氢抗坏血酸,此物质仍具有生物活性,若进一步氧化,则丧失活性。碱性条件下易破坏,酸性条件下稳定,铜、铁离子能促进维生素C氧化。植物中的一些生物活性物质如多酚、芦丁、黄酮等可与铜离子结合,抑制含铜酶活性,对维生素C有保护作用。

2. 维生素C的生理功能

(1) 参与羟化反应:羟化反应普遍存在各种生化反应中,该反应过程依赖于维生素C,如胶原蛋白的合成、神经递质的合成、类固醇羟化、有机药物或毒物羟化解毒等。

(2) 抗氧化与还原作用:维生素C可作为供氢体,在体内发挥重要作用。促进抗体形成,抗体分子中含有相当数量的2个半胱氨酸组成的二硫键,维生素C有助于食入蛋白质胱氨酸还原为半胱氨酸。促进铁吸收,能使难以吸收的Fe^{3+}还原为易于吸收的Fe^{2+}。促进叶酸还原为四氢叶酸,对巨幼红细胞性贫血有一定疗效。清除自由基,能使—S—S—还原为—SH,从而提高体内—SH水平,与谷胱甘肽等抗氧化剂一同起作用。

(3) 提高免疫能力:人体血浆中维生素C水平与白细胞吞噬功能相关。维生素C还可以预防感染、感冒及流感等。

(4) 解毒作用:临床上常用维生素C对铅化物、砷化物、苯及细菌毒素等进行解毒。维生素C还可以阻断亚硝胺在体内的合成,具有抗癌作用。

(5) 另外,维生素C可增强某些金属酶的活性,如脯氨酸羟化酶(Fe^{2+})、尿黑酸氧化酶(Fe^{2+})等,这些金属离子位于酶活性中心,维生素C可维持其还原状态。

3. 维生素C缺乏症与过量毒性

维生素C缺乏,早期症状为疲劳和嗜睡,皮肤出现淤点,伤口愈合不良,幼儿骨骼发育不良,同时伴有轻度贫血。严重患者出现精神异常、多疑症、抑郁症和癔病;重症缺乏可能出现内脏出血而危及生命。

维生素C很少引起明显毒性,但是一次口服过多时可能会出现高尿酸、腹泻等;长期摄入过度易出现结石、影响胎儿发育、溶血等症状。

4. 维生素C供给量与食物来源

我国居民膳食维生素C的推荐摄入量(RNI)为:成人100 mg/d,孕早期约100 mg/d,孕晚期约130 mg/d。

维生素C主要来源于新鲜的蔬菜和水果,如绿色、红色、黄色的辣椒、菠菜以及柑橘、山楂、红枣等果蔬含量较多;野生的蔬菜及水果如苋菜、苜蓿、刺梨、沙棘、猕猴桃、酸枣等含量尤其丰富;动物肝脏中也含有少量的维生素C。

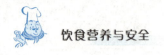

2.2 矿物质

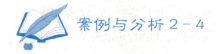

生命离不开矿物质——钙是骨骼的"朋友"

2002年8—12月,由卫生部、科技部和国家统计局共同在全国范围内开展的"中国居民营养与健康状况调查"显示,我国仍面临着营养缺乏与营养过度的双重挑战。我国居民钙摄入量仅为391毫克/日,相当于推荐摄入量的41%,其中城市居民钙摄入量为439毫克/日,农村居民为372毫克/日。

据报道,北京、石家庄、上海、长春、广州和成都等地40岁以上中老年女性骨质疏松患病率为15.5%;上海市区60岁以上老人骨折发生率为20.1%;昆明60岁以上老人骨质疏松性骨折占骨科住院患者的15.1%。另据北京市小学女生进行2年的牛奶补充实验结果显示:实验组的身高、体重、坐高和膝高增长率显著高于对照组。

案例分析:上述调查数据说明,我国居民钙营养素不足现象普遍存在,由此因钙缺乏引起的相关疾病发病率较高。钙是构成骨骼和牙齿最重要的元素,被人们称为骨骼和牙齿的朋友,是组成骨骼和牙齿的"钢筋水泥",因为绝大多数的钙存在于人体组织的骨骼和牙齿中。青少年食富钙食物有利身高增长。不仅是钙,身体中缺少任何一种重要矿物质元素,都会导致机体组织异常甚至出现病变。

一、概述

目前已在人体中发现80多种不同元素,这些元素中除了碳、氢、氧、氮主要以有机物形式存在外,其余的各种元素均统称为矿物质或无机盐。其中在人体中含量大于体重的0.01%,日需求量大于100 mg的元素称为常量矿物质,如钙、磷、硫、钾、钠、氯、镁;在体内含量小于0.01%,日需求量小于100 mg的元素称为微量矿物质,如铁、锌、碘、铜、硒、钴、钼、铬等。

常量矿物质在体内的主要功能是维持细胞内外渗透压的平衡;维持酸碱平衡;构成身体结构组织,如骨骼牙齿;调节生理生化反应,如激活酶原、调节神经兴奋性等等。微量元素在人体内含量极少,往往与大分子有机物结合或成为酶、激素的辅助因子来调节生理反应,从而发挥巨大生理功能。

矿物质每天都会通过排泄物、汗液等途径排出体外，而人体自身又无法合成，所以每日都需从膳食中补充。正常成人的摄取量与排泄量达到相对平衡。所有的矿物质元素的摄入也具有安全和适宜摄入范围，当机体摄入高于这个范围的上限时对机体则会产生毒害作用，引起各种生理功能障碍及中毒现象，严重时可致畸变癌变。而摄入量不足时，机体表现出一定的耐受能力，一般不影响机体的生理活动，但长期缺乏也会导致相应的缺乏症。

食品的成酸和成碱作用是指摄入的某些食物经过消化、吸收、代谢后变成酸性或碱性残渣。成酸食品通常含有丰富的蛋白质、脂肪和糖类，它们含有成酸元素（氯、硫、磷）较多，在体内代谢后形成酸性物质，如肉类、鱼类、蛋类及其制品为酸性食品，可降低血液的 pH。蔬菜、水果等含有 K、Na、Ca、Mg 等元素丰富，在体内代谢后则生成碱性物质，能阻止血液向酸性方面变化，故蔬菜、水果称为碱性食品。通常人们摄食各类食品时比例应适当，这样有利于维持体内的酸碱平衡。

二、常量矿物质

（一）钙

钙是人体内含量最丰富的矿物质，人体钙含量约有 1 000～1 200 g，占体重的 1.5%～2.0%。钙不仅是构成机体不可缺少的重要组成部分，而且在机体各种生理和生化过程中起着极为重要的作用。

1. 生理功能

人体中的钙约 99% 集中在骨骼和牙齿；其余 1% 的钙，一半与柠檬酸螯合或与蛋白质结合，另一半则以离子状态存在于软组织、细胞外液和血液中（称为混溶钙池）。

（1）构成机体骨骼和牙齿：骨骼组织是由骨细胞和钙化的骨基质组成；骨基质中的矿物质占 60% 以上，其中钙为 40%。钙在矿物质中主要以羟磷灰石结晶 $[Ca_{10}(PO_4)_6(OH)_2]$ 及无定形磷酸钙 $[Ca_3(PO_4)_2]$ 两种形式存在。混溶钙池中的钙与骨骼钙维持着动态平衡，即骨骼中的钙不断地从破骨细胞中释放，而体液内的钙则不断地沉积到成骨细胞中，这种骨钙的更新每天约 700 mg。钙的更新随年龄的增长而减慢。牙齿化学构成与骨骼相近，但无细胞结构，所以牙齿中的钙是无法更新的。

（2）维持肌肉和神经的正常活动：血清钙离子浓度降低时，肌肉神经的兴奋性增高，可引起手足抽搐；而钙离子浓度过高时，则损害肌肉的收缩功能，可引起心脏和呼吸衰竭。

（3）其他方面的功能：钙是生物膜的组成成分，影响生物膜的通透性；钙离子可以激活多种酶原，如腺苷酸环化酶、脂肪酶、蛋白分解酶等；参与血凝过程，钙有激活凝血酶原的作用；钙与高血压呈一定的负相关；钙对激素的分泌也有影

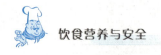

响等。

2. 钙缺乏及过量对机体的不利影响

人群中钙的缺乏比较普遍,许多人每日钙摄入量不足推荐适宜摄入量(AI)的50%。儿童长期缺乏钙和维生素 D 可导致佝偻病。中老年人随年龄增加,骨骼逐渐脱钙,尤其绝经妇女因雌激素分泌减少,骨质丢失加快,易引起骨质疏松症。

过量钙的摄入可能增加肾结石的危险性(草酸、蛋白质和植物纤维易与钙结合形成结石相关因子)。钙与一些矿物质存在相互干扰和拮抗作用:钙明显抑制铁吸收,高钙膳食会降低锌利用率,钙/镁比值大于 5 可致镁缺乏。长时间摄入过量钙与碱,会引起奶碱综合征,即高血钙症、碱中毒和肾功能障碍;特征是易兴奋、头疼、恶心、虚弱、肌痛和冷漠,重者记忆丧失、嗜睡和昏迷。

3. 钙吸收的影响因素

不利于钙吸收因素:谷物中的植酸,某些蔬菜(如菠菜、苋菜、竹笋等)中的草酸,过多的膳食纤维(糖醛酸残基)、碱性磷酸盐、脂肪等,它们均可与钙形成难溶的盐类,阻碍钙的吸收。蛋白质摄入过高,增加肾小球滤过率,降低肾小管对钙的再吸收,使钙排出增多。

促进肠内钙吸收的因素:维生素 D 可诱导钙结合蛋白的合成,促进小肠对钙的吸收;蛋白质消化过程中释放的氨基酸(赖氨酸、色氨酸、精氨酸等)可与钙形成可溶性钙盐而促进钙的吸收;乳糖经肠道细菌发酵产酸,与钙形成乳酸钙复合物可增强钙的吸收;适当的钙、磷比例(1~1.5:1)有利于钙吸收。

4. 钙供给量与食物来源

我国成人钙适宜摄入量(AI)为 800 mg/d,成人及年龄大于 1 周岁的儿童可耐受最高量(UL)为 2 000 mg/d。

奶和奶制品是钙的主要食品来源,其含量丰富,吸收率高。豆及豆制品、小鱼小虾、海带、紫菜、绿色蔬菜都是良好的钙源。也可适量服用葡萄糖酸钙或乳酸钙的口服制剂,配合服用维生素 D 可提高其吸收率。

(二)磷

正常人体内含磷 600~700 g,体内磷的 85% 集中于骨和牙,其余分布于全身各组织及体液中。磷的生理功能主要有:① 主要以羟磷灰石的形式构成骨骼和牙齿;② 以核酸、磷蛋白、磷脂、酶等,组成生命的重要物质;③ 以三磷酸腺苷(ATP)等为能量载体,参与能量代谢;④ 以磷酸盐缓冲体系,参与酸碱平衡的调节。

磷在食物中分布很广,很少因为膳食原因引起营养性磷缺乏,中国成人磷适宜摄入量(AI)为 700 mg/d。只有特殊情况下才会出现磷缺乏,如早产儿若仅喂以母乳,因人乳含磷量较低,不能满足早产儿骨磷沉积的需要,出现佝偻病样骨骼异常。

无论动物性食物或植物性食物,都含有丰富的磷,磷是与蛋白质并存的;瘦肉、蛋、奶、动物的肝和肾含量都很高,海带、紫菜、芝麻、干豆类、坚果粗粮含磷也较丰富。

但粮谷中的磷为植酸磷,不经过加工处理,吸收利用率低。

(三) 钾

正常成人体内总量约为 50 mmol/kg。体内钾主要存于细胞内,约占总量的 98%,其他存在于细胞外。钾生理功能主要有:① 钾离子参与碳水化合物、蛋白质的代谢;② 维持细胞内渗透压;③ 维持神经肌肉的应激性和正常功能;④ 维持心肌的正常功能;⑤ 维持细胞内外正常的酸碱平衡;⑥ 补钾可降低高血压及正常压。

正常进食的人一般不易发生钾摄入不足,但由于疾病或其他原因需长期禁食或少食时,可引起钾缺乏症。主要表现为肌肉无力或瘫痪、心律失常、横纹肌肉裂解症及肾功能障碍等。中国成人膳食钾的适宜摄入量(AI)为 2 000 mg/d。

大部分食物都含有钾,蔬菜和水果是钾最好的来源。每 100 g 谷类中含钾 100~200 mg,蔬菜和水果中 200~500 mg,肉类中含量约为 150~300 mg。每 100 g 食物含量高于 800 mg 以上的食物有紫菜、黄豆、冬菇、赤豆等。

(四) 钠

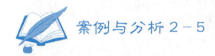
案例与分析 2-5

高血压的敌人——钠盐

辽宁省阜新市部分贫穷村庄,一段时期内经常发生一些奇怪的现象。一些身体看来很健康的村民有时会头痛烦躁、突然晕倒,或者肢体麻木,造成瘫痪,严重的甚至死亡。这种怪病的发病率逐年上升,当地农民对此的恐惧持续了多年。经医务人员调查,这里的农民高血压患病率达 36.2%,个别村子达到 59%,这个比例远远高于全国平均 18% 的患病率。

案例分析: 经研究分析,排除了遗传、饮用水等因素影响,这个地区有如此高的高血压患病率是当地村民的口味都偏重,平均每人每天食盐量 33 g,远远高出了全国平均水平。"钠"被确定为当地高血压怪病的"真凶"。

钠是人体中重要无机元素,成人体内钠含量 77 g(女)~100 g(男),约占体重的 0.15%。其中 44%~50% 在细胞外液,骨骼中含量为 40%~47%,细胞内液含量较低,仅 9%~10%。

钠生理功能主要有:① 调节体内水分与渗透压;② 维持体液的酸碱平衡;③ 通过 $Na^+ - K^+ - ATP$ 酶驱动(钠泵),维持细胞内外溶液渗透压平衡;④ 增强神经肌肉兴奋性。

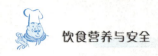

钠平时不易缺乏,但当禁食、少食、高温、重体力劳动、胃肠疾病等时,易缺乏。症状为倦怠、淡漠、无神,甚至起立时昏倒。严重时,可出现恶心、呕吐、血压下降、心率加速、脉搏细弱、休克,终因急性肾功能衰竭而死亡。钠摄入量过多是高血压的重要因素,在高血压家族人群中,较普遍存在对盐敏感的现象。

我国居民成人钠适宜摄入量(AI)为 2 200 mg/d(1 g 食盐含 400 mg 钠,2 200 mg 钠相当于食盐 5.5 g)。动物性食物钠含量高于植物性食物,但人体钠主要来源于食盐、加入含钠(如味精、鸡精)食物、酱油、酱咸菜、咸风味食品等。

三、微量矿物质

(一)铁

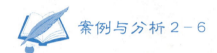

全球性营养缺乏病——缺铁性贫血

据 2002 年的"中国居民营养与健康现状"调查资料显示,我国居民贫血患病率(主要指缺铁性贫血)较 10 年前有一定程度的下降,其中城市居民现有贫血患病率较农村平均低 2%。然而铁的缺乏仍是普遍存在的问题,我国居民贫血患病率平均为 15.2%;2 岁以内婴幼儿、60 岁以上老人、育龄妇女贫血患病率分别为 24.2%、21.5% 和 20.6%。

案例分析:目前,缺铁性贫血依然是世界上最常见的营养素缺乏病之一,WHO 和联合国开发计划署都将缺铁性贫血列为全球性防治的重点。我国铁的缺乏现象也普遍存在。我们需要深刻认识铁缺乏对人体健康的危害,弄清楚影响铁吸收的因素及提高铁吸收的改进措施。

人体内铁总量 4~5 g,男子多于女子。铁以功能性铁和贮存铁两种形式存于体内,功能性铁主要存在于血红蛋白中,贮存铁主要以铁蛋白和含铁血黄素形式存在于肝、脾及骨髓中。

1. 铁的生理功能

(1)铁与红细胞形成和成熟有关:铁在骨髓造血组织中与幼红细胞内卟啉结合生成正铁血红素,再与珠蛋白结合生成血红蛋白,维持正常的造血功能,参与氧和二氧化碳的运输、贮存和呼吸过程。

(2)铁与机体免疫能力有关:许多研究认为有关杀菌酶活性、淋巴细胞转化率、吞噬细胞移动抑制因子、中性粒子细胞吞噬功能等，均与铁水平有关。

（3）在催化促进β-胡萝卜素转化成维生素 A、嘌呤与胶原的合成、抗体的产生、脂类从血液中转运及药物在肝脏解毒等方面均需铁的参与。

2. 影响铁吸收的因素

膳食中的铁分为血红素铁和非血红素铁两种形式。血红素铁主要存在于动物性食物中，不受植酸盐和草酸盐等的影响，直接被肠黏膜上皮细胞吸收，因而其吸收率较高。非血红素铁（三价铁）主要存在于植物性食物中，在吸收前必须与结合的有机物，如蛋白质、氨基酸和有机酸等分离，并必须转化为亚铁后方能吸收，并受植酸盐、草酸盐、磷酸盐（与铁形成不溶性盐）等因素影响，因而吸收率较低。另外，植物中的酚类化合物，如在茶、咖啡以及菠菜中的某种酚类，明显抑制铁的吸收。

胱氨酸、赖氨酸、组氨酸等氨基酸及乳糖、维生素 C 等可促进铁的吸收，其中维生素 C 促进吸收的机理是其能将三价铁还原为二价铁，并与铁螯合成可溶性小分子；另外，肉、禽、鱼类食物中含有一种肉因子，能促进非血红素铁的吸收。

3. 铁缺乏症与过量毒性

铁缺乏是贫血的主要原因，在我国发病率很高。体内铁缺乏，引起含铁酶减少或铁依赖酶活性降低，使细胞呼吸障碍，从而影响组织器官功能。儿童易烦躁、体力下降、注意力与学习能力降低。成人冷漠呆板，当血红蛋白继续降低，则出现面色苍白、疲劳乏力、头晕、心悸等。铁缺乏还可出现抵抗感染能力下降、免疫反应缺陷等。最新研究表明，铁缺乏会增加铅的吸收。

误服过量铁剂会出现急性铁中毒，多见于儿童，主要症状为消化道出血，且死亡率很高。多种疾病如心脏病、肝脏疾病、糖尿病及某些肿瘤等与体内铁的储存过多也有关。

4. 铁的供给量与食物来源

我国居民成人膳食铁的适宜摄入量（AI）为：男性 15 mg/d，女性 20 mg/d，妊娠中期和乳母为 25 mg/d，妊娠后期为 35 mg/d；可耐受最高摄入量（UL）男女均为 50 mg/d。

铁广泛存在于各种食物中，但分布不均衡，吸收率相差极大，一般动物性食物的含量和吸收率均较高。因此膳食中铁的良好来源，主要为动物肝脏、动物全血、畜禽肉类、鱼类。蔬菜中含铁量不高，油菜、苋菜、菠菜、韭菜的利用率不高。

（二）锌

锌广泛分布在人体各组织器官中，肌肉组织中含量最多，其次是肝、肾、视网膜、前列腺，头发中的锌含量可反应膳食中的锌长期供给水平，测量头发锌含量常被用来了解儿童锌的营养状况。

1. 锌的生理功能

（1）结构功能：在细胞质膜中，锌结合在含硫、氮配基上，形成一个结构稳定的复

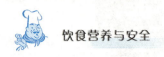

合物,维持膜的稳定性,减少毒素的吸收和组织损伤。当食物锌摄入减少,细胞质膜将丢失锌离子。锌与味觉有关的蛋白质味觉素有关,锌是结构成分,具有支持营养和分化味蕾的作用,并进一步影响到味觉和食欲。

(2) 催化功能:六大酶类中均发现有含锌酶,种类已超过200多种。金属酶中锌结合在催化部位的酶蛋白上,形成一个具有催化活性的扭曲的张力或键能,从而使酶发挥催化作用。锌也有可能通过结合在金属分子上的水分子形成氢氧化锌共同起作用的。

(3) 调节功能:锌与蛋白质的合成及DNA和RNA的代谢有关;生理水平的锌可以控制一些免疫调节因子(如γ-干扰素、白细胞介素-1和-6等)的分泌和产生,从而表现出对机体免疫功能的调节;锌还是胰岛素的组成分,此外,前列腺素、睾酮和肾上腺皮质类固醇的生成和分泌也受到锌的调节。

2. 锌缺乏症与过量毒性

体内缺乏锌时,儿童生长停滞、出现性器官及第二性征发育不全;孕妇缺锌可使胎儿发育畸形;缺乏锌还会导致异食癖、味觉减退或食欲不振、皮肤粗糙和上皮角化、性功能低下和精子数减少、伤口愈合缓慢、免疫力下降等。

锌在正常摄入量一般不会发生中毒。成人一次性摄入2 g以上的锌会发生锌中毒,主要是对肠胃的作用,出现腹泻、恶心和呕吐。长期补充超剂量的锌可能会引发其他慢性影响,包括贫血、免疫功能下降等。

3. 锌的供给量与食物来源

我国居民成人膳食锌的推荐摄入量(RNI)为:男性15.5 mg/d,女性11.5 mg/d,孕妇中、晚期增大为16.5 mg/d,乳母为21.5 mg/d;成人可耐受最高摄入量(UL)为:男性45 mg/d,女性37 mg/d。

动物性食物含锌丰富且吸收率较高,海洋食物牡蛎和鲱鱼含量最高,其次为动物肝脏、瘦肉、牛奶、蛋类、大豆、花生、芝麻,蔬菜水果类食品含锌较低。

(三) 碘

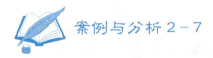

案例与分析 2-7

"傻子屯"与"智力元素"

黑龙江省有一个村庄,由于有许多克汀病人,被称为"傻子屯"。据1978年的调查,"傻子屯"全村共有1 313人,患地方性甲状腺肿的病人就有900人,患病率达到68%,克汀病病人161人,克汀病患病率达到12%以上。村里选不出赶大车和当老师的人,外村的姑娘没有人愿意和这个村的青年结婚,村里的学生智力很低。为此,"傻子屯"闻名全国,乃至全世界。

1978年以后,当地开始采取食用加碘盐等综合防治措施,1979年起就没有新生儿克汀病,到1982年,地方性甲状腺肿患病率降至4%,村民的身体素质得到很大改善。从此,这个村出生的孩子再没有一个是傻子了,全村小学生的智力也有了很大提高,全县小学升初中考试得前三名的竟是"傻子屯"的学生。从此,全村的经济状况发生了明显的改变,如"傻子王"白酒打入了国际市场,"傻子"集团公司创产值超亿元,完全摆脱了贫穷和疾病的困扰。

案例分析:碘是人体必不可少的微量元素,有"智力元素"之称。碘缺乏病可引起一系列病症,其中最严重的当属"克汀病"。碘缺乏不但影响身体健康,还严重影响社会经济的发展;碘缺乏病能够预防和控制,只要坚持食用加碘盐,就能够防治碘缺乏病,就能让"傻子屯"的故事永远成为历史!

碘是人体必需的微量营养素之一。成人体内含碘量为 25～50 mg,其中一半储存在甲状腺体中。地方性甲状腺肿和克汀病(呆小症)是几世纪以来的世界性营养性疾病,统称为碘缺乏症,我国远离海洋的内陆地区仍是该病的流行区。

1. 碘的生理功能

(1) 参与能量代谢:碘在体内主要是参与甲状腺激素的合成。甲状腺激素能促进细胞内氧化作用,促使糖类转化,加速 ATP 的合成,甲状腺激素也参与人体体温调节。

(2) 促进生长发育:甲状腺激素能促进细胞的分化与生长。在胚胎期、婴儿期、儿童期,身高、体重、肌肉、骨骼的增长和性发育都必须有甲状腺激素的参与,此时期碘缺乏可致儿童生长发育受阻,侏儒症的一个最主要病因就是缺碘。

(3) 促进神经系统发育:在脑发育阶段,神经组织的发育,需要甲状腺激素的参与。妊娠前及整个妊娠期缺碘可导致脑蛋白合成障碍,使脑蛋白质含量减少,细胞体积缩小,脑重量减轻,直接影响到智力发育。严重缺碘地区,可发生神经肌肉功能障碍为主要表现的克汀病。

(4) 甲状腺激素还能促进维生素的吸收和利用,并有活化许多重要酶的作用,包括细胞色素酶系、琥珀酸氧化酶系等。

2. 碘缺乏症与过量毒性

膳食中碘供应不足,常引起地方性甲状腺肿。孕妇严重缺碘可使胎儿先天畸形、流产及死亡率增高;婴幼儿缺碘可引起生长发育迟缓、智力低下,严重者发生呆小症。缺碘对大脑神经的损害是不可逆的。

长时间摄入含碘量高的饮食,会引起高碘性甲状腺肿,只要限制高碘食物即可防治。

3. 碘的供给量与食物来源

我国居民成人膳食碘的推荐摄入量(RNI)为 150 μg/d,孕妇及乳母为 200 μg/d;

可耐受最高摄入量(UL)为 1 000 μg/d。对于缺碘所引起的甲状腺肿,以采用加碘盐来预防。

含碘最丰富的食物为海产品,如海带、紫菜、鲜海鱼、蛤干、干贝、海参等,其中干海带含碘可达 240 mg/kg。机体内需要的碘可以从饮水、食物中获得,食物中的碘含量主要取决于该动植物生长地区的地质化学情况。陆地食品含碘量,一般是动物性食品高于植物性食品。

(四)硒

案例与分析 2-8

克山病

克山病是一种死亡率很高的心肌疾病,最早于 1907 年在黑龙江省的克山县发现,1935 年此病在当地及邻近地区暴发流行,造成大量妇女、儿童死亡,严重时病死率可达 80% 以上,当时因为不知道此病的病因,就按地名叫做克山病。20 世纪 70 年代早期,我国克山病研究小组开始了针对克山病的研究,研究发现硒缺乏是克山病发生的一个主要原因,并且通过补服硒盐可以降低人群中这种疾病的发生率。

案例分析:中国是第一个发现缺硒可以导致人类疾病的国家。通过大量的流行病学调查和实验研究,证明硒具有预防心脏病、癌症、增强免疫力等功能。

硒元素是 20 世纪 70 年代才被发现的微量元素,成人约含有 3～20 mg 不等,因膳食习惯而异。硒分布于人体各组织器官和体液中,肾脏和肝脏中含量最丰富。我国的克山病是典型的硒缺乏症。

1. 硒的生理功能

(1) 构成硒酶和含硒蛋白的成分:进入体内的硒绝大部分与蛋白质结合,称为含硒蛋白。体内的含硒蛋白和含硒酶主要有谷胱甘肽过氧化酶、硫氧还蛋白酶、碘甲腺原氨酸脱碘酶。硒的生理功能正是与这些蛋白质有关。

(2) 抗氧化作用:硒通过以上抗氧化酶可消除脂质过氧化物、氢过氧化物,可延缓活性氧和自由基导致的慢性病的发生。

(3) 提高免疫力:硒几乎存在于所有的免疫细胞中。补硒可以提高机体抗体、补体以及细胞免疫应答的水平,提高中性粒细胞的活性氧化代谢产物产生,增强中性粒细胞的吞噬能力,补硒对肝癌、肺癌、前列腺癌等均具有抑制作用。补硒还可延缓艾滋病病程。

2. 硒缺乏症与过量毒性

硒缺乏是引起心肌坏死(克山病)的主要原因,另外大骨节病与缺硒有关。

硒过量可致中毒。主要表现为头发变干、变脆、易断裂和脱落;肢体麻木、抽搐,甚至偏瘫,严重时可致死亡。

3. 硒的供给量与食物来源

我国居民成人膳食硒的推荐摄入量(RNI)为 50 μg/d,乳母为 65 μg/d。

食物中硒含量变化较大,与土壤和水质的硒含量有关。通常海产品的硒含量较高,其次是谷物、畜禽,蔬菜中大蒜含量较高。

2.3　膳食纤维与水

一、膳食纤维

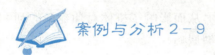

结肠癌与膳食纤维

美国康奈尔大学的坎贝尔教授,在中国大陆调查完成了一个关于癌症的研究报告。随访几年后发现,中国人的结肠癌发病率很低,而美国人、英国人、瑞典人及芬兰人的发病率却是很高。在仔细分析被调查者的饮食习惯后,肯柏教授发现中国人习惯于吃膳食纤维含量高的米饭与蔬菜类,且食物中脂肪含量低,相反地上述四个国家居民则长期摄入"三高一低"(高热量、高蛋白、高脂肪、低膳食纤维)的食物,加之又缺少运动,日积月累,使他们在健康上付出了沉重的代价——患肠癌的危险性大增。

另有调查研究发现,肠癌已经成为美国第二大癌症杀手,而非洲农村居民却极少患肠癌。这同样与纤维摄入的多寡有关。美国每人每日纤维素的摄入量仅 4～5 g,而非洲居民达 35～40 g 之多。

案例分析:在现代营养学中,膳食纤维的生理功能越来越受到人们的重视。膳食纤维能降低结肠癌发病率的神奇功效仅是其生理功能之一。

在 1970 年以前的营养学中,当时只有"粗纤维"(经过酸、碱、醇、醚等化学处理后留下的残渣)之说,但随着人们对食物纤维在人体健康方面重要作用的不断认识,食物纤维的概念被赋予新的内涵。膳食纤维是指不能被人体小肠消化酶所消化的一类非淀粉多糖与木质素;按其水溶解性分为不溶性膳食纤维和可溶性膳食纤维两大类。不溶性膳食纤维是构成细胞壁的主要成分,如纤维素、半纤维素和木质素(非糖类,芳香族碳氢化合物),还有动物性的甲壳素等;可溶性膳食纤维主要是指果胶、树胶、琼脂、海藻多糖和微生物发酵产物黄原胶,还包括人工合成的甲基纤维素和羧甲基纤维素等。

(一) 生理功能

1. 促进排便

不溶性膳食纤维可组成肠内容物的核心,由于其吸水膨胀,增加了粪便量,机械性刺激使肠壁蠕动;粪便含水量增加,减小了粪便硬度,利于排便。

2. 防治肥胖病

膳食纤维在胃中吸水膨胀,增加了胃内填充物量,又由于可溶性膳食纤维黏度高,使胃排空速率减慢,从而增加了饱腹感而减少能量的摄入,达到控制体重及减肥作用。

3. 降低血糖,预防糖尿病

食物中可溶性膳食纤维,可以在胃中形成黏稠物,从而影响了机体对葡萄糖的利用,有效防止餐后血糖在短时间内快速上升,可预防糖尿病。

4. 降血脂,预防心血管疾病

膳食纤维能减少肠壁对脂肪和胆固醇的吸收,同时可加快胆固醇和胆汁酸从粪便中排出,有降低血胆固醇和血脂的作用,从而达到预防动脉粥样硬化及冠心病目的。

5. 预防结肠癌症

流行病学证实,蔬菜和水果的摄入量与肠癌的发病危险因素呈负相关。膳食纤维预防肠癌的可能机制:① 膳食纤维能缩短粪便在大肠内存留的时间,稀释了致癌物;② 黏着了胆酸或其他致癌物;③ 膳食纤维能被大肠内细菌分解与发酵,释放脂肪酸降低肠道 pH 值,抑制了致癌物的产生,同时改变肠道菌相,诱导益生菌大量繁殖;④ 增加了肠腔内的抗氧化剂。

(二) 膳食纤维的供给量与食物来源

中国营养学会提出我国成年人膳食纤维的适宜摄入量(AI)为 25~30 g。此推荐量的低限是可以保持纤维对肠功能起到有益作用的量,上限为不致因纤维的摄入较多而对身体有害的量(过多会影响蛋白质、碳水化合物等的消化及钙、铁、锌等的吸收)。

膳食纤维主要来源于植物性食物,以谷类、根茎类和豆类最为丰富,某些蔬菜、水果和坚果含量也较高。全谷粒和麦麸等富含膳食纤维,而精加工的谷类食品则含量较少。表 2-1 是部分食物的膳食纤维含量。另外,近年来从天然食物中提取出的多种粉末状、单晶体等形式的膳食纤维产品可供食用。

表 2-1 部分食物(可食部)的总膳食纤维含量

食物种类	总膳食纤维	食物种类	总膳食纤维	食物种类	总膳食纤维
稻米(粳)	0.6	绿 豆	9.6	芥 菜	1.1
稻米(籼)	1.0	芸 豆	19.0	菠 菜	2.6
稻米(糙)	3.5	蚕 豆	14.5	花椰菜	2.4
糯 米	2.8	豌 豆	5.6	青椒(甜)	1.6
小麦粉(全麦)	12.6	豆 腐	0.5	橙 橘	2.4
小麦粉(标准)	3.9	甘 薯	3.0	苹 果	1.9
小麦粉(精白)	2.7	马铃薯	1.6	梨	2.6
麦 麸	42.2	胡萝卜	3.2	桃	1.6
大麦粉	17.3	白萝卜	1.8	柿 子	1.48
燕麦片	10.3	大白菜	1.0	葡 萄	0.7
玉米面	11.0	小白菜	0.6	西 瓜	0.4
黄 豆	12.5	包心菜	1.5	黄 瓜	1.0

数据来源:中国营养学会,《中国居民膳食营养素参考摄入量》,中国轻工业出版社 2000 年版。

二、水

案例与分析 2-10

饿 郎 传 奇

2004 年 3 月 20 日下午 2 时 35 分,被媒体誉为"东方超人"的四川省泸州市中医陈建民被工程车升至 15 米高,住进专为其制造的透明玻璃房内,他将在里面禁食 49 天,挑战美国魔术师大卫·布莱恩创造的"禁食 43 天吉尼斯世界纪录"。2004 年 5 月 7 日下午 15 时 35 分,他成功挑战饥饿极限 49 天,整整瘦了十五公斤,走出了玻璃屋,从而成为世界上忍耐饥饿时间最长的人。英国天空电视台、中国中央电视台、新华社等国内外媒体都对此进行了报道。这些被媒体炒得沸沸扬扬的"超人"真的是什么都没吃吗?

案例分析:其实中医陈建民是在只喝水的前提下绝食。他在绝食的第二天就"闭目养神狂喝水"! 早在公元前 600 年,古希腊哲学家泰勒斯就提出了"水是万物始因"的论断,即水是生命之源。"人可三日无餐,不可一日无水"。这个说法虽然不够

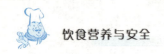

精确,但却反映了水在生命中是十分重要的。

水是构成生命体最重要的营养元素,被认为是具有生命迹象的首要特征。是人体含量最多物质,成年男子总体水约为体重的60%,女子为50%~55%,新生儿可达80%。人缺水比缺食更危险,如断水5~10天,即可危及生命;如断食而只饮水时可生存数周,断食至体脂和蛋白质消耗50%时才会死亡。水虽然本身不能提供能量,但对生命具有重要作用。

(一) 水的生理功能

1. 机体的重要组成成分,物质溶剂

水广泛分布于人体组织细胞内外,构成人体的内环境。血液中含水量最多90%,肌肉含水70%,骨骼含水22%,脂肪组织含水22%,皮肤含水约60%。水是其他营养素的载体溶剂,糖类、氨基酸、脂肪酸、激素、矿物质、维生素等均需溶解于水中发挥生理作用。

2. 参与人体内物质代谢

水分参与消化、呼吸、血液循环等生理活动以及水解、水合反应,水分因具有较强的流动性,可以协助反应物质的运输及废物的排泄。

3. 体温调节作用

水的比热值大,1 g水升高或降低1℃需要或释放约4.2 J的热量,可吸收代谢过程中产生的能量,使体温不至显著升高。水的蒸发热值大,在37℃体温的条件下,蒸发1 g水可带走2.4 kJ的热量。故人体只要蒸发少量的水,即可散发大量的热量,以维持人体体温的恒定。

4. 润滑作用

在器官间、关节、肌肉、胃肠道间都存在一定水分,起缓冲、湿润、润滑的作用,防止损伤。

(二) 水的缺乏与过量

正常情况下,人体排出的水和摄入的水是平衡的,体内不贮存多余的水,但也不能缺少水。

水摄入不足或丢失过多,可能引起机体缺水。失水达体重2%,感到口渴、食欲降低、消化功能减弱,出现少尿;失水达10%以上时,出现烦躁、皮肤失去弹性、全身无力、体温和脉搏数增加、血压下降,危及生命;失水20%以上时,可导致死亡。

水摄入超过肾脏排出能力,可引起体内水过量或水中毒。正常人极少见水中毒。

(三) 水的供给量与食物来源

人体对水的需要量随着个体的年龄、体重、气候及劳动强度变化而不同。通常,一个体重60 kg的成人每天摄取与排出的水量维持在2 500 ml左右,婴儿所需的水分是成人3~4倍。此外人体每日需水量也可按能量摄取的情况进行估计。一般来说,成人每摄取1 kcal(4.184 kJ)能量约需水1 ml,婴儿为1.5 ml。

机体所需要的水可以从白开水、食物和饮料中获取,摄入水的量受季节、饮茶或喝饮料的习惯、食物种类和数量、食物含盐量、活动强度等诸多因素的影响。另外,体内氧化代谢也可以获得一部分水。

(四) 科学饮水

1. 选择饮用健康水

我国居民的饮用水主要有:自来水、纯净水、人造矿化水、矿泉水和天然水。① 白开水(自来水煮沸)是满足人体健康、最经济实惠的首选饮用水。儿童不宜大量饮用各种饮料,否则影响其健康成长。② 纯净水在将有害物质过滤的同时,也去除了钾、钙、镁、铁、锌等重要矿物元素,认为不可长期饮用。③ 矿物质水中人为添加的矿物质,被人体吸收、利用的情况以及对人体健康的作用如何还需要进一步研究。④ 矿泉水含有一定的矿物盐,其中的矿化物多呈离子状态,容易被人体吸收。

2. 不宜饮用生水、老化水、蒸锅水、重新煮开的水

① 直接饮用生水(未经消毒的河水、井水等),可能会引发急性胃肠炎、伤寒、痢疾及寄生虫感染等疾病。② 老化水("死水")、蒸锅水(蒸馒头等剩锅水)、重新煮开的水,这些水往往亚硝酸盐或重金属离子浓度升高,会引起中毒。

3. 适量喝水,饮水方式要合理

① 在温和气候条件下生活的轻体力活动的成年人每日最少饮水 1 200 mL(约 6 杯)。② 饮水应少量多次,每次 200 mL 左右(1 杯),切莫感到口渴时再喝水。③ 不宜一次性大量饮水,否则因胃液被稀释,既降低了胃酸的杀菌作用,又会妨碍对食物的消化。④ 早晨起床后可空腹喝一杯水,可降低体内因尿液分泌缺水而升高的血液黏度,增加循环血容量。⑤ 睡觉前也可喝一杯水,有利于预防夜间血液黏稠度增加。

思考与练习

一、解释基本概念

维生素　矿物质　常量矿物质　微量矿物质　混溶钙池　膳食纤维

二、问答题

1. 维生素 A 和维生素 D 生理功能有哪些?其典型缺乏症是怎样的?
2. 各种水溶性维生素缺乏时有什么症状?
3. 影响铁、钙吸收的因素有哪些?铁、钙、锌、碘、硒缺乏症是怎样的?
4. 膳食纤维对身体健康的重要作用有哪些?
5. 怎样做到科学饮水?

三、综合训练题

1. 根据食物成分表或营养软件,请为老年骨质疏松症患者(或缺铁贫血患者)选择富含钙(或铁)的食物,并指出食物搭配注意事项;若可能请结合"烹调工艺"设计一个富钙(或铁)的营养菜单(可选作)。

2. 根据食物中膳食纤维含量情况,试着为以动物性食物为主的人群提供一天三餐非定量的富含膳食纤维的食物搭配。

3. 案例:1961 年,当时有一名英国医生在伊朗偏僻的农村发现,一些儿童食欲很差,发育迟缓,多数长大成人后身高不超过 1.2 m,丧失劳动能力;有的已到性成熟年龄,但第二性征发育不全,性功能低下,女孩子没有月经;同时发现当地人以没有发酵的面食为主,他们也很少吃肉。临床检查发现,这些孩子皮肤粗糙,并有色素沉着,严重贫血,肝脾肿大。由于患者有严重的贫血症,起初医生以为是由于缺铁引起的。但给患者补充铁制剂后,虽然贫血症状略有改善,但其他症状并未减轻。试分析判断此地区儿童所患疾病最可能是缺少什么营养素造成?并提出合理化建议。

4. 案例:一个 30 岁女性,膳食问卷调查得知其三日内摄入的食物如表 2-2 所示。请回答:

（1）查食物营养成分表,计算填补表中空格。

（2）比较该女性膳食营养素实际摄入量与参考摄入量的大小关系(仅考虑表中所列的 7 种营养素)。

（3）指出其膳食组成是否有改进的地方(注:实际摄入量与推荐摄入标准比较,相差在±10％以内,可认为合乎要求)。

表 2-2 膳食问卷调查表

食物量/三日	大米 690 g,瘦猪肉 240 g,鳊鱼 90 g,面粉 210 g,鸡蛋 60 g,豆腐 120 g,土豆 90 g,西红柿 600 g,青菜 1 200 g,牛奶 600 g,海带(干)30 g,豆油 80 g						
营养素	能量 (kcal)	蛋白质 (g)	钙 (mg)	铁 (mg)	维生素 A (μg)	维生素 B_1 (mg)	维生素 C (mg)
实际摄入量/日							
RNI/AI	2 100	65	800	20	700	1.3	100

四、客观题

（一）单项选择题

1. 保护细胞和细胞膜免受氧化损伤的谷胱甘肽过氧化酶是含（　　）蛋白酶。

   A. 铁　　　　　B. 铜　　　　　C. 铬　　　　　D. 硒

2. "克山病"的主要原因是由于缺乏（　　）引起的。

   A. 硒　　　　　B. 碘　　　　　C. 钾　　　　　D. 铬

3. 碘在体内主要参与（　　）的合成。

   A. 皮质激素　　B. 性激素　　　C. 肾上腺素　　D. 甲状腺素

4. "新生儿出血症"的发病原因实际是（　　）。

   A. 维生素 K 缺乏　　　　　　　B. 维生素 PP 缺乏
   C. 维生素 D 缺乏　　　　　　　D. 维生素 C 缺乏

5. 孕妇缺乏何种维生素可导致胎儿易发生先天性神经管畸形。（   ）
   A. 叶酸   B. 钴胺素   C. 核黄素   D. 硫胺素
6. 在人体中氨基酸代谢时，参与转氨基作用的维生素为（   ）。
   A. 维生素 B_6 B. 维生素 B_7 C. 维生素 B_5 D. 维生素 B_{12}
7. 下面食物含维生素 B_1 最丰富的是（   ）。
   A. 精白米   B. 富强粉   C. 糙米   D. 玉米
8. 缺乏维生素 A 造成（   ）。
   A. 骨质软化症   B. 干眼病   C. 癞皮病   D. 青光眼

（二）多项选择题（至少选择两项）

1. 硒的生理功能包括下列（   ）。
   A. 抗氧化作用   B. 抗肿瘤作用
   C. 抗艾滋病作用   D. 抗缺铁性贫血
   E. 维持正常生育功能
2. 参与将同型半胱氨酸甲基化成蛋氨酸的维生素有（   ）。
   A. 叶酸   B. 维生素 B_{12}
   C. 维生素 K   D. 维生素 E
   E. 维生素 C
3. 维生素 B_2 的主要食物来源有（   ）。
   A. 动物内脏   B. 鸡蛋、牛奶   C. 水   D. 豆浆
   E. 大豆油
4. 下列有关维生素 C 性质的说法错误的有（   ）。
   A. 维生素 C 可溶于脂性溶剂
   B. 维生素 C 在碱性条件下稳定
   C. 蔬菜在储、运过程中维生素 C 会有所损失
   D. 维生素 C 在氧化酶，痕量铜等物质作用下仍保持稳定
   E. 维生素 C 具有还原性质
5. 下列有利于铁吸收的因素是（   ）。
   A. 一些氨基酸   B. 植酸   C. 草酸   D. 抗坏血酸
   E. 乳糖
6. 不利于钙吸收的因素是（   ）。
   A. 植酸   B. 乳糖   C. 草酸   D. 膳食纤维
   E. 维生素 C
7. 膳食纤维摄入过少易导致（   ）。
   A. 肥胖症   B. 便秘   C. 大肠癌   D. 糖尿病
   E. 高血脂症
8. 膳食纤维主要包括（   ）。

A. 纤维素　　　　B. 半纤维素　　　　C. 木质素　　　　D. 果胶
E. 多糖

(三) 判断题

1. 我们饮用的硬水中只含有一定量的钙。（　　）
2. 铁缺乏时,维生素 C 对铁吸收率的提高更为明显。（　　）
3. 侏儒症的主要原因在于体内碘过剩。（　　）
4. 因缺乏维生素 B_1 引起的脚气病的表现主要是真菌感染。（　　）
5. 体内缺乏叶酸可致"3D"症状,即皮炎、腹泻、痴呆。（　　）
6. 发育期的儿童身高、体重、肌肉、骨骼的增长,须有甲状腺素的参与。（　　）
7. 某食物因含有纤维多,所以利于锌的吸收。（　　）
8. 维生素 E 的抗氧化能力很强,能抑制细胞膜上的脂质过氧化作用。（　　）
9. 奶和奶制品是钙的最好食物来源,含量丰富,且吸收率高。（　　）

模块二

餐饮营养

单元 3　食物的营养价值及合理利用

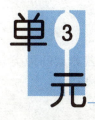

知识目标

- 了解食物的营养价值的相对性，了解影响营养素生物利用率的各种因素，掌握食物营养质量指数（INQ）的计算公式与食物营养价值的评价方法。
- 掌握畜禽肉类、水产品类、奶类、蛋类的营养特点。
- 掌握谷薯类、大豆类、蔬菜水果的营养特点，掌握食用菌的营养特点。

能力目标

- 能用INQ评价动植物性食物营养质量。
- 能评价常见动植物性食物的营养特点，并能合理应用到营养平衡膳食中。

3.1　食物营养价值的评价

一、食物营养价值的相对性

（一）食物营养价值的概念

各种食物所含能量和营养素的种类及数量能满足人体营养需要的程度被称为食物的营养价值。营养价值有高低之分，含营养素种类齐全、数量及其相互比例适宜、易被人体消化吸收利用的食物，营养价值相对较高；否则，其营养价值相对较低。

（二）食物营养价值的特点

1. 食物营养价值具有相对性

除去母乳、婴儿奶粉等，没有一种食物符合人体的全部营养需求。没有十全十美的食物，也没有一无是处的食物。食物的营养作用与身体状态、膳食搭配有关，食物的营养作用与价格完全无关。食品营养价值的高低是相对的。例如粮谷类对热能和糖类营养价值是高的，对蛋白质、钙、铁等营养价值是低的；奶、蛋食品对蛋白质、钙等

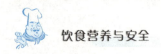

营养价值虽较高,但对铁和维生素 C 则营养价值低。

2. 食物营养价值具有差异性

不仅在不同类的食物之间营养价值存在差异,对于同类食物来说营养素的种类和含量也可因食物的种类、品系、部位、产地和成熟程度等不同而存在差异。

3. 食物营养价值具有易变性

在受外界因素影响时,食物的营养价值可以发生改变。

二、食物营养质量指数

(一) 营养素密度与食物的能量密度

营养素密度即食物中某营养素满足人体需要的程度。食物的能量密度即食物中所含有的能量满足人体需要的程度。这里的人体需要,是以中国营养学会制定的中国居民膳食营养素参考摄入量(DRIs)为依据。其中:

营养素密度＝一定量食物中的某营养素含量/该营养素

推荐摄入量(RNI)或适宜摄入量(AI)

能量密度＝一定量食物提供的能量/能量推荐摄入量(RNI)

(二) 食物营养质量指数

1. 食物营养质量指数概念

食物营养质量指数(INQ)反映了食物提供营养素的能力与提供热能的能力之比。其计算公式如下:

$$INQ = 营养素密度/热能密度$$

INQ＝1,表示该食物提供营养素能力与提供能量能力相当,为"营养质量合格产品";理想的食品应该是各种营养素的 INQ 值等于1,即"吃饱了也吃好了"。

INQ＞1,该食物提供营养素能力大于提供能量能力,为"营养质量合格食物";因其能量值较低而营养素丰富,即"还没有吃饱就能够满足营养素的需要",特别适合超重和肥胖者选择。

INQ＜1,该食物提供营养素能力小于提供能量能力,为"营养质量不合格食物",即"吃饱了也没有得到足够的营养素";长期食用此食物会发生该营养素不足,导致营养不良或供能过剩带来肥胖的危险。

2. 食物营养质量指数(INQ)的应用

几种食物营养成分(每 100 g)及 INQ 值如表 3-1 示。从表可知:某种食物其不同营养素的 INQ 值不同,这说明同一食物中营养素含量的差异;作为粮食、蔬菜和肉类的代表,它们 INQ 不同,说明了不同品种食物的营养差异。可以通过 INQ 来判断食物的主要营养素,从而决定食物的主要营养功能。如面粉含铁、维生素 B_1 较多,大白菜是维生素C的良好来源,而猪肉是蛋白质、铁等的重要食物来源。

表 3-1 几种食物营养成分与 INQ 值(每 100 g)

营养素和能量	RNI 或 AI	小麦粉(富强粉)		大 白 菜		猪 瘦 肉	
		含量	INQ	含量	INQ	含量	INQ
能量(kcal)	2 400	350	1.0	17	1.0	143	1.0
蛋白质(g)	75	10.3	0.9	1.5	2.9	20.3	4.5
钙(mg)	800	27	0.2	50	8.9	6	0.1
铁(mg)	15	2.7	1.2	0.7	6.7	3.0	3.3
锌(mg)	15	0.97	0.4	0.38	3.6	3.0	3.3
VA(μgRE)	800	—	0	20	3.5	44	0.9
VC(mg)	100	—	0	31	44.3	—	0
VB$_1$(mg)	1.4	0.17	0.8	0.03	3.0	0.54	6.5

注:表中数据为相对于轻体力成年男性的 INQ 值。

三、营养素的生物利用率

食物中营养素的生物利用率是指营养素被人体消化和吸收利用的部分,常用来评价营养素实际营养价值。营养素的生物利用率会受到以下多种因素影响。① 食品的消化率。如虾皮中富含钙铁锌等元素,然而由于很难将其彻底嚼碎,故其消化率较低,因此其中营养素的生物利用率受到影响。② 食物中营养素的存在形式。如在植物性食物中,铁主要以不溶性的三价铁复合物存在,其生物利用率较低;而动物性食品中的铁为血红素铁,其生物利用率较高。③ 食物中营养素与其他食物成分共存的状态。如在菠菜中由于草酸的存在使钙和铁的生物利用率降低。④ 人体的需要状况与营养素的供应充足程度。在人体需要急迫或是食物供应不足,许多营养素的生物利用率提高;反之,在供应过量时便降低。

3.2 动物性食物营养价值及合理利用

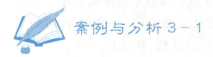

案例与分析 3-1

和尚不吃肉,为何多长寿?

人有32颗牙齿,左右两边各有10颗槽牙是吃五谷杂粮的,前面8颗门牙是吃蔬

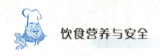

菜、水果的,还有上下左右 4 颗犬牙是吃鸡、鸭、鱼等动物肉用的。

现在人们的生活水平提高了,往往忽略了肉类对人体的重要作用,过多地夸大了蔬菜的好处。不少爱美的女性拒"肉"于千里之外,甚至谈"肉"色变,生怕肉类中的脂肪和热量影响自己的身材,从而强迫自己成为准素食主义者。有些人还认为很多出家的和尚只吃素食,他们的身体一般很健康,又长寿。其实这是一种错觉,和尚得病的也有很多人,不过确实比我们普通人要少。但这并不是吃素的功劳,而是因为出家人的禁忌很多,要忌辛辣、忌烟酒、忌女色,忌一切有刺激性和乱性的东西,这是我们很多人做不到的。

动物肉能够为人类提供优质的蛋白质、脂溶性维生素和矿物质。动物肉的必需氨基酸组成与人体接近,赖氨酸含量相对较高,铁的吸收利用率较好。中国居民平衡膳食宝塔推荐健康成人每日食用畜禽肉类 50～75 g,鱼虾类 50～100 g,蛋类 25～50 g。

案例分析:目前,我国居民尤其城市居民的肥胖、血脂异常、高血压、糖尿病等慢性疾病患病率较高,且有增高趋势;缺铁性贫血患病率依然较高。膳食中的动物食物多数以畜肉为主,畜肉尤其是猪肉不仅脂肪含量高,而且含较高的饱和脂肪酸、胆固醇,这些都对心血管病等慢性疾病的防治不利。因此,应适当减少畜肉尤其是猪肉的摄入量,而增加禽类、水产品的摄入,以降低饱和脂肪酸、胆固醇的摄入;同时应增加粗粮、蔬菜的摄入量。在膳食生活中,既要重视动物性食物对健康的重要意义,又要防止因食用不当而产生的弊端。

一、畜肉及禽肉类食物的营养价值及合理利用

畜禽肉类是指能作为人类食品的构成动物肌体的多种组织,包括肌肉、脂肪组织、结缔组织、内脏、脑、舌及其他部分。畜禽肉是人体必需氨基酸、脂肪酸、无机盐和维生素的主要来源。我国人民常食用的畜肉有猪肉、羊肉、牛肉、驴肉、兔肉等;禽肉有鸡肉、鸭肉、鹅肉、鸽子肉等。

(一)畜肉及禽肉类食物的营养成分

1. 蛋白质

畜禽肉中的蛋白质含量因动物的种类、年龄、肥瘦程度以及部位而异。畜禽肉的蛋白质为完全蛋白质,含有人体必需的各种氨基酸,并且必需氨基酸的构成比例接近人体需要,因此易被人体充分利用,营养价值高,属于优质蛋白质。畜肉蛋白质的生物价约 70～76,禽肉蛋白质的生物价普遍高于畜类,可以达到 90 以上。

蛋白质含量因畜禽种类及畜禽不同身体部位而存在差异。畜肉中,猪肉蛋白质含量平均为 13.2%;牛肉达 20%;羊肉介于猪肉和牛肉之间。禽肉中,鸡肉的蛋白质含量较高,约 20%;鸭肉约 16%;鹅肉约 18%。一般来说,心、肝、肾等内脏器官的蛋白质含量较高。

骨的蛋白质含量约为20%,骨胶原占有很大比例,为不完全蛋白质。畜禽结缔组织一般含蛋白质28%～40%,其中的蛋白质绝大部分为大分子胶原蛋白和弹性蛋白;此两种蛋白由于缺乏色氨酸和蛋氨酸等人体必需氨基酸,为不完全蛋白质,需要和其他食品配合,补充必需的氨基酸。

2. 脂肪与胆固醇

脂肪含量因动物的品种、年龄、肥瘦程度、部位不同等有较大差异,低者为2%,高者可达89%以上。畜肉脂肪组成以饱和脂肪酸为主,主要由硬脂酸、棕榈酸和油酸等组成,熔点较高。禽肉脂肪含有较多的亚油酸,熔点低,易于消化吸收。总的来说,禽类脂肪的营养价值高于畜类脂肪。动物脂肪所含有的必需脂肪酸明显低于植物油脂,因此其营养价值低于植物油脂。

在畜肉中,猪肉的脂肪含量最高,羊肉次之,牛肉最低。猪肉(瘦)中的脂肪含量为6.2%,羊肉(瘦)为3.9%,而牛肉(瘦)仅为2.3%。兔肉的脂肪含量也较低,为2.2%。在禽肉中,火鸡和鹌鹑的脂肪含量较低,在3%以下;鸡和鸽子的脂肪含量类似,为14%～17%;鸭和鹅的脂肪含量达20%左右。

动物内脏的胆固醇含量高,血脂高的人应少吃。每周吃一到两次动物内脏即可,而且每次食用量不要超过50克。畜禽脑营养丰富,有很好的健脑功效,但动物的脑中含大量的胆固醇,为所有食物中胆固醇含量最高者,因此,患有高脂血症,尤其是高胆固醇血症以及冠心病人,不宜多食。另外,动物血也含有较高的胆固醇,正常人每次食用最好不超过50克。

3. 碳水化合物

畜禽肉碳水化合物含量为1%～3%,平均1.5%,主要以糖原的形式存在于肌肉和肝脏中。动物在宰前过度疲劳,糖原含量下降,宰后放置时间过长,也可因酶的作用,使糖原含量降低,乳酸相应增高,pH值下降。

4. 矿物质

畜禽肉矿物质的含量一般为0.8%～1.2%,瘦肉中的含量高于肥肉,内脏高于瘦肉。铁的含量以猪肝和鸭肝最丰富,约23 mg/100 g,可称铁的最佳膳食来源,可以防治缺铁性贫血。畜禽肉中的铁主要以血红素形式存在,消化吸收率很高。在内脏中还含有丰富的锌和硒,牛肾和猪肾的硒含量是其他一般食品的数十倍。畜禽肉还含有较多的磷、硫、钾、钠、铜等,钙的含量虽然不高,但吸收利用率很高。

动物骨内也富含钙、锌、铁等无机盐,且通过处理后易被人体吸收。

5. 维生素

畜禽肉可提供多种维生素,主要以B族维生素和维生素A为主。畜禽种类不同,所含维生素种类也不同。猪肉维生素B_1含量高于牛羊肉,而牛肉叶酸含量高于猪肉。内脏维生素含量比肌肉高,维生素A的含量以牛肝和羊肝为最高,维生素B_2含量则以猪肝中最丰富。在禽肉中还含有较多的维生素E。

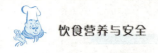

6. 浸出物

浸出物是指除蛋白质、盐类、维生素外能溶于水的物质,包括含氮浸出物和无氮浸出物。含氮浸出物为非蛋白质的含氮物质,是肉品呈味的主要成分,包括核苷酸、嘌呤碱、肌酸、肌酐、氨基酸、肽类等。一般来说,动物生长期越长,机体含氮浸出物越多,所烧的汤味道就越鲜美。禽类所含有的含氮浸出物相对于畜类要高,因此,禽类炖汤味道更为鲜美。无氮浸出物为不含氮的可浸出的有机化合物,包括糖类和有机酸,占肌肉化学成分的1.2%,肉类越新鲜,此类浸出物越多。

(二) 畜禽肉类食物的合理利用

1. 每日膳食中均应该包含畜禽肉类食物

畜禽肉类是膳食中优质蛋白质、无机盐、脂溶性维生素、脂肪的重要来源,对人体生长发育和正常机能维持尤为重要,在日常膳食中应占有一定的比例。肉类含有较多的赖氨酸,宜与谷类食物搭配食用,以发挥蛋白质的互补作用,并应注意将畜禽肉分散到每餐膳食中,以充分发挥畜禽肉营养作用。按照中国居民平衡膳食宝塔的要求,成人每日食用畜禽肉类的量应在50~75 g左右为宜。

2. 不宜集中大量食用畜禽肉类食物

肉类虽然营养丰富,但也含有较高的脂肪和热量,特别是畜肉类,含有较多的饱和脂肪酸和胆固醇,食用过多易引起肥胖和高脂血症等疾病。为预防肥胖、高脂血症及心血管病,膳食中肉类的比例不宜过多。禽肉的脂肪含不饱和脂肪酸较多,因此老年人及心血管疾病患者宜多选用禽肉。过多的肉类食物还会使血液中儿茶酚胺水平升高,而这种物质浓度过高时,会使人脾气急躁;而素食可导致血中5-羟色胺水平升高,使人心境平和,性情温顺。因此,日常饮食应以荤素合理搭配为宜。

二、水产品类食物的营养价值及合理利用

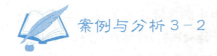

中国水产品消费量逐年增加

路透社2010年9月22日报告称,人口大国中国每年消费约1 360万吨鱼类,已经位居世界鱼类消费首位;日本、美国分别位居世界第二、第三位。中国消费的鱼类中有将近80%属于淡水鱼,海水鱼占20%。海水鱼的消费与日本、美国存在差异,中国消费量较大的海水鱼以近海养殖的黄花鱼、带鱼、青占鱼为主;日本人和美国人偏爱金枪鱼和三文鱼等远洋捕捞的野生鱼类。

案例分析:近几年随着我国人们生活水平的提高和消费观念的更新,人们对鱼

类的需求持续上升,对鲜活海水鱼的消费量,每年都以惊人的速度递增,这显示出中国人对鱼类对于健康的促进作用的认同。但与发达国家相比,中国居民人均鱼类消费仍然存在差距,并且在高端鱼类消费领域仍有发展空间。像金枪鱼、三文鱼等高端海鱼不仅营养丰富,而且它们的生长环境优越,受环境污染影响也小。中国居民平衡膳食宝塔推荐健康成人每日食用鱼虾类50～100 g,应坚持实现这一饮食目标。

水生动物性产品包括鱼类、虾蟹、贝类、软体动物等,它们营养丰富、味道鲜美,许多都具有较高的营养价值。水产动物性食品作为高生物价蛋白质、脂肪、维生素和无机盐来源,在人类的营养领域具有重要作用。

(一) 鱼类食物的营养价值

1. 蛋白质

鱼类蛋白质含量约为15%～20%,平均18%左右,大部分分布于肌浆,这部分蛋白质必须氨基酸组成除色氨酸略偏低外,其他都较平衡,营养价值较高,属于优质蛋白。少部分蛋白质分布于肌基质,肌基质主要包括结缔组织和软骨组织,主要由胶原蛋白和弹性蛋白组成,属于非优质蛋白质。鱼肉肌纤维细短,结缔组织少于畜禽类,因此肉质更为松散、细嫩,蛋白质吸收率高达85%～95%,蛋白质生物价约为80,高于畜肉蛋白而低于禽肉蛋白。

鱼肉中含有较多的含氮浸出物,主要有游离氨基酸、肽、胺类、嘌呤类等。因此,鱼类煮汤相比畜禽类更为鲜美。

2. 脂类

鱼类脂肪含量在不同品种间差异较大,从1%～10%不等,平均5%左右。在鱼体呈不均匀分布,主要存在于皮下和脏器周围,肌肉组织中含量甚少。白肉鱼脂肪含量少于红肉鱼,如白肉的鳕鱼含脂肪在1%以下,而红肉的河鳗脂肪含量高达10.8%。

鱼类脂肪多由不饱和脂肪酸组成,一般占脂肪酸的60%以上,熔点较低,通常呈液态,消化率为95%左右。研究发现,大部分鱼肉中饱和脂肪酸(SFA)占总脂肪酸的18%～41%,单不饱和脂肪酸(MUFA)占18%～50%,多不饱和脂肪酸(PUFA)占24%～44%。淡水鱼与海水鱼在多不饱和脂肪酸含量上无显著差别,在多不饱和脂肪酸种类上差异很大,淡水鱼PUFA主要为n-6系列,海水鱼为n-3系列;淡水鱼n-3/n-6脂肪酸之比为0.56,海水鱼为4.66。

鱼类中的n-3不饱和脂肪酸,主要是二十碳五烯酸(EPA)和二十二碳六烯酸(DHA)。EPA与DHA可以在动物体内由亚麻酸转化而来,但是非常缓慢。而在一些海洋单细胞藻类中却可以大量转化,经过食物链进入鱼体内,并以甘油三酯的形式贮存。二者低温下呈液体状态,因此冷水鱼中EPA与DHA含量较高。

鱼籽营养素种类齐全、丰富,因含有丰富的磷脂和磷酸盐对于营养大脑具有重要作用,但是鱼籽的胆固醇含量较高,老年人不宜食用。

3. 碳水化合物

鱼类碳水化合物的含量较低,约 1.5% 左右。有些鱼不含碳水化合物,如鲳鱼、鲢鱼、银鱼等。其碳水化合物的主要存在形式是糖原。

4. 矿物质

鱼类矿物质含量为 1%~2%,其中锌的含量极为丰富,此外,钙、钠、氯、钾、镁等含量也较多,其中钙的含量多于禽肉,但钙的吸收率较低。海产鱼类富含碘,有的海产鱼每公斤含碘 500~1 000 μg,而淡水鱼每公斤含碘仅为 50~400 μg。鱼磷含有丰富的铁、锌、钙等必需微量元素,应设法加以利用,如把它做成鱼鳞冻等,以减少营养损失。

5. 维生素

鱼类维生素含量较为丰富,主要含维生素 A、维生素 B 族等。鱼肉中含有硫胺素分解酶,能破坏鱼肉中的硫胺素,鱼离水时间越长破坏越多。鱼油和鱼肝油是维生素 A 和维生素 D 的重要来源,也是维生素 E 的一般来源。多脂的海鱼肉也含有一定数量的维生素 A 和维生素 D;维生素 B_1、维生素 B_2、烟酸等的含量也较高,而维生素 C 含量则很低。

(二) 虾、蟹类食物的营养价值

虾、蟹肉蛋白含量与鱼类相似,占 16%~20%。虾肉蛋白虽是一种较为优良的蛋白质,但必需氨基酸中色氨酸和异亮氨酸含量偏低,造成虾的蛋白质生物价只有 77,低于鱼肉。蟹肉中色氨酸和苯丙氨酸的相对含量较鱼肉高,致使蟹肉的蛋白质优于鱼肉,也优于畜禽类的肉。

虾肉脂肪含量不到 0.2%,蟹肉脂肪含量约 1%。虾蟹类脂肪与鱼类相似,绝大部分为不饱和脂肪酸,适宜人体吸收。比如蟹肉脂肪中不饱和脂肪酸占 76.1%,EPA 和 DHA 含量较高,EPA 占 12.4%,DHA 占 9.7%,因此虾蟹类脂肪对预防心血管疾病非常有益。

螃蟹的蟹黄含蛋白质 24.8%,含粗脂肪 15.7%,蛋白质和脂肪含量均比其他鱼类卵巢高得多,这也赋予了该产品特有的口感和味道。但蟹黄胆固醇含量高,会增加患心血管疾病、糖尿病的几率。

虾、蟹肉中还含有丰富的维生素 A、B_1、B_2、D 等,及钙、磷、铁、锌、碘、硒等矿物质。其中锌、碘、硒等微量元素的含量要高于其他食品。

(三) 水产贝类及软体动物的营养价值

水产贝类及软体动物包括螺蛳、河蚌、扇贝、牡蛎、文蛤等淡水或海水贝类,以及海参、鱿鱼等海洋软体动物。

1. 贝类的营养价值

贝类的软体部分可供人食用,含蛋白质约 15%~20%,必须氨基酸种类齐全,属于优质蛋白。贝类软体蛋白质生物价可达 80 以上,与畜禽肉蛋白相近。但贝类软体中,有大量游离氨基酸,其中呈味氨基酸约占氨基酸总量的 20%,因此贝类肉质鲜美,用来煮汤也非常合适。许多贝类都含有较高的牛磺酸等生物活性成分。

贝类含脂肪普遍较低,脂肪中以不饱和脂肪酸为主,也含有 EPA、DHA,保健价值与鱼类脂肪类似。贝类食物还含有多种维生素,如维生素 A、硫胺素、核黄素等。以及多种无机盐如锌、硒、钙、镁、磷、铁等,海洋贝类还含有丰富的碘。

2. 水产软体动物的营养价值

软体动物是一类含较高蛋白质,较低脂肪,丰富的矿物质和维生素的良好食物。人们常食用的有海参、鱿鱼、墨鱼等。

(1) 海参的营养价值:鲜品海参每百克中含蛋白质 15 g,脂肪 1 g,碳水化合物 0.4 g,钙 357 mg、磷 12 mg,铁 2.4 mg,以及维生素 B_1、B_2、尼克酸等。富含牛磺酸、硫酸软骨素、黏多糖、精氨酸等有益成分。

(2) 鱿鱼、墨鱼的营养价值:鱿鱼、墨鱼等含蛋白质约 15%~18%,蛋白质接近完全蛋白。含脂肪 1%~2%,其脂肪质量优于淡水鱼。鱿鱼、墨鱼含有丰富的维生素和无机盐。鱿鱼、墨鱼体内都含有非常高的胆固醇,例如,鱿鱼体内胆固醇含量达 615 mg/100 g,相当于瘦猪肉的 7 倍。研究表明,牛磺酸有抑制胆固醇在血液中蓄积的作用,只要摄入的食物中牛磺酸与胆固醇的比值在 2 以上,血液中的胆固醇值便不会升高。鱿鱼与墨鱼肉中均含有较高的牛磺酸,与胆固醇比值远大于 2,因此,食用鱿鱼和墨鱼等完全不用担心胆固醇所带来的危害。

(四) 鱼类食物的合理利用

1. 充分利用鱼类营养资源

鱼肉富含优质蛋白质,容易被人体消化吸收;而且含有较少的饱和脂肪酸和较多的不饱和脂肪酸。因此经常吃适量的鱼类,对于改善营养不良及预防某些慢性疾病的发生具有重要意义。

2. 防止腐败变质和中毒

鱼类因水分和蛋白质含量高,结缔组织少,较畜禽肉更易腐败变质。不饱和双键极易氧化破坏,能产生对人体有害的脂质过氧化物,因此打捞的鱼类需及时保存或加工处理,防止腐败变质。有些鱼含有极强的毒素,如河豚鱼,若加工处理方法不当,可引起急性中毒而死亡。

三、乳类与蛋类食物的营养价值及合理利用

(一) 乳类的营养价值

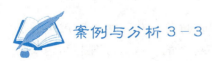

案例与分析 3-3

牛奶与健康

"不好意思,活这么久!"这是 111 岁高龄的日本宫崎县老人田锅说的一句名言。

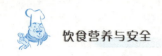

他是目前世界上最长寿的男子,2007年获得了"吉尼斯世界纪录"证书。田锅老人的长寿秘诀非常简单:除了滴酒不沾外,从不吸烟,而且坚持每天喝一杯牛奶;他每餐主要吃蔬菜,很少吃油腻食物。无独有偶,诺贝尔奖获得者,俄罗斯食品专家梅契尼柯夫在保加利亚著名的长寿村——莫斯利安村考察时发现,该村居民都有长期饮酸牛奶、吃酸乳酪等牛奶制品的习惯,村中的百岁老人比率非常高。

案例分析:牛奶是营养丰富的食品,所含的营养成分的质、量和构成比例都适合人体需要,尤其适合老年人,它吸收率高,利用率高。缺钙会使老年人发生"骨质疏松症",是老年人长寿的隐患。而牛奶中富含有大量的钙离子,吸收率高,是膳食中钙的良好来源。2002年中国居民营养与健康状况调查结果显示,我国居民标准人日的钙摄入量为389 mg,仅为膳食参考摄入量的一半。为此,中国居民平衡膳食宝塔推荐健康成人每日饮奶300 g,这充分说明,奶类及制品对人类健康的重要性。但近期有研究报道,过量饮用牛奶也有危害健康的隐患。

人们经常食用的乳汁主要是牛奶和羊奶,也包括婴幼儿食用的人乳。乳类经浓缩、发酵等工艺可制成奶制品,如奶粉、酸奶、炼乳等。乳类及其制品不仅是婴儿的主要食物,对成人来说也是每天必不可少的营养食品。

1. 鲜乳的营养价值

乳类的水分含量为86%~90%,因此它的营养素含量与其他食物比较时相对较低。

(1)蛋白质:牛乳蛋白质含量比较恒定,约在3.0%左右,含氮物的5%为非蛋白氮。传统上将牛乳蛋白质划分为酪蛋白和乳清蛋白两类。酪蛋白约占牛乳蛋白质的80%,乳清蛋白约占总蛋白质的20%,乳清蛋白主要由β-乳球蛋白、α-乳白蛋白、免疫球蛋白、乳铁蛋白组成,有较高的免疫活性。牛乳蛋白质为优质蛋白质,生物价为85,容易被人体消化吸收。羊奶的蛋白质含量为1.5%,低于牛乳;蛋白质当中酪蛋白的含量较牛奶略低。

(2)脂类:牛乳含脂肪2.8%~4.0%。含有少量的磷脂、胆固醇,磷脂含量约为20~50 mg/100 ml,胆固醇含量约为13 mg/100 ml,属于低胆固醇食品。随饲料的不同、季节的变化,乳中脂类成分略有变化。

乳脂肪以微细的球状分散于乳汁中,每毫升牛乳中约有脂肪球20亿~40亿个,平均直径为3μm。熔点低于体温,吸收率达95%以上。

牛乳中脂肪酸以饱和为主,也含有少量不饱和脂肪酸。有人担心饮用牛乳会造成高血脂或造成心血管疾病,其实,这种担心是不必要的。一方面乳脂肪为短链和中链脂肪酸,极易消化分解,很难在体内积存。另外,牛奶中还含有抑制胆固醇合成的低分子化合物,牛奶中丰富的钙质也可以减少胆固醇的吸收,牛奶中的磷脂也可以加快胆固醇和脂肪代谢,牛奶中这些成分的协调作用反而有降低血脂的作用。

(3) 碳水化合物：乳类碳水化合物含量为 3.4%～7.4%，人乳中含量最高，羊乳居中，牛乳最少。碳水化合物的主要形式为乳糖。由于乳糖可促进钙等矿物质的吸收，也为婴儿肠道内双歧杆菌的生长所必需，对于幼小动物的生长发育具有特殊的意义。

对于部分不经常饮奶的成年人来说，体内乳糖酶活性过低，大量食用乳品可能引起腹泻、腹痛等症状的发生，称为乳糖不耐症。对于出现乳糖不耐症的成人来说，记住不要空腹饮用牛奶，也不要一次大量饮用。可以在食用淀粉类食物的同时，少量、多次饮用，即可缓解乳糖不耐症，并可刺激机体当中的乳糖酶慢慢恢复活性，逐渐消除乳糖不耐症。另外，也可以饮用酸奶来替代鲜牛奶。

(4) 矿物质：牛乳中的无机盐含量 0.7%～0.75%，主要包括钙、镁、磷、钾等。特别是钙，每 100 g 牛乳含钙 110 mg，牛奶当中同时存在能促进钙吸收的乳糖、氨基酸、维生素 D 等因素，钙吸收率较高。发酵乳中钙含量高并具有较高的生物利用率，为膳食中最好的天然钙来源。

(5) 维生素：牛乳中含有几乎所有种类的维生素，只是这些维生素的含量差异较大。牛奶是 B 族维生素的良好来源，特别是维生素 B_2。维生素 D 含量与牛的光照时间有关，而维生素 A 的含量则与乳牛的饲料密切相关。放牧乳牛所产奶的维生素含量通常高于舍饲乳牛所产奶的含量。

(6) 其他成分。

酶类：牛乳中含有大量酶类，主要是氧化还原酶、转移酶和水解酶。其中的各种水解酶（淀粉酶、脂酶、蛋白酶等）可以帮助消化营养物质，对幼小动物的消化吸收具有意义。还含有溶菌酶，由于溶菌酶的抗菌能力，使新鲜未受外界污染的牛奶可以在 4℃下保存 36 小时之久。

有机酸：牛乳 pH 值为 6.6 左右，其中有机酸含量较低，90% 为柠檬酸，能帮助促进钙在乳中的分散。牛乳中核酸含量较低，痛风患者可以食用。

生理活性物质：乳中含有大量的生理活性物质，其中较为重要的有乳铁蛋白、免疫球蛋白、生物活性肽、共轭亚油酸、激素和生长因子等。活性肽类包括镇静安神肽、抗血栓肽、免疫调节肽、促进钙吸收的酪蛋白磷肽、抗菌肽等。乳铁蛋白在牛乳中的含量为 20～200 μg/ml，具有调节铁代谢、促进生长、调节免疫力、阻断自由基的形成等作用。

2. 乳制品的营养价值

乳制品主要包括炼乳、奶粉、酸奶等。因加工工艺不同，乳制品营养成分有很大差异。

(1) 炼乳的营养价值：炼乳为浓缩奶的一种，分为淡炼乳和甜炼乳。新鲜奶经低温真空条件下浓缩，除去约 2/3 的水分，再经灭菌成淡炼乳。因受加工的影响，维生素遭受一定的破坏，因此常用维生素加以强化。淡炼乳在胃酸作用下，可形成凝块，便于消化吸收，适合婴儿和对鲜奶过敏者食用。甜炼乳是在鲜奶中加约 15%

的蔗糖后按上述工艺制成。其中糖含量可达45％左右,利用其渗透压的作用抑制微生物的繁殖。因糖分过高,需经大量水冲淡,营养成分相对下降,不宜供婴儿食用。

(2) 奶粉的营养价值:奶粉是经脱水干燥制成的粉。根据食用目的,可制成全脂奶粉、脱脂奶粉及调制奶粉等。

全脂奶粉是将鲜奶消毒后,先除去70％～80％的水分,采用喷雾干燥法,制成雾状微粒奶粉。生产的奶粉溶解性好,对蛋白质的性质、奶的色香味及其他营养成分影响很小。

脱脂奶粉生产工艺同全脂奶粉,但原料奶需经过脱脂的过程,由于脱脂使脂溶性维生素损失。此种奶粉适合于腹泻的婴儿及要求少油膳食的患者。

调制奶粉又称人乳化奶粉,该奶粉是以牛奶为基础,按照人乳组成的模式和特点,加以调制而成。使各种营养成分的含量、种类、比例接近母乳。如改变牛奶中酪蛋白的含量和酪蛋白与乳清蛋白的比例,补充乳糖的不足,以适当比例强化维生素A、D、B_1、C、叶酸和微量元素等。

(3) 酸奶的营养价值:酸奶是在消毒鲜奶中接种乳酸杆菌并使其在控制条件下生长繁殖而制成。牛奶经乳酸菌发酵后游离的氨基酸和肽增加,因此更易消化吸收。乳糖减少,使乳糖酶活性低的成人易于接受。酸奶的酸度增加,有利于维生素的保护。同时发酵时,乳酸菌还可产生维生素B_1、维生素B_2、维生素B_6和维生素B_{12}等。乳酸菌进入肠道可抑制一些腐败菌的生长,调整肠道菌相,防止腐败胺类对人体的不良作用。酸度降低也利于钙的吸收。

(4) 巴氏杀菌奶:它是将新鲜生牛奶经过巴氏杀菌后分装出售的饮用奶。杀菌乳除维生素B_1和维生素C有损失外,营养价值与新鲜牛奶差别不大,市售巴氏杀菌乳中常见强化维生素D或钙等营养素。

另外,还有乳酸饮料、乳酸菌饮料等产品。严格来说不属于乳制品范畴,其主要原料为水和牛乳,还添加糖或甜味剂、果汁、有机酸、香精等。乳酸饮料中添加乳酸使其具有一定酸味;乳酸菌饮料中应含有活乳酸菌,为发酵乳加水和其他成分配制而成。总的说来,乳饮料的营养价值低于液态乳类产品,蛋白质含量约为牛奶的1/3。但因其风味多样、味甜可口,易受到儿童和青年的喜爱。

3. 乳类及其制品的合理利用

鲜奶水分含量高,营养素种类齐全,十分有利于微生物生长繁殖,因此须经严格消毒灭菌后方可食用。大规模生产时采用巴氏消毒法,正确地进行巴氏消毒对奶的组成和性质均无明显影响,但对热不稳定维生素约可损失20％～25％。而家庭一般用煮沸法,因将鲜奶直接煮沸,营养成分有一定损失。

此外,奶类应避光保存,以保护其中的维生素。研究发现,鲜牛奶经日光照射1分钟后,B族维生素很快消失,维生素C也所剩无几。即使在微弱的阳光下,经6小时照射后,B族维生素也仅剩一半,而在避光器皿中保存的牛奶不仅维生素没有消失,还能保持牛奶特有的鲜味。

（二）蛋类的营养价值

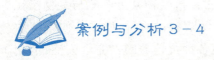

案例与分析 3-4

鸡蛋是人类"理想的营养库"

鸡蛋曾被认为是自然界对人类的一个"奇迹般"的馈赠——它不仅是人类已知的最古老的食品之一,且是最完美的食品之一。

鸡蛋的蛋白质含量不仅较高,而且氨基酸模式非常适于人体消化吸收和利用,营养学家称之为"理想蛋白质模式",其生物价在各类富含蛋白质的食物中位列榜首;蛋黄中维生素种类齐全,含量也十分丰富,并且鸡蛋是仅次于鱼肝油的维生素 D 的丰富天然来源;矿物质含量丰富,蛋黄又是磷脂的极好来源。正是鉴于如此完美的营养价值,鸡蛋在健康维护和疾病的营养治疗过程中一直扮演重要角色。

虽然蛋黄中含有较高的胆固醇,每个完整鸡蛋（带皮重量约 60 g,可食部分约 50 g）含胆固醇约 308 mg,但对于血脂正常的健康人,每日进食一个完整的鸡蛋是合理和有益的。它对人体的营养贡献远远大于"高胆固醇"所带来的可能的风险。

案例分析：鸡蛋被人们称为"理想的营养库"。中国居民平衡膳食宝塔推荐健康成人每日食用 25~50 g 鸡蛋,足以说明鸡蛋在膳食平衡中的重要作用。

我国人民常食用的蛋类包括鸡蛋、鸭蛋、鹅蛋及鹌鹑蛋等。蛋类食用方便、营养美味,是一类重要的营养食品。

1. 蛋的结构

蛋类的结构基本相似,主要有蛋壳、蛋清和蛋黄三部分组成。蛋壳位于蛋的最外层,在蛋壳最外面有一层水溶性胶状黏蛋白,对防止微生物进入蛋内和蛋内水分及二氧化碳过度向外蒸发起着保护作用。蛋清位于蛋壳与蛋黄之间,主要是卵白蛋白。蛋黄呈球形,由两根系带固定在蛋的中心。

2. 蛋类的主要营养成分及组成特点

蛋的微量营养成分受到禽类品种、饲料、季节等多种因素的影响,但蛋中宏量营养素含量基本稳定,各种蛋的营养成分有共同之处。

（1）蛋白质：蛋类蛋白质含量一般在 12%~15%。全鸡蛋蛋白质的含量为 12% 左右,蛋清中略低,蛋黄中较高。鸭蛋的蛋白质含量与鸡蛋类似。

鸡蛋蛋白质氨基酸组成与人体需要最接近,因此生物价最高,达 94 以上。蛋白

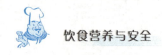

质中赖氨酸和蛋氨酸含量较高,和谷类混合食用可弥补谷类赖氨酸的不足,和豆类混合食用可弥补豆类蛋氨酸的不足。

生蛋清中含有抗生物素蛋白和抗蛋白酶活性蛋白。抗生物素蛋白能与生物素在肠道内结合,影响生物素的吸收,可引起生物素缺乏的症状;抗蛋白酶成分使蛋清中蛋白质消化吸收率仅为50%左右。而熟制鸡蛋可使各种抗营养因素完全失活,消化率上升至96%。

(2) 脂类:鸡蛋脂类含量约为11%~15%,其中有98%存在于蛋黄当中,蛋清中含脂肪极少。蛋黄中的脂肪几乎全部以与蛋白质结合的良好乳化形式存在,因而消化吸收率高。

鸡蛋黄中脂肪含量约28%~33%,蛋黄中的脂肪酸,以单不饱和脂肪酸最为丰富,约占50%左右,亚油酸约占10%。

蛋类胆固醇含量极高,主要集中在蛋黄,其中鹅蛋黄含量最高,每100 g达1 696 mg,是猪肝的7倍、肥猪肉的17倍。蛋黄也是磷脂的极好来源,所含卵磷脂具有降低血胆固醇的效果,并能促进脂溶性维生素的吸收。成人每天食用1~2个鸡蛋,既对血清胆固醇无明显影响,又可发挥禽蛋的营养作用。

(3) 碳水化合物:鸡蛋中碳水化合物含量极低,大约为1%左右,主要有葡萄糖、果糖、甘露糖等。

(4) 矿物质:蛋中的矿物质主要存在于蛋黄部分,蛋清部分含量较低。蛋黄中含矿物质1.0%~1.5%,其中磷最为丰富,为240 mg/100 g。蛋黄是多种微量元素的良好来源,包括铁、硫、镁、钾、钠等。蛋中所含铁元素数量较高,但以非血红素铁的形式存在。由于卵黄高磷蛋白对铁的吸收具有干扰作用,故而蛋黄中铁的生物利用率较低,仅为3%左右。

鸡蛋中的矿物质受饲料影响很大,在饲料中强化部分矿物质元素,能提高鸡蛋内该元素的含量。在禽类养殖行业,已经利用这个原理来生产富硒、富碘、高锌、高锰、高钙的鸡蛋和鸭蛋等。

(5) 维生素:蛋中维生素含量十分丰富,且品种较为完全,主要集中于蛋黄当中,包括所有的B族维生素,维生素A、D、E、K和微量的维生素C。

散养禽类摄入含类胡萝卜素的青饲料较多,因而蛋黄颜色较深;集中饲养的鸡饲料当中含有丰富的维生素A,但因为缺乏青叶类饲料故蛋黄颜色较浅,但其维生素A含量通常高于散养鸡蛋。

3. 蛋类的合理利用

在生鸡蛋蛋清中,含有抗生物素蛋白和抗胰蛋白酶,故不可生食蛋清。烹调加热可破坏这两种物质,消除它们的不良影响。蛋黄中的胆固醇含量很高,大量食用会引起高脂血症,是动脉粥样硬化、冠心病等疾病的危险因素,但蛋黄中还含有大量的卵磷脂,对心血管疾病有防治作用。因此,吃鸡蛋要适量。

3.3 植物性食物营养价值及合理利用

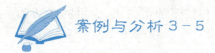

案例与分析 3-5

植物性食物与人类之健康

近年来,国内外随着"富裕病"的逐渐增多,人们对素食越来越感兴趣,刮起了一股提倡吃素食的"新素食主义"风潮。其主要依据是人类的消化系统和其他生理构造方面,与吃蔬菜动物或食草动物非常相像,却与肉食动物差别很大:人类没有尖锐突出的犬牙,只有平坦的白齿可以磨碎食物;人类消化腺分泌的消化液特别有利于对素食的消化;人类的胃酸与肉食动物的胃酸相比,在数量、浓度、强度上只有肉食动物的1/20;人类肠道的长度是身长的12倍,比肉食动物的肠道长2倍以上。根据这些报告,似乎可以得出结论,人类适合素食。

案例分析:素食有消脂的作用,素食中纤维素可减少肠内腐败物的滞留时间,从而减少了致癌机会。素食中的不饱和脂肪酸能分解胆固醇,防止过多的胆固醇进入血液,从而减少冠心病、高血压的发病率。素食中蔬菜、瓜果、海藻类食物多为碱性,能中和过多的蛋白质、脂肪消化分解产生的酸性物质,调整人体的酸碱平衡。素食比荤食体积大,易使人产生饱腹感,有利于限制食量,对减肥有利。素食中的素油(植物油)的不饱和脂肪酸含有亚油酸,可促使皮肤润滑细腻。素食的蔬菜、水果中所含维生素、无机盐能够调节血液、汗腺的代谢功能,加强皮肤的营养,有防止皮肤干燥、增强皮肤抵抗力的作用。

的确,植物性食物对人健康具有重要意义。但不能夸大植物性食物的重要作用。最新研究表明,素食能养生,却不利于强身健体。现代营养学认为,无论是荤食还是素食都不如杂食获得营养全面,偏食荤食或偏食素食都会对人体健康不利。按照平衡膳食的原则,把植物性食品和动物性食品按合理的比例搭配起来,多吃素、少吃荤,做到荤素食合理搭配,达到营养全面平衡,就不必担心因吃动物性食品会得"富裕病"。

一、谷类与薯类食物的营养价值及合理利用

(一)谷类食物

1. 谷类籽粒的结构与营养素分布

(1)谷皮。为谷粒的最外层,主要由纤维素、半纤维素等组成,含有一定量的蛋

白质、脂肪和维生素,含较多的矿物质。

(2) 糊粉层。位于谷皮与胚乳之间,纤维素含量较多,并含有较多的蛋白质、脂肪、维生素和矿物质,有较高的营养价值。如谷类加工碾磨过细,可使此部分损失,造成大部分营养素损失掉。

(3) 胚乳。是谷类的主要部分,含有大量的淀粉和较多的蛋白质、少量的脂肪和矿物质。

(4) 谷胚。位于谷粒的一端,富含蛋白质、脂肪、矿物质、B族维生素和维生素 E。谷胚在谷类加工时容易损失。

2. 谷类的主要营养成分及组成特点

(1) 蛋白质。谷类蛋白质主要由谷蛋白、白蛋白、醇溶蛋白和球蛋白组成。谷类蛋白质氨基酸组成中赖氨酸含量相对较低。谷类蛋白质含量一般为 7%～12%。

(2) 脂肪。谷类脂肪含量较低,约 2%,玉米和小米可达 3%,主要集中在糊粉层和谷胚中,谷类脂肪主要含不饱和脂肪酸,质量较好。

(3) 碳水化合物。谷类的碳水化合物主要为淀粉,集中在胚乳中,含量在 70% 左右,是我国膳食能量供给的主要来源。谷类淀粉以支链淀粉为主。

(4) 矿物质。谷类含矿物质约为 1.5%～3%,主要分布在谷皮和糊粉层中。其中主要是磷、钙、钾、钠。小麦胚粉中除铁之外,其他矿物质含量普遍较高;莜麦、荞麦、高粱、小米中铁的含量较为丰富;大麦中锌和硒含量较高。

(5) 维生素。谷类是膳食中 B 族维生素的重要来源,如维生素 B_1、维生素 B_2、烟酸、泛酸、吡哆醇等,主要分布在糊粉层和谷胚中。谷类加工越细,上述维生素损失就越多。玉米含烟酸较多,但主要为结合型,不易被人体吸收利用。小米和黄色玉米中还含有较多的胡萝卜素,小麦胚粉中含有丰富的维生素 E。

3. 谷类的合理利用

(1) 合理加工。谷类加工有利于食用和消化吸收。但由于脂肪、矿物质和维生素主要存在于谷粒表层和谷胚中,故加工精度越高,糊粉层和胚芽损失越多,营养素损失就越多。影响最大的是维生素和矿物质,尤以 B 族维生素损失显著。

(2) 合理烹调。烹调过程可使一些营养素损失。如大米淘洗过程中,维生素 B_1 可损失 30%～60%,维生素 B_2 和烟酸可损失 20%～25%,矿物质损失 70%。淘洗次数愈多、浸泡时间愈长、水温愈高,损失愈多。米、面在蒸煮过程中,B 族维生素有不同程度的损失,烹调方法不当时,如加碱蒸煮、油炸等,则损失更为严重。

(3) 合理贮存。水分含量高、环境湿度大、温度较高时,谷粒内酶的活性增大,呼吸作用加强,使谷粒发热,促进霉菌生长,导致蛋白质、脂肪分解产物积聚,酸度升高,最后霉烂变质,失去食用价值。故粮谷类食品应保持在避光、通风、阴凉和干燥的环境中贮存。

4. 常见谷类食物的营养价值

(1) 稻谷。

蛋白质:稻谷中蛋白质含量一般为 7%～12%,大多在 10% 以下,其中香大米含量较高,可达 12.7%、红籼米较低,仅为 7.0%。稻米蛋白质组成中,赖氨酸和苏氨酸含量较欠缺,分别为第一限制性氨基酸和第二限制性氨基酸,赖氨酸约占总蛋白质的 3.5%,略高于其他谷类。稻米蛋白质与其他谷类蛋白质相比较,其生物效价和蛋白质功效比值都较高。

碳水化合物:稻谷碳水化合物的含量一般在 77% 左右,主要存在于胚乳中。按直链淀粉含量,稻米可分为糯性、低含量、中等含量、高含量的几种类型,目前还没有稻米中含很高直链淀粉的报道。

脂类:稻谷中脂类含量一般为 2.6%~3.9%,脂类在稻米籽粒中的分布不均匀,谷胚中含量最高,其次是谷皮和糊粉层,胚乳中含量极少。

其他营养成分:稻米中 B 族维生素主要分布于谷皮和谷胚中,大米外层维生素含量高,越靠近米粒中心含量越低。相对糙米而言,精米中维生素 B_1 的含量很低,长期食用高精米,会使人体内维生素 B_1 缺乏。糙米中的矿物质含量要比精米高。

(2) 小麦。

蛋白质:小麦蛋白质含量略高于稻米,一般在 10% 以上,由清蛋白、球蛋白、麦醇溶蛋白和麦谷蛋白组成。麦谷蛋白和麦醇溶蛋白,能够形成独特的面筋结构,经发酵后能够加工成品质良好的多孔结构面包。小麦蛋白质的第一限制氨基酸是赖氨酸。

碳水化合物:小麦碳水化合物含量为 74%~78%,其主要形式是淀粉。小麦淀粉对面制食品特别是对面条等的品质影响极大。

脂类:小麦谷胚脂类含量最高,麦麸次之,胚乳最少。由于小麦谷胚含有活力很强的脂肪酶,使脂类反应而酸败变味,为了避免小麦粉在储藏中因脂类分解产生的游离脂肪酸而影响品质,在制粉时应使谷胚与胚乳分离,不使其混入小麦粉中。

其他营养成分:小麦含有较多的 B 族维生素,如维生素 B_1、烟酸、泛酸、吡哆醇等,主要分布在糊粉层和谷胚中,在谷胚中还含有较多维生素 E 等。所含的矿物质也较为丰富,主要有钙、镁、锌、锰、铜等。

(3) 玉米。

蛋白质:与大米和小麦粉比较,玉米蛋白质的生物价更低,为 60,主要原因是玉米蛋白质不仅赖氨酸含量低,色氨酸和苏氨酸也不高。在玉米粉中掺入一定量的食用豆饼粉,可提高玉米蛋白质的营养价值。

脂肪:玉米加工时,可提取出玉米胚。玉米胚的脂肪含量丰富,出油率达 16%~19%。玉米油是优质食用油,人体吸收率在 97% 以上。它的不饱和脂肪酸含量占 85% 左右,主要为亚油酸和油酸,其中亚油酸占 55%(比例高于稻米和小麦粉),油酸占 30%。食用玉米油有助于降低人体血液中胆固醇的含量,对冠心病和动脉硬化症等有辅助疗效。玉米油中还含有丰富的维生素 E。

维生素:玉米中所含的烟酸多为结合型,不能被人体吸收利用。若在玉米食品中加入少量小苏打或食碱,能使结合型烟酸分解为游离型。嫩玉米中含有一定量的维生素 C。

（二）薯类食物

薯类主要有马铃薯和红薯，其次还有木薯。薯类除富含淀粉外，还含有大量的膳食纤维，通常既把它们当作主食，又可作为蔬菜来食用。但蛋白质、脂肪、矿物质和维生素的含量相对较低。

1. 马铃薯

又称土豆，含蛋白质约2％，其中赖氨酸和色氨酸含量较高。马铃薯的蛋白质虽然含量低，但有较高的消化吸收率，所以营养价值较高。马铃薯含淀粉为10％～20％，水分为70％～80％，此外还含有丰富的维生素C，以及铁、磷、B族维生素和胡萝卜素等。因此，马铃薯具有谷类食物的特点，同时又被人们普遍作为蔬菜食用。

2. 红薯

又称地瓜、白薯，被人们作为主食和蔬菜食用。红薯蛋白质含量低，仅为1％左右，但含有丰富的β-胡萝卜素和维生素C，以及少量的B族维生素和矿物质。红薯淀粉含量可达25％～30％，含水量70％。红薯的最大特点就是能提供大量黏多糖和胶原蛋白形成的黏液物质，对人体的消化系统、呼吸系统和泌尿系统各器官的黏膜有保护作用。

3. 魔芋

魔芋是一种理想的天然食品，其碳水化合物为甘露聚糖，不能被人体消化液中的酶分解。但其体积膨胀系数极大，少食即有饱腹感，是人们理想的减肥食品。此外魔芋对心血管疾病、糖尿病及习惯性便秘等有食疗作用。

4. 木薯

木薯为亚热带及热带常见作物。淀粉含量约28％，蛋白质含量在1％以下，含钙85 mg/100 g，铁1.3 mg/100 g，维生素C 22 mg/100 g，还含有少量的核黄素和烟酸。木薯中淀粉含量很高，可用作工业淀粉的原料来源。木薯中含有氰甙，食前应去除干净，否则有中毒的可能。

二、豆类食物的营养价值及合理利用

（一）豆类的主要营养成分及组成特点

1. 大豆类

大豆类蛋白质含量较高，脂肪含量中等，碳水化合物含量较低。

（1）蛋白质：蛋白质含量一般为35％左右，其中黑豆的含量可达36％。豆类蛋白质由球蛋白、清蛋白、谷蛋白及醇溶蛋白组成，其中球蛋白含量最高。蛋白质中含有人体需要的全部氨基酸，属完全蛋白，其中赖氨酸含量较多，但蛋氨酸较少，与谷类食物混合食用，可较好地发挥蛋白质的互补作用。

（2）脂肪：脂肪含量为15％～20％，以不饱和脂肪酸居多，其中油酸占32％～36％，亚油酸占51.7％～57.0％，亚麻酸占2％～10％，此外尚有1.64％左右的磷脂，是高血压、动脉粥样硬化等疾病患者的理想食物。

(3) 碳水化合物：碳水化合物的含量为20%～30%，其组成比较复杂，多为纤维素和棉子糖、水苏糖，在体内较难消化。低聚糖在大肠内成为细菌的营养素来源，细菌在肠道内生长繁殖过程中能产生过多的气体而引起肠胀气。

(4) 其他：大豆还含有丰富的维生素和矿物质，如维生素 B_1、B_2、烟酸、维生素 E 等，相比较谷类而言，胡萝卜素和维生素 E 含量较高，而维生素 B_1 含量较低。干豆类几乎不含维生素 C，但经发芽后，其含量明显提高。大豆的矿物质含量在4%左右，包括钾、钠、钙、镁、铁、锌等，其中铁含量较为丰富，7～8 mg/100 g。

2. 其他豆类

其他豆类如蚕豆、豌豆、绿豆等蛋白质含量中等，脂肪含量较低，碳水化合物含量较高。蛋白质含量为20%～25%，脂肪含量1%左右，碳水化合物在55%以上。维生素和矿物质的含量也很丰富。

(二) 豆类及其制品的合理利用

不同加工和烹调方法，对大豆蛋白质的消化率有明显的影响。豆制品在加工过程中一般要经过浸泡、细磨、加热等处理，使其中所含的抗胰蛋白酶因子破坏，大部分纤维素被去除，因此消化吸收率明显提高。例如，整粒熟大豆的蛋白质消化率仅为65.3%，但加工成豆浆可达84.9%，豆腐可提高到92%～96%。

豆类中膳食纤维含量较高，特别是豆皮。因此国外有人将豆皮经过处理后磨成粉，作为高纤维用于烘焙食品。提取的豆类纤维加到缺少纤维的食品中，不仅改善食品的松软性，还有保健作用。

三、蔬菜与水果类食物的营养价值及合理利用

(一) 蔬菜的营养价值

1. 蔬菜的主要营养成分及组成特点

(1) 叶菜类：主要包括白菜、菠菜、油菜、韭菜、苋菜等，是胡萝卜素、维生素 B_2、维生素 C 和矿物质及膳食纤维的良好来源，其中维生素 C 含量多在 35 mg/100 g 左右，膳食纤维含量约为 1.5%，矿物质的含量约 1%。绿叶蔬菜和橙色蔬菜营养素含量较为丰富，特别是胡萝卜素的含量较高，维生素 B_2 含量虽不很丰富，但在我国人民膳食中此类食物仍是维生素 B_2 的主要来源。

(2) 根茎类：主要包括萝卜、胡萝卜、荸荠、藕、山药、芋艿、葱、蒜、竹笋等。根茎类蛋白质含量为1%～2%，脂肪含量不足0.5%，碳水化合物含量相差较大，低者5%左右，高者可达20%以上。膳食纤维的含量较叶菜类低，约1%。胡萝卜中含胡萝卜素最高，每100 g 含量可达 4 130 μg。硒的含量以大蒜、芋艿、洋葱、马铃薯等中最高。

(3) 瓜茄类：包括冬瓜、南瓜、丝瓜、黄瓜、茄子、番茄、辣椒等。瓜茄类因水分含

量高,营养素含量相对较低。蛋白质含量为 0.4%～1.3%,脂肪微量,碳水化合物 0.5%～3.0%。膳食纤维含量1%左右,胡萝卜素含量以南瓜、番茄和辣椒中最高,维生素 C 含量以辣椒、苦瓜中较高,番茄是维生素 C 的良好来源。辣椒中还含有丰富的硒、铁和锌,是一种营养价值较高的植物。

(4) 鲜豆类:包括毛豆、豇豆、四季豆、扁豆、豌豆等。与其他蔬菜相比,营养素含量相对较高。蛋白质含量为 2%～14%,平均 4%左右,其中毛豆和发芽豆可达 12%以上。脂肪含量不高,除毛豆外,均在 0.5%以下;碳水化合物为 4%左右,膳食纤维为 1%～3%。胡萝卜素含量普遍较高。此外,还含有丰富的钾、钙、铁、锌、硒等。

2. 蔬菜的合理利用

(1) 合理选择:蔬菜含丰富的维生素,除维生素 C 外,一般叶部含量比根茎部高,嫩叶比枯叶高,深色的菜叶比浅色的高。因此在选择时,应注意选择新鲜、色泽深的蔬菜。

(2) 合理加工与烹调:蔬菜所含的维生素和矿物质易溶于水,所以宜先洗后切,以减少蔬菜与水和空气的接触面积,避免损失。洗好的蔬菜放置时间不宜过长,以避免维生素氧化破坏,尤其要避免将切碎的蔬菜长时间地浸泡在水中。烹调时要尽可能做到急火快炒。

(二) 水果类的营养价值

水果类可分为鲜果、干果、坚果和野果。水果与蔬菜一样,主要提供维生素和矿物质。水果也属碱性食品。

1. 水果的主要营养成分及组成特点

(1) 鲜果及干果类:新鲜水果的水分含量较高,营养素含量相对较低。蛋白质、脂肪含量均不超过 1%,碳水化合物含量差异较大,低者为 6%,高者可达 28%。矿物质含量除个别水果外,相差不大,其中枣中铁含量丰富,白果中硒含量较高。维生素 B_1 和维生素 B_2 含量也不高,胡萝卜素和维生素 C 含量因品种不同而异,胡萝卜素含量高的水果为柑、橘、杏和鲜枣,维生素 C 含量高的水果为鲜枣、草莓、橙、柑、柿等。

干果是新鲜水果经过加工晒干制成,如葡萄干、杏干、蜜枣和柿饼等。由于加工的影响,维生素损失较多,尤其是维生素 C。但干果便于储运,并别具风味,有一定的食用价值。

(2) 坚果:坚果是以种仁为食用部分,因外覆木质或革质硬壳,故称坚果。按照脂肪含量的不同,坚果可以分为油脂类坚果和淀粉类坚果,前者富含油脂,包括核桃、榛子、杏仁、松子、香榧、腰果、花生、葵花子、西瓜子、南瓜子等,一般脂肪含量在 40%左右,其中核桃、榛子、杏仁、松子、葵花子等达 50%以上;后者淀粉含量高而脂肪很少,包括栗子、银杏、莲子、芡实等。

坚果是一类营养价值较高的食品,其共同特点是低水分含量和高能量,富含 B 族维生素和各种矿物质,如钾、镁、磷、钙、铁、锌、铜等。从营养素含量而言,富含脂肪的坚果优于淀粉类坚果,然而因为坚果类所含能量较高,虽为营养佳品,亦不可过量食用,以免导致肥胖。

(3) 野果：野果在我国蕴藏十分丰富,如沙棘、金樱子、猕猴桃、刺梨、番石榴等,这类资源亟待开发利用。野果中含有丰富的维生素 C、有机酸、生物类黄酮。

2. 水果的合理利用

水果除含有丰富的维生素和矿物质外,还含有大量非营养素的生物活性物质,可以防病治病,也可能致病。食用时应予注意。如梨有清热降火、润肺去燥等功能,对于肺结核、急性或慢性气管炎和上呼吸道感染患者出现的咽干、喉疼、痰多而稠等有辅助疗效,但对产妇、胃寒及脾虚泄泻者不宜食用。又如红枣,可增加机体抵抗力,对体虚乏力,贫血者适用,但龋齿疼痛、下腹胀满、大便秘结者不宜食用。在杏仁中含有杏仁苷、柿子中含有柿胶酚,食用不当,可引起溶血性贫血、消化性贫血、消化不良、柿结石等疾病。

鲜果类水分含量高,容易腐烂,宜冷藏。坚果水分含量低而较耐储藏,但含油坚果的脂肪含不饱和脂肪酸的比例较高,易受氧化而酸败变质,故而应当保存于干燥阴凉处,并尽量隔绝空气。

四、菌藻类食物营养价值与保健作用

菌藻类食物包括食用菌和藻类食物。食用菌是指供人类食用的真菌,有 500 多个品种,常见的有蘑菇、香菇、银耳、木耳等品种。供人类食用的藻类有海带、紫菜、发菜等。菌藻类食物富含蛋白质、膳食纤维、碳水化合物,维生素和矿物质,尤其是铁、锌、硒,含量为其他食物的数倍甚至十余倍。胡萝卜素含量差别较大,在紫菜和蘑菇中含量较高,其他菌藻类中较低。维生素 B_1 和维生素 B_2 含量也比较高。蛋白质含量以发菜、香菇和蘑菇最为丰富,在 20% 以上。蛋白质氨基酸组成比较均衡,必需氨基酸含量占蛋白质总量的 60% 以上。脂肪含量低,约 1.0%。碳水化合物含量为 20%～35%,银耳和发菜中含量较高,为 35% 左右。

菌藻类食物除了提供丰富的营养素外,还具有明显的保健作用。研究发现,蘑菇、香菇和银耳中含有多糖物质,具有提高人体免疫功能和抗肿瘤作用。香菇中所含的香菇嘌呤,可抑制体内胆固醇形成和吸收,促进胆固醇分解和排泄,有降血脂作用。黑木耳能抗血小板聚集和降低血凝,减少血液凝块,防止血栓形成,有助于防治动脉粥样硬化。海带因含有大量的碘,临床上常用来治疗缺碘性甲状腺肿。海带中的褐藻酸钠盐,有预防白血病和骨癌作用。

 思考与练习

一、解释基本概念

食物营养价值　营养素密度　能量密度　INQ　乳糖不耐症　抗生物素蛋白

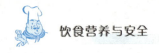

二、问答题

1. 畜禽肉类蛋白质营养价值如何？
2. 鱼类脂肪酸与畜类脂肪酸对人体健康有何不同影响？
3. 蛋类生吃好还是熟吃好？
4. 为什么说奶类是钙的良好来源？
5. 谷物与蔬菜都具有哪些营养特点？

三、综合训练题

1. 查食物营养成分表或营养软件，填补表3-2中空格。请以成年男子轻体力劳动者为例，计算出所列各营养素的INQ，并评价食物的营养价值，且提出合理化建议。

表3-2 食物营养成分与 INQ 值

能量与各营养素	热能(kJ)	蛋白质(g)	视黄醇(μgRE)	硫胺素(mg)	核黄素(mg)	钙(mg)	铁(mg)
营养素参考摄入量	10 032	75	800	1.4	1.4	800	15
鸡蛋 100 g							
鸡蛋 INQ							
大米 100 g							
大米 INQ							
大豆 100 g							
大豆 INQ							

2. 社会上流传一种对不同种类食品选择的形象说法："吃四条腿的（畜类肉）不如两条腿的（禽类），吃两条腿的不如没有腿的（鱼类）。"你认为这种说法科学吗？请你用食物原料营养知识谈谈对这段话的理解。

3. 蛋白质互补食物设计。有两种不同的食物搭配方案，一种全是植物食物，另一种包含动物性食物，方案如表3-3所示。

表3-3 食物搭配方案

方案	方案 1	方案 2
食物组成	面包200克（面粉100克） 凉拌黄瓜100克（黄瓜100克）	面包200克（面粉100克） 凉拌黄瓜100克（黄瓜100克） 鸡蛋80克

（1）利用食物成分表，查出各种食物的蛋白质含量，比较两种方案蛋白质含量。

（2）利用有关食物成分表，查出各种食物必需氨基酸含量，并分别计算两种搭配方案的氨基酸分。

(3) 总结出影响混合食物氨基酸分高低的因素。讨论在膳食中如何进行搭配以提高膳食蛋白质营养价值。

4. 从均衡膳食的角度评价一下以下三位同学的早餐食物选择,看看哪位同学的早餐最符合营养需求?说明理由并试着提出你的建议。

甲:两个菠萝面包、一杯可乐。

乙:一个鸡蛋、一杯牛奶。

丙:一个火腿鸡蛋三明治、一杯鲜橙汁。

5. 光绪十三年(1887),清政府向英德购买四艘军舰,派人驶回国内。当年7月25日至10月26日,航行三月余抵达厦门。途中海员脚气病流行。表现为"患腿肿,不数日上攻于心,肿至腰际即不治。船员均以白米为主食。船上无冷藏吃不到新鲜肉类。"

问题1:这是一种什么物质的缺乏?

问题2:为什么会有这种物质缺乏?

6. 案例。材料1:1959—1961年,中国遭遇三年自然灾害,农业生产大幅减少,城乡居民生活受到极大的影响,粮食和副食品实行定量供应。当时的粮食定量对于很多人都不够吃,肉禽鱼蛋等动物性食物供应更是少之又少。当时由于营养需要得不到满足,很多人患营养不良疾病。极度消瘦、下肢浮肿,身体衰弱,劳动生产效率也大大下降。有文献评估,对于当时出生的婴儿,其成年时候的身高同比矮了3.03厘米。

材料2:CCTV健康之路——中国式膳食与健康报道:由美国康奈尔大学柯林·坎贝尔教授与中国相关专家完成的《中国健康调查报告》,获中国卫生部科技进步一等奖。坎贝尔教授是一位国际知名的营养学家,他对营养学,特别是对膳食、营养与慢性疾病关系的研究成果引人瞩目。1983年到1989年间,坎贝尔教授等专家在中国24个省69个县,上万人的问卷和实验分析得出很多富有指导性的结论:以动物性食物为主的膳食会导致慢性疾病的发生(如肥胖、冠心病、肿瘤、骨质疏松等);以植物性食物为主的膳食最有利于健康,也最能有效地预防和控制慢性疾病。用通俗的话讲就是:多吃粮食、蔬菜和水果,少吃鸡、鸭、鱼、肉、蛋、奶等。

请分析以上两个案例,阐述动植物性食物对人类健康的影响。

四、客观题

(一) 单项选择题

1. 谷类碳水化合物含量最为丰富,主要( )。

A. 集中在胚乳中　　　　　　B. 集中在胚芽中

C. 集中在麸皮中　　　　　　D. 均匀分布

2. 以玉米为主食的地区居民容易发生( )。

A. 脚气病　　　　　　　　　B. 氟气病

C. 癞皮病　　　　　　　　　D. 败血症

3. 下列措施不能够减少谷类营养素损失的是(　　)。
   A. 少搓少洗　　　　　　　　　B. 少炸少烤
   C. 面粉蒸煮加碱要适量　　　　D. 储藏要科学
4. 大豆类的蛋白质的含量在(　　)。
   A. 在5%～15%　　　　　　　　B. 在30%～40%
   C. 在40%～50%　　　　　　　 D. 在15%～25%
5. 大豆的最佳吃法是(　　)。
   A. 整籽粒蒸煮使用　　　　　　B. 粉碎后加工成豆制品再食用
   C. 炒食用　　　　　　　　　　D. 油炸食用
6. 叶菜类蔬菜的维生素C的含量大部分在(　　)左右。
   A. 350 mg/100 g　　　　　　　B. 3.5 mg/100 g
   C. 0.35 mg/100 g　　　　　　 D. 35 mg/100 g
7. 关于蛋中铁描述不正确的是(　　)。
   A. 蛋黄中的铁的含量较高　　　B. 蛋中铁的吸收存在干扰因素
   C. 蛋中铁的吸收率高　　　　　D. 蛋中铁的吸收率不高
8. 下列禽蛋中含胆固醇最高的是(　　)。
   A. 鹅蛋　　　B. 鸡蛋　　　C. 鸭蛋　　　D. 鹌鹑蛋
9. 从营养学的角度来看，豆芽的显著特点就是在豆类发芽的过程中产生了(　　)。
   A. 维生素C　　B. 维生素B_1　　C. 维生素B_2　　D. 维生素D

(二)多项选择题(至少选择两项)

1. 植物性食物(　　)。
   A. 以坚果类食物的脂肪含量最高　　B. 以豆类食物的脂肪含量最高
   C. 以亚油酸为主　　　　　　　　　D. 以牛磺酸为主
   E. 以含铁最为丰富
2. 脂肪含量较低的食品有(　　)。
   A. 蔬菜　　　B. 海带　　　C. 坚果　　　D. 水果
   E. 大豆
3. 面粉所含蛋白质的氨基酸中(　　)。
   A. 赖氨酸较低　　　　　　　　B. 赖氨酸较高
   C. 蛋氨酸较高　　　　　　　　D. 蛋氨酸较低
   E. 色氨酸高
4. 大豆所含蛋白质的氨基酸中(　　)。
   A. 赖氨酸较低　　　　　　　　B. 赖氨酸较高
   C. 蛋氨酸较高　　　　　　　　D. 蛋氨酸较低
   E. 二者都较高

5. 下列属于油脂类坚果的有（　　）。
   A. 核桃　　　　B. 松子　　　　C. 栗子　　　　D. 香榧
   E. 葵花子
6. 下列对禽蛋营养价值的叙述正确的有（　　）。
   A. 蛋清中的脂肪远低于蛋黄
   B. 鹅蛋的胆固醇含量最高
   C. 蛋类的碳水化合物的含量较低，一般在1%
   D. 蛋中的维生素的含量受季节、饲料和品种等因素的影响
   E. 蛋中的矿物质主要集中于蛋清里
7. 牛乳中的矿物质主要受下列（　　）因素的影响。
   A. 品种　　　　B. 饲料　　　　C. 泌乳期　　　　D. 湿度
   E. 温度
8. 下列对动植物油脂进行比较，正确表述的有（　　）。
   A. 动物油脂的营养价值高于植物油脂
   B. 植物油脂的熔点低于动物油脂
   C. 植物油脂的消化率高于动物油脂
   D. 植物油脂中必需脂肪酸含量高于动物油脂
   E. 野外放养山羊的油脂营养价值高于深海鱼油的营养价值

（三）判断题
1. 植物性食物中铁吸收率都较动物性食物为低。　　　　　　　　（　　）
2. 泡菜是酸性食品。　　　　　　　　　　　　　　　　　　　　（　　）
3. 糯米的淀粉不含支链淀粉分子，仅由颗粒淀粉构成。　　　　　（　　）
4. 糙米中含较多维生素 B_1，但米糠层中含量多，胚乳中含量少。（　　）
5. 米的无机质，钙少而磷多。　　　　　　　　　　　　　　　　（　　）
6. 豆制品营养价值高于大豆，主要是由于在豆制品的加工过程中去除了大豆中的抗营养因子。　　　　　　　　　　　　　　　　　　　　　　（　　）
7. 谷类蛋白质的生物学价值不及动物性蛋白质。　　　　　　　　（　　）
8. 食用鸡蛋和牛奶并不能预防缺铁性贫血。　　　　　　　　　　（　　）

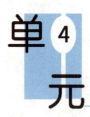

单元 4　食物合理烹饪与平衡膳食

知识目标

- 了解烹饪、烹调的概念及烹饪过程中营养素发生的变化,掌握科学烹饪的方法。
- 了解常见的膳食结构类型及其特点,掌握一般人群《中国居民膳食指南》(2007)和平衡膳食宝塔的内容。
- 掌握计算法和食物交换份法食谱编制的方法。

能力目标

- 能应用营养素在烹饪过程中变化的相关知识指导科学烹饪。
- 能运用膳食指南及平衡膳食宝塔指导一般人群合理膳食。
- 能运用计算法和食物交换份法为健康成人编制食谱。

4.1　食物合理烹饪

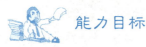
案例与分析 4-1

"糖醋黄河鲤鱼"的烹饪

"糖醋黄河鲤鱼"是山东济南的传统名菜。它的烹饪流程如下:

(1)鲤鱼去鳞、去内脏、洗净,间隔 2.5 厘米距离,先直刻后斜剖约 1.5 厘米深刀纹,然后提起刀,使鱼身张开,将精盐撒入鱼身内稍腌。

(2)炒锅倒油,旺火烧至七成热,把鲤鱼入热油反复炸制 4 次,每次约 2 分钟,至鲤鱼呈金黄色即可。

（3）炒锅留油少许，烧至六成热，放入葱、姜、蒜末、醋、酱油、白糖、清汤，放入鲤鱼，烧至鲤鱼熟烂入味，即用湿淀粉勾芡，淋上熟油少许即可。

与糖醋鲤鱼相类似的菜肴还有很多，比如梁溪脆鳝、松鼠鳜鱼等，均需要把原料反复炸透，再进行其他烹饪操作。炸制由于温度较高，可以形成较好的风味。原料炸制后形成酥松多孔的状态易于在烹调时入味。因此炸制方法，为很多厨师所爱用，用这样的方法做成的菜肴要么外酥里嫩，香味浓郁；要么酥烂多汁，鲜香可口。

案例分析：炸制方法虽可形成较好的风味，却不是任何食品都适合。案例中所提到的鲤鱼、鳝鱼、鳜鱼等从营养与安全角度就不适合高温油炸。一方面这些水产鱼类富含优质蛋白质和肌酸，油炸容易产生苯并（α）芘和杂环胺等致癌物。另一方面，极高的烹调温度导致蛋白质过度变性，反而不利于消化吸收。同时，鱼类中所富含的维生素特别是B族维生素被大量破坏，矿物质也因为大量的油脂影响而不易吸收。所以这类方法烹调出来的食品在营养上是得不偿失的。如果在油炸前，用面粉、水等调制面糊，裹在鱼体表面。再进行油炸，就可以减少上述弊端。

多数食物原料在被人体摄取之前，都要经历烹饪过程，这是使食物原料获得最佳的口感、安全性和营养价值所必需。在烹饪过程中对食物的营养价值影响很大，不懂得如何合理烹饪食物原料，就无法通过膳食来向人们提供均衡的营养。

一、营养素在烹饪过程中的变化

烹饪是指菜肴、主食和小吃成品的整个饭菜制作。而烹调是单指制作菜肴而言，其含义是指将可食性的物质原料进行加工切配、热处理及投放调味品等熟制成菜肴的操作过程。从烹饪营养学角度来讲，合理烹饪是最有利于人体摄取和利用食物，它的目标应该是使烹饪成品对人体的营养价值达到最高。合理烹饪具有以下几个特征：①增强了食品的安全性。即在合理烹饪过程中，能有效地消除食物原料中的有害因素，同时又不产生新的有害成分。②能最大限度的保留食品的营养价值。烹饪当中，从原料的初加工到切配、制熟，都遵循营养学原则，使营养素得到最大程度的保留。③兼顾烹饪成品的营养与风味。做到保护营养可能会牺牲食物的风味，但合理烹饪绝不能不顾及食物的风味。因为良好的食物风味也会促进消化，提高食物的营养价值。所以合理烹饪在满足安全的前提下，还须兼顾营养和食品风味。

通过合理烹饪，能够向人们提供安全、美味、营养价值高的食物，从而为人体获得全面而均衡的营养打下基础。

（一）蛋白质在烹饪中的变化

1. 蛋白质变性

凡是能引起蛋白质天然构象变化、而不涉及肽键断裂的过程，都叫变性。蛋白质变性之后结构更加松散，更容易为人所消化。蛋白质变性的类型根据引起变性的原因不同,而有热变性和其他变性之分。

蛋白质热变性:由于受热导致的蛋白质变性称谓热变性。在烹饪中采用爆、炒等方法,由于进行快速高温加热,加快了蛋白质变性的速度,原料表面因变性凝固、细胞孔隙闭合,从而原料内部的营养素和水分不会外流,可使菜肴的口感鲜嫩,并能减少营养成分的损失。经过初加工的鱼、肉在烹制前有时先用沸水烫一下,或在较高的油锅中速炸一下,也可达到上述的目的。

蛋白质其他变性:除了高温之外,酸、碱、有机溶剂等因素也会引起蛋白质变性,并均可在烹饪中得到应用。

蛋白质的 pH 值处于 4 以下或 10 以上的环境中会发生酸或碱引起的变性,例如在制作松花蛋时,就是利用碱对蛋白质的变性作用,而使蛋清和蛋黄发生凝固;酸奶饮料和奶酪的生产,则是利用酸对蛋白质的变性作用;牛奶中的乳糖在乳酸菌的作用下产生乳酸,pH 值下降引起乳球蛋白凝固,同时使可溶性的酪蛋白沉淀析出。

酒精也能使蛋白质变性,鲜活水产品的醉制就是利用这一原理,通过酒浸醉死,不再加热,即可食用,如醉蟹、醉虾等。

2. 蛋白质水解作用

在烹饪过程中,蛋白质分子受热、酸、碱等因素影响,分解为肽或氨基酸的过程,称为蛋白质水解。许多氨基酸都具有明显的味感,如丙氨酸、甘氨酸、脯氨酸、苏氨酸、丝氨酸、羟脯氨酸等呈甜味;蛋氨酸、异亮氨酸、精氨酸、苯丙氨酸、色氨酸、缬氨酸、亮氨酸、组氨酸等呈苦味;谷氨酸、天门冬氨酸等呈酸味;谷氨酸钠和天门冬氨酸钠呈鲜味。许多低聚肽,特别是二聚肽,能使食品中各种呈味物质变得更突出、更协调。

炖制牛肉过程中因产生肌肽、鹅肌肽等低聚肽,形成了牛肉汁特有的风味;烧制鱼过程中,因产生天门冬氨酸、谷氨酸以及由这些氨基酸组成的低聚肽,所以鱼汤的滋味特别鲜美。动物的骨、皮、筋和结缔组织中的蛋白质,主要是胶原蛋白质,经长时间煮沸,或在酸、碱介质中加热,可被水解为明胶,生成胶体溶液,如筋多的牛肉经长时间加热后,可变得极其软烂,就是这个缘故。胶原蛋白水解为明胶后容易消化吸收,菜肴也变得柔软、爽滑,营养价值提高。

3. 蛋白质的胶凝作用

明胶冷却后即凝固成富有弹性的凝胶,可利用此特性制作水晶菜肴,如猪皮冻、鱼鳞冻、水晶肴肉等。

胶凝是蛋白质的一种聚合反应。凝胶体是由展开的蛋白质肽链相互交织、缠绕,并以部分共价键、离子键、疏水键及氢键键合而成的三维空间网状结构,且通过蛋白质肽链上的亲水基团结合大量的水分子,还将无数的小水滴包裹在网状结构的"网眼"中。凝胶体保持的水分越多,凝胶体就越软嫩。

4. 蛋白质的羰氨褐变和酰氨键的形成

如果加热过度,在有糖(还原糖)存在的情况下,蛋白质或氨基酸分子中的氨基与糖分子中的羰基间发生反应,即羰氨反应(美拉德反应),生成具有特殊香味的棕色甚至是黑色的大分子物质类黑精或拟黑素。羰氨反应不仅引起制品褐变,也能破坏营养成分,特别是赖氨酸的损失较大,从而降低蛋白质的营养价值。

蛋白质在强热过程中,赖氨酸分子中 $\alpha-NH_2$ 容易与天门冬氨酸或谷氨酸的羧基发生反应,形成酰胺键,导致蛋白质很难被蛋白酶水解,因而也难以被人体消化吸收。米面制品经膨化或焙烤后,表面蛋白质的营养价值会遭到一定程度的破坏。又如牛奶中蛋白质含谷氨酸、天门冬氨酸较多,在过度强热后,易与赖氨酸发生反应,形成新的酰胺键,使牛奶的营养价值降低。

(二) 碳水化合物在烹饪中的变化

碳水化合物种类很多,在烹饪中较常用到的是淀粉和蔗糖。

1. 淀粉的糊化

在蒸煮等水热烹调中,淀粉分子因受水分子撞击,分子能量增加,分子间隙加大,并与水形成较稳定的分散系,使食物呈现出黏而松软的形态,这种变化称为淀粉的糊化。糊化后的淀粉口感更好,有利于消化吸收。在煮米饭、煮粥、蒸馒头等过程中,大米、面粉等含有的淀粉糊化,提高了食物的营养价值。在烹饪中给原料上浆、勾芡或挂糊,也利用了淀粉糊化的特性,不仅可以增香去异味,而且对原料中的营养素起保护作用。

2. 淀粉的回生

淀粉的回生也称凝沉或老化,是指由淀粉糊化所形成的稀溶液或淀粉糊在低温静置一定时间,混浊度增加,在稀溶液中会有沉淀析出,淀粉糊会变成凝胶体,丧失黏糯的特性。回生后的淀粉结构十分稳定,即使再加热、加压也很难使它溶解。回生后的淀粉因为溶解性较差从而影响了人体消化吸收,营养价值降低。直链淀粉比支链淀粉更易回生,比如普通大米主要含直链淀粉,普通大米煮成的米饭更容易回生,而糯米主要含支链淀粉,能长时间保持粘软的状态。直链淀粉分子量越大越不容易老化,例如,马铃薯淀粉中的直链淀粉的链较长,聚合度约为 1 000~6 000,所以回生慢;玉米淀粉中直链淀粉的聚合度约为 200~1 200,平均 800,所以易回生。

3. 淀粉的焦化

淀粉在炸、烤等高温烹调中因分子失水,部分碳化,导致食物的颜色变成黄褐色,这就是淀粉的焦化。像烤制的面包,表层淀粉由于受到高温,发生焦化是其呈现黄褐色的原因之一;土豆条经过炸制后变成黄褐色,也是因为淀粉发生了焦化。焦化后淀粉营养价值降低。

4. 蔗糖的拔丝与焦糖化反应

当蔗糖在与少量的水混合加热熔化成糖稀后,可以用来做拔丝菜。此时尚未发生化学反应,蔗糖的营养不受影响。当加热温度超过其熔点,糖被分解而发生降解作用,产生小分子物质,经过聚合、缩合后,生成褐红色的焦糖色素,这就是糖的焦糖化反应,形成了焦糖色素,糖的营养价值降低。

单元 4 食物合理烹饪与平衡膳食

（三）脂类在烹调中的变化

脂类包含类脂与脂肪，在烹饪过程中我们较少把脂肪与类脂区分开，而统一用油脂来代替。

1. 油脂的水解与酯化

在烹饪过程中，一部分甘油三酯水解，形成脂肪酸和甘油。当加入某些调味品时，如酒、醋等，相应的醇与酸就会分别与脂肪酸和甘油结合形成酯，而产生特殊的香气。在烹饪中学会运用酒和醋，掌握用量和加入的时机就能为菜肴很好地增香。

2. 油脂的乳化

乳化是指在较高温度下或在乳化剂的作用下，原本与水不能融合的脂类物质以极小的颗粒均匀地分散在水中，形成乳浊液的过程。在烹饪当中炖煮一些富含脂肪的食物原料通常可以看到乳化现象，如炖猪蹄、煮鲫鱼形成的汤，颜色呈奶白色，就是因为猪蹄和鲫鱼当中的脂类在高温和蛋白质等催化作用下，发生了乳化反应。乳化后的脂肪更容易被人体吸收。

3. 油脂热聚合或过氧化

当温度达到250℃～300℃时同一分子的甘油酯中的脂肪酸之间，或者不同分子的甘油酯之间，就会发生聚合反应。其结果使油脂的稠度及黏度增高，过氧化脂质含量升高。油脂在煎炸过程中，随着温度升高黏度越来越大，过氧化反应越来越强。在煎炸食品时，应尽量避免油温过高，一般控制在170℃～200℃就不会出现对机体有害的热聚合物和过氧化产物。

反复高温油炸的脂肪，会产生色泽变深、变稠变黏、泡沫增加、发烟点下降，这种现象称为油脂的老化。老化脂肪营养价值和食用安全性都降低。为减少老化脂肪对食物的影响，煎炸用油应不断更新，不断增加新油，不要反复使用陈油。

4. 油脂的酸败

脂肪在特定的条件下会变质，产生不正常的令人厌恶的气味及臭味，这种变化叫做酸败。酸败是由空气中的氧、水分或微生物作用引起的。油脂含水量高、与空气接触面积大或微生物大量繁殖，都更加容易使油脂酸败。酸败后油脂含有过氧化产物、游离脂肪酸、酮等，造成油脂口感变差，甚至可能引起食物中毒。

（四）维生素在烹饪中的变化

在烹饪过程中，从原料的洗涤、初加工到烹制成菜，食物中的各种维生素会因水浸、受热、氧化等原因而流失或破坏，从而导致膳食的营养价值降低。

1. 烹饪中维生素损失的原因

维生素在烹饪过程中的损失，主要是由于维生素的性质所决定的。引起其损失的有关性质主要有以下几个方面。

（1）氧化反应：对氧敏感的维生素有维生素A、E、K、B_1、B_{12}、C等，它们在食品的烹饪过程中，很容易被氧化破坏。尤其是维生素C对氧气很不稳定，特别是在水溶液中更易被氧化，氧化的速度与温度关系密切。烹饪时间越长，维生素C氧化损失就越多,因此在烹饪中应尽可能缩短加热时间,以减少维生素C的损失。

(2) 溶解流失:烹饪过程中,加水量越多或汤汁溢出越多,溶于菜肴汤汁中的维生素也就越多。汤汁溢出的程度与烹调方法有关,一般采用蒸、煮、炖、烧等烹制方法,汤汁溢出量可达50%,因此水溶性维生素在汤汁中含量较大;采用炒、滑、熘等烹调法,成菜时间短,尤其是原料经勾芡下锅汤汁溢出不多,因此水溶性维生素从菜肴原料中析出量不多。

脂溶性维生素如维生素A、D、K、E只能溶解于脂肪中,因此菜肴原料用水冲洗过程和以水作传热介质烹制时,不会流失。但用油作传热介质时,部分脂溶性维生素会溶于油脂中。在凉拌菜中加入食用油不但可以增加其风味,还能增加人体对凉拌菜中脂溶性维生素的吸收。

(3) 热分解作用:一般情况下,水溶性维生素对热的稳定性都较差,而脂溶性维生素对热稳定,但易氧化的例外。如维生素A在隔绝空气时,对热稳定,但在空气中长时间加热的破坏程度会随时间延长而增加,尤其是油炸食品,因油温较高,会加速维生素A的氧化分解。

(4) 酶的作用:在动植物性原料中,都存在多种酶,有些酶对维生素具有分解作用,如蛋清中的抗生物素酶能分解生物素,果蔬中的抗坏血酸氧化酶能加速维生素C的氧化。这些酶在90℃~100℃下经10~15分钟的热处理,即失去活性。如未加热的菜汁中维生素C因氧化酶的作用,氧化速度较快,而加热后,菜汁中的氧化酶失活,维生素C氧化速度则相应减慢。

此外,维生素的变化还受到光、酸、碱等因素的影响。

2. 维生素在烹饪过程中的损失

(1) 洗涤和焯水引起的损失:绝大多数烹饪原料在烹制之前要经过洗涤,有些原料还要进行焯水。在洗涤和焯水过程中,原料中的水溶性维生素,如维生素 B_1、B_2、B_6、PP、C和叶酸等,有一部分会溶于水中造成损失。

原料的表面积越大、水量越多、水流速越快、水温越高,则维生素的损失就越严重。如去皮的土豆,浸水12小时,未切碎和切碎的,维生素 B_1 的损失率分别为8%和15%,维生素C的损失率分别为9%和51%;蔬菜洗后再切,比切后再洗,维生素的保存率要高得多,因此蔬菜宜先洗后切,做菜时勿浸泡、挤汁,以减少维生素的损失。

淘米时要合理洗涤,如反复使劲搓洗或长时间浸泡,也会造成水溶性维生素的大量损失,如维生素 B_1 可损失30%~60%,维生素 B_2、PP可损失20%~25%。

(2) 烫漂和沥滤引起的损失:果蔬在加工中常需要烫漂以满足其卫生要求。烫漂时的维生素损失可能较大,主要是由食物的切面或其他易受影响的表面被萃取出来,以及水溶性维生素的氧化和加热破坏所引起。如果采用蒸汽烫漂,然后在空气中冷却就可减少水溶性维生素因沥滤所造成的损失。

应当指出,尽管烫漂会引起维生素损失,但却又是食品保藏中保存维生素的一种

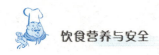

方法。把果菜放在沸腾的水中进行高温瞬时烫漂处理,由于沸水中几乎不含溶解的氧,而且此时氧化酶很快失去活性,则可以减少维生素C的损失。用这种方法烹制的马铃薯,其维生素C含量的损失要比普通方法减少50%。

(3)烹调加热过程中引起的损失:食物在烹调时要经受高温,并在加热条件下与氧气、酸、碱和金属炊具接触,引起许多维生素被氧化与破坏,造成不同程度的损失。

第一,水溶性维生素的损失。水溶性维生素不仅易溶于水,而且不耐热和光,在碱性条件下很容易遭受破坏。

维生素B_1在干燥时较稳定,但在有水存在的情况下,就变得不稳定。谷类中的维生素B_1经蒸或烤约损失10%,水煮则损失25%,若受高温和碱的作用则损失更大,如炸油条时,维生素B_1几乎全部被破坏。

维生素B_2对热比较稳定,水煮、烘烤、冷冻时损失都不大,在水溶液中短时间高压加热也不被破坏;但在碱性条件下或光照则容易被破坏。

维生素PP易溶于水,食物在高温油炸或加碱的条件下,游离型的维生素PP可损失50%左右。

维生素C不仅热稳定性差而且容易被氧化,许多蔬菜、水果一旦切开或切碎暴露在空气中,维生素C就被氧化破坏。在烹制中,加热时间越长,维生素C的损失就越严重,如蔬菜旺火快炒2分钟,损失率为30%~40%,延长10分钟,损失率达50%~80%。维生素C在酸性介质中比较稳定,因此在烹调时加点醋,有利于维生素C的保护。含维生素C较多的蔬菜在烹调时不宜放碱、矾,也不宜用铜或其他重金属炊具,否则会加速其破坏。

第二,脂溶性维生素的损失。脂溶性维生素对热比较稳定,也不溶解于水中受损失,但容易被氧化分解,特别是在高温的条件以及与酸败的油脂接触时,其氧化的速度会明显加快。由于脂溶性维生素能溶于脂肪,所以在油炸食品时,有部分维生素会溶于油中而损失;而与脂肪一起烹制,则可大大提高脂溶性维生素的吸收利用率。

经过短时间的烹调,食物中维生素A和胡萝卜素的损失率不超过10%,在水中加热,一般损失也不超过30%。维生素D对热、氧、碱均较稳定,但对光则很敏感。维生素E容易被氧化,尤其是在高温、碱性介质和有铁存在的情况下,其破坏率可达到70%~90%,使用酸败的油脂,则破坏率更高,即使不能被品尝出来的酸败油脂,也会对维生素E产生明显的破坏。

(五)无机盐与微量元素在烹饪中的变化

食物原料所含的无机盐在烹调过程中也可能因为物理或化学因素导致损失。

1. 物理因素

许多矿物质以可溶性盐的形式存在于食物中,经洗涤、加汤、原料汁液流失而溶解流失。一般在酸性溶液里矿物质溶解量较大,溶解量还与原料切割大小、水的量、温度、水中浸泡或加热时间长短有关。普通大米淘洗2~3次后表层无机盐流失15%左右。所以比较科学的淘米的方法是：淘米要用冷水，不要用热水和流水淘洗，并适当控制淘洗的遍数，以能淘去泥沙杂屑为度，一般以2次为宜。淘米前不要把米在水中浸泡，淘米时也不能用力去搓，以防止米粒表层可溶性营养大量随水流失。

2. 化学因素

矿物质离子可以和食物中的草酸、植酸等弱酸形成难溶的盐，从而减少了矿物质的吸收。比如豆腐在与菠菜同时烹调时，豆腐中的钙和菠菜中的草酸形成草酸钙沉淀，降低了钙的吸收率。这在菜肴搭配时必须要进行考虑，如果必须要做这样的搭配，则可以用焯水方法降低原料中草酸、植酸的含量。在烹调鲜的冬笋、菠菜等食物原料前，也应该先焯水，以减少对营养素及人体的危害。

二、烹饪中的营养素保护

烹饪中，菜肴制作的步骤一般可描述为：选料—原料的初步加工—原料的切配—糊浆处理—原料熟处理—加热调味—烹调成菜—出锅装盘。

食物在烹调加工的每一过程中，都会发生理化变化，使一些营养素受到损失。因此，要求烹饪工作者在食品烹制的全过程中，既要认真选料，又要有得当的初加工、合理的切配、正确方法的熟处理和科学的烹调，以使食物营养素的流失降低到最低限度，使食物发挥最大的营养效能，从而提高菜肴质量。

（一）合理的初加工

烹调前的初加工主要包括宰杀、摘剔、洗涤、剖剥等。在初加工时应尽可能保存原料的营养成分，避免不必要的浪费。如一般的鱼初加工时须刮净鱼鳞，但新鲜的鲥鱼和白鳞鱼则不必刮去鱼鳞，因为它们的鳞片中含有一定量的脂肪，加热后熔化，可增加鱼的鲜美滋味，且鳞片柔软可以食用。各种食品原料在烹饪前都要洗涤，洗涤用流水冲洗，米粒不能用热水淘洗，更不可用力搓洗。各种蔬菜应先洗后切，这样可减少无机盐和维生素的流失。

（二）科学的切配

大部分的烹饪原料都必须改刀切配后方可烹调和食用。切配是否科学将直接影响原料的营养价值。若将原料切得过碎，则原料中易氧化的维生素就损失得多，这是因为蔬菜切得碎，很多细胞膜被坏，氧化酶与水和空气的接触面就增加，从而加速维生素的氧化。如小白菜，切段炒后维生素C的损失率为31%，而切成丝炒后损失率为51%。另外，应现切现烹，现做现吃，以保护维生素少受氧化而致损失。对烹调原料切配的数量要估计准确，若一次切配过多，不及时烹调或食用，则会使原料的维生素氧化，且放的时间越长，其损失就越大。因此要保存原料的营养素，就必须讲究科学的切配和切配后及时烹调，并及时食用。

单元4　食物合理烹饪与平衡膳食

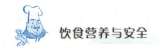

(三)适时的焯水

焯水可以去除蔬菜中的草酸,或使蔬菜色泽鲜艳,味美脆嫩;可使肉类排出血污,除去异味;也可调整不同性质原料的加热时间,使其正式烹调时成熟时间一致。但食物原料在焯水时,一定要控制好时间,掌握好成熟度。一般应用火大水沸、原料分次下锅、沸进沸出的方法,加热时间则宜短,操作宜快,这样不仅能减轻原料色泽的改变,同时可减少维生素的损失。如蔬菜中维生素C氧化酶,在50℃~60℃时活性最强,温度在80℃以上时则该酶的活性减弱或被破坏,焯水可有效去除该氧化酶的影响,减少维生素破坏。另外,原料焯水后切勿挤去汁水,否则会使水溶性维生素大量流失。动物性原料也需用旺火沸水焯水法,因原料骤受高温,会使蛋白质凝固,从而保护营养素不致外溢。

(四)可以使用糊浆保护烹饪原料

经上浆挂糊,可使其原料表面形成一层保护外壳。其作用首先是使原料中的水分和营养素不致大量溢出;其次可避免营养素更多被氧化;还有,原料受浆糊层的保护,因传热间接,不会因直接高温而使蛋白质变性过度,又可使维生素少受高温分解而被破坏。这样烹制出来的菜肴不仅色泽好、味道鲜嫩、营养素保存得也多,而且消化吸收率也高。

(五)烹调方法要得当

我国的烹调方法繁多,为使原料中营养成分少受损失,应尽量选用较科学的方法如蒸、煮、熘、炒、爆等。因这些烹法加热短,可使原料中营养素损失大大降低。如猪肉切成丝,旺火急炒,其维生素B_1的损失为13%、维生素B_2的损失为21%、维生素PP的损失为45%;而切成块用文火炖,则维生素B_1损失率为65%、维生素B_2为41%、维生素PP为75%。叶菜类蔬菜,用旺火急炒的方法,可使维生素C的平均保存率为60%~70%,若用小火烹调,其营养素就会遭到氧化而大大流失。

(六)适当加醋,不加碱

碱可以破坏绝大部分B族维生素,而酸则可以保护维生素C,并增加矿物质吸收。在菜肴烹制过程中,适当放些醋,能增加鲜味、解腻去腥,还能使维生素少受破坏,也可使食物中钙质分解,起到促进消化吸收的作用。

(七)勾芡保护

勾芡是指菜肴接近成熟时,将调好的淀粉汁淋入锅内使卤汁稠浓,增加卤汁对原料的附着力的一种方法。原料在加热过程中,部分营养成分流失在汤汁中,勾芡可以使这些营养物质裹在原料上被一同食用,达到充分利用营养素的目的。另外,维生素C在加热过程中极易氧化,淀粉中含有丰富的多酚类物质,多酚类与原料中的金属离子络合,生成一种新的络合物,这种物质对维生素C的分解酶具有抑制作用。因此,勾芡不仅使汤汁浓稠,还可使汤汁与菜肴融和,使菜肴既味美可口又保护了营养素。

4.2 膳食结构与居民膳食指南

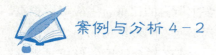
案例与分析 4-2

"中国长寿之乡"——巴马人的饮食

广西河池市巴马瑶族自治县挂上了"世界长寿之乡"和"中国长寿之乡"两块牌匾。据中国老年科研中心调查显示,巴马现有百岁老人81人,占当地总人口的31.7/10万。联合国确定长寿之乡的标准是百岁老人比例不小于0.75/10万,巴马的这一比例是联合国标准的40倍,居世界前列。

巴马的长寿现象与当地优美宜人的环境、朴素纯净的生活及遗传、饮食、劳动和微量元素等多种因素有关,但最直接、最重要的就是饮食结构。

主食品种多样,注重粗细搭配。长寿老人常年以玉米、稻米为主食,以红薯、芋头为补充。大部分百岁老人年均用粮约210千克,每天食用玉米0.5千克左右。

豆类的摄入量大。巴马县盛产黄豆、饭豆、竹豆、豌豆、绿豆、地豆、猫豆、黑豆、四季豆等,一年四季均有豆类供应,以黄豆居多,其次是绿豆、饭豆。巴马的长寿老人每人每年会食用豆类25~50千克。

蔬菜品种丰富,摄入量充足。人们常吃的蔬菜有白菜、芥菜、萝卜、大蒜苗、红薯苗、瓜类、南瓜苗、南瓜花、西红柿、笋类等几十种,还有苦脉菜、雷公根、羊角菜、蕨菜等近百种野菜。长寿者每人每天食用蔬菜0.5~0.75千克。

适量的动物性食物,增加营养,改善生活。巴马当地盛产巴马香猪、甲篆油鱼、黑山羊等优质动物性食物,当地人经常适量地食用。由于风味独特加上对健康大有裨益,巴马香猪和油鱼与火麻被并称为"巴马三宝"。

长寿老人以食用植物油为主,辅以动物油。火麻油等植物油是长寿老人的主要食用油。人们称火麻油为长寿油。经测定,火麻油中含有大量有利于延缓衰老的维生素E。火麻仁中不饱和脂肪酸含量丰富,亚油酸及α-亚麻酸含量均较高,还有蛋白质、卵磷脂等。除了火麻油之外,巴马长寿老人还常年食用山茶油。在民间山茶油也有长寿油的说法。山茶油里的油酸含量比橄榄油还要高。

案例分析:根据巴马人的饮食特点,总结出巴马人的饮食结构有"五低"、"两高"特点,即:低热量、低脂肪、低动物蛋白、低盐、低糖,以及高维生素、高膳食纤维。到20世纪90年代,巴马人的饮食结构仍保持以植物性食物为主、动物性食物为辅的东方传统膳食结构。在物质生活日益丰富、餐桌日益丰盛的今天,应借鉴巴马人的膳食结构。

单元4 食物合理烹饪与平衡膳食

一、膳食结构的类型与特点

（一）膳食结构的基本概念

膳食结构是指膳食中各类食物的数量及其在膳食中所占的比重。一般可以根据各类食物所能提供的能量及各种营养素的数量和比例来衡量膳食结构的组成是否合理。长期的膳食结构特点，对人体健康影响极大。一个地区膳食结构的形成与当地生产力发展水平、文化、科学知识水平以及自然环境条件等多方面因素有关。一个国家、民族或特定人群的膳食结构具有相对的稳定性，不会迅速发生重大改变。膳食结构也不是一成不变的，它随着社会发展而不断发生变化，通过适当的干预可以促使其向更利于健康的方向发展。

（二）不同类型膳食结构及其特点

膳食结构类型的划分有许多方法，但最重要的依据仍是动物性和植物性食物在膳食构成中的比例。根据膳食中动物性、植物性食物所占的比重，以及能量、蛋白质、脂肪和碳水化合物的供给量作为划分膳食结构的标准，可将世界不同地区的膳食结构分为以下四种类型。

1. 动植物食物平衡的膳食结构

该类型以日本、新加坡为代表。膳食中动物性食物与植物性食物比例比较适当。其特点是：谷类的消费量人均约为 94 kg/年；动物性食品消费量为年人均约 63 kg/年，其中海产品所占比例达到 50%，动物蛋白占总蛋白的 42.8%；每天能量摄入保持在 2 000 kcal 左右；宏量营养素供能比例为：碳水化合物 57.7%，脂肪 26.3%，蛋白质 16.0%。

该类型的膳食能量能够满足人体需要，又不至于过剩。蛋白质、脂肪、碳水化合物的供能比例合理。来自植物性食物的膳食纤维和来自动物性食物的营养素如铁、钙等均比较充足，同时动物脂肪又不高，有利于避免营养缺乏病和营养过剩性疾病，促进健康。此类膳食结构已成为世界各国调整膳食结构的参考。

2. 以植物性食物为主的膳食结构

大多数发展中国家如印度、巴基斯坦、孟加拉和非洲一些国家等属此类型。膳食构成以植物性食物为主，动物性食物为辅。其特点是：谷物食品消费量大，人均为 200 kg/年；动物性食品消费量小，年人均仅 10~20 kg/年，动物性蛋白质一般占蛋白质总量的 10%~20%，低者不足 10%；植物性食物提供的能量占总能量近 90%。

该类型的膳食能量基本可满足人体需要，但蛋白质、脂肪摄入量均低，来自动物性食物的营养素，如优质蛋白、铁、钙、维生素 A 等摄入不足。营养缺乏病是此类膳食结构的主要营养问题，人的体质较弱、健康状况不良、劳动生产率较低。但从另一方面看，以植物性食物为主的膳食结构，膳食纤维充足，动物性脂肪较低，有利于冠心病和高脂血症的预防。

3. 以动物性食物为主的膳食结构

这是多数欧美发达国家如西欧、北欧诸国、美国的典型膳食结构。其膳食构成以动物性食物为主，以提供高能量、高脂肪、高蛋白质、低纤维为主要特点，属于营养过剩型的膳食。食物摄入特点是：粮谷类食物消费量小，人均60～75 kg/年；动物性食物及食糖的消费量大，人均每年消费肉类100 kg左右，奶和奶制品100～150 kg/年，蛋类15 kg/年，食糖40～60 kg/年。人均日摄入蛋白质100 g以上，脂肪130～150 g，能量高达3 300～3 500 kcal。

营养过剩是此类膳食结构人群所面临的主要健康问题。心脏病、脑血管病和恶性肿瘤已成为西方人的三大死亡原因，尤其是心脏病死亡率明显高于发展中国家。

4. 地中海膳食结构

居住在地中海地区的居民，如意大利、希腊可作为该种膳食结构的代表。此膳食结构的突出特点是饱和脂肪摄入量低，膳食含大量复合碳水化合物，蔬菜、水果摄入量较高。膳食结构的主要特点是：膳食富含植物性食物，包括水果、蔬菜、土豆、谷类、豆类、果仁等；食物的加工程度低，新鲜度较高，该地区居民以食用当季、当地产的食物为主；橄榄油是主要的食用油；脂肪提供能量占膳食总能量比值在25%～35%，饱和脂肪所占比例较低，在7%～8%；每天食用少量适量奶酪和酸奶；每周食用适量鱼、禽，少量的蛋；以新鲜水果作为典型的每日餐后食品，甜食每周只食用几次；每月食用几次红肉（猪、牛和羊肉及其产品）；大部分成年人有饮用葡萄酒的习惯。

地中海地区居民心脑血管疾病发生率很低，已引起了西方国家的注意，并纷纷参照这种膳食模式改进自己国家的膳食结构。

二、中国居民的膳食结构

（一）中国居民传统的膳食结构特点

中国居民的传统膳食以植物性食物为主，谷类、薯类和蔬菜的摄入量较高，肉类的摄入量比较低，豆制品总量不高且随地区而不同，奶类消费在大多地区不多。此种膳食的特点是：

1. 高碳水化合物

我国南方居民多以大米为主食，北方以小麦粉为主，谷类食物的供能比例占70%以上。

2. 高膳食纤维

谷类食物和蔬菜中所含的膳食纤维丰富，因此我国居民膳食纤维的摄入量也很高。这是我国传统膳食最具备优势之一。

3. 低动物脂肪

我国居民传统的膳食中动物性食物的摄入量很少，动物脂肪的供能比例一般在10%以下。

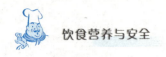

(二) 中国居民的膳食结构现状及变化趋势

2002 年第四次全国营养调查资料表明,我国居民膳食质量明显提高,城乡居民能量及蛋白质摄入得到基本满足,肉、禽、蛋等动物性食物消费量明显增加,优质蛋白比例上升。城乡居民动物性食物分别由 1992 年的人均每日消费 210 g 和 69 g 上升到 248 g 和 126 g。与 1992 年相比,农村居民膳食结构趋向合理,优质蛋白质占蛋白质总量的比例从 17% 增加到 31%,脂肪供能比由 19% 增加到 28%,碳水化合物供能比由 70% 下降到 61%。

当前中国城乡居民的膳食仍然以植物性食物为主,动物性食物为辅。富裕地区与贫困地区的膳食构成差别较大。随着社会经济发展,我国居民膳食结构在向"富裕型"膳食结构的方向转变。在此转变过程中,应特别注意部分居民膳食结构出现以高热能、高脂肪、高动物蛋白的"西化"趋势,避免营养过剩性疾病的高发。

(三) 中国居民膳食结构存在的主要问题

中国地域广阔,人口众多,各地区生产力发展水平和经济情况极不均衡,城市与农村居民的膳食结构相比存在较大的差异,因此存在的弊端也各不相同,需要针对不同的特点进行合理的调整与改善。

1. 城市居民营养过剩特点突出

城市居民膳食结构中,畜肉类及油脂消费过多,谷类食物消费偏低。2002 年城市居民每人每日油脂消费量由 1992 年的 37 g 增加到 44 g,脂肪供能比达到 35%,超过世界卫生组织推荐的 30% 的上限。城市居民谷类食物供能比仅为 47%,明显低于 55%~65% 的合理范围。

2. 农村居民特别是低龄人群营养不足情况严重

2002 年统计数据显示,我国儿童营养不良在农村地区仍然比较严重,5 岁以下儿童生长迟缓率和低体重率分别为 17.3% 和 9.3%,在贫困农村分别高达 29.3% 和 14.4%。生长迟缓率以 1 岁人群最高,农村平均为 20.9%,在贫困农村则高达 34.6%,说明农村地区婴儿辅食添加不合理的问题十分突出。

3. 全国居民微量营养素缺乏情况仍然存在

铁、维生素 A 等微量营养素缺乏是我国城乡居民普遍存在的问题。2002 年统计数据显示,我国居民贫血患病率为 15.2%,2 岁以内婴幼儿、60 岁以上老人、育龄妇女贫血患病率分别为 24.2%、21.5% 和 20.6%。3~12 岁儿童维生素 A 缺乏率为 9.3%,其中城市为 3.0%,农村为 11.2%;维生素 A 边缘缺乏率为 45.1%,其中城市为 29.0%,农村为 49.6%。全国城乡钙摄入量仅为每标准人日 389 mg,还不到适宜摄入量的半数。

此外,奶类、豆类制品摄入过低仍是全国普遍存在的问题。一些营养缺乏病依然存在。

(四) 中国居民膳食结构的调整对策

中国人民的膳食结构应保持以植物性食物为主的传统结构。城市居民主要是调整消费比例,减少动物性食物和油脂过量消费,主要应减少猪肉的消费量,脂肪供热比控制在 20%～25% 为宜。农村居民的膳食结构已渐趋于合理,但动物性食物、蔬菜、水果的消费量还偏低,应注意多吃一些上述食物。加强婴幼儿科学喂养教育,对低龄人群增加额外的营养补充剂或营养强化食品供应。城乡居民均应增加奶类和豆类食物消费量,多吃蔬菜水果,增加微量营养素摄取量。

在贫困地区还应努力提高肉、禽、蛋等动物性食品的消费。此外,中国居民的食盐摄入量普遍偏高,食盐的摄入量要降低到每人每日 6 g 以下。

三、中国居民膳食指南

中国居民膳食指南的核心是提倡平衡膳食与合理营养以达到促进健康的目的,也就是在现代生活中提倡均衡营养的概念。

中国居民膳食指南的内容,总是随着社会发展中暴露出来的膳食问题而不断调整。中国营养学会于 1989 年制定了我国第一个膳食指南;1997 年中国营养学会结合 1992 年全国营养调查和有关卫生统计资料结果和 1989—1995 年的中国 8 省居民健康与营养调查结果,制定了新的膳食指南版本,在 1997 年发表;2002 年第四次营养普查又发现了新的问题,为适应新的形势,更好地指导中国居民膳食,2007 年卫生部委托中国营养学会组织专家,制订了《中国居民膳食指南》(2007)。包括一般人群膳食指南和特殊人群膳食指南。

(一) 一般人群膳食指南

一般人群膳食指南适用于 6 岁以上人群,共有 10 个条目。

1. 食物多样,谷类为主,粗细搭配

人类的食物是多种多样的。各种食物所含的营养成分不完全相同,每种食物都至少可提供一种营养物质。平衡膳食必须由多种食物组成,才能满足人体各种营养需求,达到合理营养、促进健康的目的。

谷类食物是中国传统膳食的主体,是人体能量的主要来源。谷类包括米、面、杂粮,主要提供碳水化合物、蛋白质、膳食纤维及 B 族维生素。坚持谷类为主是为了保持我国膳食的良好传统,避免高能量、高脂肪和低碳水化合物膳食的弊端。人们应保持每天适量的谷类食物摄入,一般成年人每天摄入 250～400 g 为宜。另外要注意粗细搭配,经常吃一些粗粮、杂粮和全谷类食物。稻米、小麦不要研磨得太精,以免所含维生素、矿物质和膳食纤维流失。

2. 多吃蔬菜水果和薯类

新鲜蔬菜水果是人类平衡膳食的重要组成部分,也是我国传统膳食的重要特点之一。蔬菜水果能量低,是维生素、矿物质、膳食纤维和植物化学物质的重要来源。薯类含有丰富的淀粉、膳食纤维以及多种维生素和矿物质。蔬菜、水果和薯类对保持身体健康,保持肠道正常功能,提高免疫力,降低患肥胖、糖尿病、高血压等慢性疾病

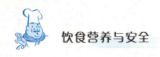

风险具有重要作用。推荐我国成年人每天吃蔬菜 300～500 g，水果 200～400 g，并注意增加薯类的摄入。

3. 每天吃奶类、大豆或其制品

奶类营养成分齐全，组成比例适宜，容易消化吸收。奶类除含丰富的优质蛋白质和维生素外，含钙量较高，且利用率也很高，是膳食钙质的极好来源。各年龄人群适当多饮奶有利于骨健康，建议每人每天平均饮奶 300 g 或相当量的奶制品。饮奶量过多或有高血脂和肥胖倾向者应选择低脂、脱脂奶。

大豆含丰富的优质蛋白质、必需脂肪酸、多种维生素和膳食纤维，且含有磷脂、低聚糖，以及异黄酮、植物固醇等多种植物化学物质。应适当多吃大豆及其制品，建议每人每天摄入 30～50 g 大豆或相当量的豆制品。

4. 常吃适量的鱼、禽、蛋和瘦肉

鱼、禽、蛋和瘦肉均属于动物性食物，是人类优质蛋白、脂类、脂溶性维生素、B 族维生素和矿物质的良好来源，是平衡膳食的重要组成部分。瘦畜肉铁含量高且利用率好。鱼类脂肪含量一般较低，且含有较多的多不饱和脂肪酸；禽类脂肪含量也较低，且不饱和脂肪酸含量较高；蛋类富含优质蛋白质，各种营养成分比较齐全，是很经济的优质蛋白质来源。

目前我国部分城市居民食用动物性食物较多，尤其是摄入的猪肉过多。应适当多吃鱼、禽肉，减少猪肉摄入。相当一部分城市和多数农村居民平均摄入动物性食物的量还不够，还应适当增加。动物性食物一般都含有一定量的饱和脂肪和胆固醇，摄入过多可能增加患心血管病的危险性。

5. 减少烹调油用量，吃清淡少盐膳食

脂肪是人体能量的重要来源之一，并可提供必需脂肪酸，有利于脂溶性维生素的消化吸收，但是脂肪摄入过多是引起肥胖、高血脂、动脉粥样硬化等多种慢性疾病的危险因素之一。膳食盐的摄入量过高与高血压的患病率密切相关。食用油和食盐摄入过多是我国城乡居民共同存在的营养问题。为此，建议我国居民应养成吃清淡少盐膳食的习惯，即膳食不要太油腻，不要太咸，不要摄食过多的动物性食物和油炸、烟熏、腌制食物。

6. 食不过量，天天运动，保持健康体重

进食量和运动是保持健康体重的两个主要因素，食物提供人体能量，运动消耗能量。如果进食量过大而运动量不足，多余的能量就会在体内以脂肪的形式积存下来，增加体重，造成超重或肥胖；相反若食量不足，可由于能量不足引起体重过低或消瘦。正常生理状态下，食欲可以有效控制进食量，不过有些人食欲调节不敏感，满足食欲的进食量常常超过实际需要。食不过量对这类人群意味着少吃几口，不要每顿饭都吃到十成饱。由于生活方式的改变，人们的身体活动减少，目前我国大多数成年人体力活动不足或缺乏体育锻炼，应改变久坐少动的不良生活方式，养成天天运动的习惯，坚持每天多做一些消耗能量的活动。

7. 三餐分配要合理,零食要适当

合理安排一日三餐的时间及食量,进餐定时定量。早餐提供的能量应占全天总能量的25%~30%,午餐应占30%~40%,晚餐应占30%~40%,可根据职业、劳动强度和生活习惯进行适当调整。一般情况下,早餐安排在6:30~8:30,午餐在11:30~13:30,晚餐在18:00~20:00进行为宜。要天天吃早餐并保证其营养充足,午餐要吃好,晚餐要适量。不暴饮暴食,不经常在外就餐,尽可能与家人共同进餐,并营造轻松愉快的就餐氛围。零食作为一日三餐之外的营养补充,可以合理选用,但来自零食的能量应计入全天能量摄入之中。

8. 每天足量饮水,合理选择饮料

水是膳食的重要组成部分,是一切生命必需的物质,在生命活动中发挥着重要功能。体内水的来源有饮水、食物中含的水和体内代谢产生的水。水的排出主要通过肾脏,以尿液的形式排出,其次是经肺呼出、经皮肤和随粪便排出。进入体内的水和排出来的水基本相等,处于动态平衡。饮水不足或过多都会对人体健康带来危害。饮水应少量多次,要主动,不要感到口渴时再喝水。饮水最好选择白开水。

饮料多种多样,需要合理选择,如乳饮料和纯果汁饮料含有一定量的营养素和有益膳食成分,适量饮用可以作为膳食的补充。有些饮料添加了一定的矿物质和维生素,适合热天户外活动和运动后饮用。有些饮料只含糖和香精香料,营养价值不高。部分人群尤其是儿童青少年,每天喝大量含糖的饮料代替喝水,是一种不健康的习惯,应当改正。

9. 如饮酒应限量

在节假日、喜庆和交际的场合,人们饮酒是一种习俗。高度酒含能量高,白酒基本上是纯能量食物,不含其他营养素。无节制的饮酒,会使食欲下降,食物摄入量减少,以致发生多种营养素缺乏、急慢性酒精中毒、酒精性脂肪肝,严重时还会造成酒精性肝硬化。过量饮酒还会增加患高血压、中风等疾病的危险;并可导致事故及暴力的增加,对个人健康和社会安定都是有害的,应该严格控制饮酒。另外饮酒还会增加患某些癌症的危险。若饮酒尽可能饮用低度酒,并控制在适当的限量以下,建议成年男性一天饮用酒的酒精量不超过25 g,成年女性一天饮用酒的酒精量不超过15 g。孕妇和儿童青少年应忌酒。

10. 吃新鲜卫生的食物

食物放置时间过长就会引起变质,可能产生对人体有毒有害的物质。另外,食物中还可能含有或混入各种有害因素,如致病微生物、寄生虫和有毒化学物等。吃新鲜卫生的食物是防止食源性疾病、实现食品安全的根本措施。一些动物或植物性食物含有天然毒素,为了避免误食中毒,一方面需要学会鉴别这些食物,另一方面应了解对不同食物去除毒素的具体方法。

(二) 特定人群膳食指南

特定人群包括孕妇、乳母、婴幼儿、学龄前儿童、青少年以及老年人,根据这些人群的生理特点和营养需要应制定相应的膳食指南,以期更好地指导孕期和哺乳期妇女的膳食,婴幼儿合理喂养和辅助食品的科学添加,学龄前儿童和青少年在身体快速增长时期的饮食,以及适应老年人生理和营养需要变化的膳食安排,达到提高健康水平和生命质量的目的。具体请阅其他相关内容。

四、中国居民平衡膳食宝塔

(一)中国居民平衡膳食宝塔的内容

中国居民平衡膳食宝塔(以下简称膳食宝塔)是根据《中国居民膳食指南》的核心内容,结合中国居民膳食的实际状况,把平衡膳食的原则转化成各类食物的重量,便于人们在日常生活中实行,如图4-1所示。

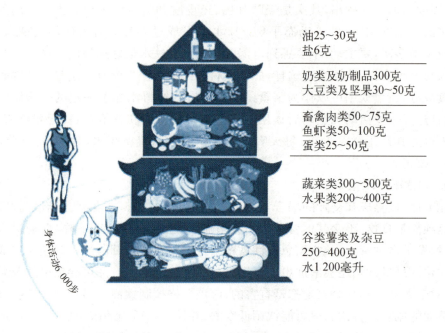

图4-1 中国居民平衡膳食宝塔

膳食宝塔共分五层,包含一般健康成人每天应摄入的主要食物种类。膳食宝塔利用各层位置和面积的不同反映了各类食物在膳食中的地位和应占的比重。谷类食物位居底层,每人每天应摄入 250~400 g;蔬菜和水果居第二层,每天应摄入 300~500 g 和 200~400 g;鱼、禽、肉、蛋等动物性食物位于第三层,每天应摄入 125~225 g(鱼虾类 50~100 g,畜、禽肉 50~75 g,蛋类 25~50 g);奶类和豆类食物合居第四层,每天应吃相当于鲜奶 300 g 的奶类及奶制品,和相当于干豆 30~50 g 的大豆及制品。第五层塔顶是烹调油和食盐,每天烹调油不超过 25~30 g,食盐不超过 6 g。

新膳食宝塔增加了水和身体活动的形象,强调足量饮水和增加身体活动的重要性。水是膳食的重要组成部分,是一切生命必需的物质,其需要量主要受年龄、环境温度、身体活动等因素影响。在温和气候条件下生活的轻体力活动成年人每日至少饮水 1 200 ml(约 6 杯);在高温或强体力劳动条件下应适当增加。饮水不足或过多都会对人体健康带来危害。饮水应少量多次,要主动,不应感到口渴时再喝水。

目前我国大多数成年人身体活动不足或缺乏体育锻炼,应改变久坐少动的不良生活方式,养成天天运动的习惯,坚持每天多做一些消耗体力的活动。建议成年人每天进行累计相当于步行 6 000 步以上的身体活动,如果身体条件允许,最好进行 30 分钟中等强度的运动。

(二)平衡膳食宝塔的应用及需注意的问题

1. 确定自己的食物需要

宝塔建议的每人每日各类食物适宜摄入量适用于一般健康成人,应用时要根据个人年龄、性别、身高、体重、劳动强度、季节等适当调整。例如年轻人、劳动强度大的人需要能量高,应适当多吃些主食;年老、活动少的人需要能量少,可少吃些主食。表 4-1 列出了七个能量水平各类食物的参考摄入量(g/d)。

表 4-1　不同能量水平建议的食物摄入量(g/d)

能量水平	6 700 kJ (1 600 kcal)	7 550 kJ (1 800 kcal, 低能量)	8 350 kJ (2 000 kcal)	9 200 kJ (2 200 kcal)	10 050 kJ (2 400 kcal, 中等能量)	10 900 kJ (2 600 kcal)	11 700 kJ (2 800 kcal, 高能量)
谷　类	225	250	300	300	350	400	450
大豆类	30	30	30	40	40	50	50
蔬　菜	300	300	350	400	450	500	500
水　果	200	200	300	300	400	400	500
肉　类	50	50	50	75	75	75	75
乳　类	300	300	300	300	300	300	300
蛋　类	25	25	25	50	50	50	50
水　产	50	50	75	75	75	100	100
烹调油	20	25	25	25	30	30	30
食　盐	6	6	6	6	6	6	6

从事轻体力劳动的成年男子如办公室职员等,可参照中等能量膳食来安排自己的进食量;从事中等强度体力劳动者如钳工、卡车司机和农田劳动者,可参照高能量膳食进行安排;不参加劳动的老年人可参照低能量膳食来安排;女性需要的能量往往比从事同等劳动的男性低。

平衡膳食宝塔建议的各类食物摄入量是一个平均值和比例,日常生活无须每天都样样照着"宝塔"推荐量吃。例如烧鱼比较麻烦就不一定每天都吃 50 g 鱼,可以改

单元 4　食物合理烹饪与平衡膳食

成每周吃 2～3 次鱼、每次 150～200 g。平日爱吃鱼的多吃鱼、愿吃鸡的多吃些鸡都无妨,重要的是要经常遵循宝塔各层各类食物的大体比例。

2. 同类互换,调配丰富多彩的膳食

应用平衡膳食宝塔应当把营养与美味结合起来,按照同类互换、多种多样的原则调配一日三餐。同类互换就是以粮换粮、以豆换豆、以肉换肉。例如大米可与面粉或杂粮互换;大豆可与相当量的豆制品或杂豆互换;瘦猪肉可与等量的鸡、鸭、牛、羊、兔肉互换;鱼可与虾、蟹等水产品互换;牛奶可与羊奶、酸奶等互换。多种多样就是选用品种、形态、颜色、口感多样的食物,变换烹调方法。

3. 合理分配三餐食量

我国多数地区居民习惯于一天吃三餐。三餐食物量的分配及间隔时间应与作息时间和劳动状况相匹配。一般早、晚餐各占 30%,午餐占 40% 为宜,特殊情况可适当调整。

4. 因地制宜充分利用当地资源

我国幅员辽阔,各地的饮食习惯及物产不尽相同,只有因地制宜、充分利用当地资源才能有效地应用平衡膳食宝塔。例如牧区奶类资源丰富,可适当提高奶类摄取量;渔区可适当提高鱼及其他水产品摄取量;农村山区则可多利用山羊奶以及花生、瓜子、核桃等资源。在某些情况下,由于地域、经济或物产所限无法采用同类互换时,也可以暂用豆类替代乳类、肉类,或用蛋类替代鱼、肉。

5. 要养成习惯,长期坚持

膳食对健康的影响是长期的结果。应用平衡膳食宝塔需要自幼养成习惯,并坚持不懈,才能充分体现其对健康的促进作用。

4.3 食谱编制与宴会配餐

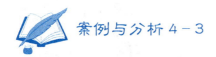
案例与分析 4-3

如此"营养"的家宴菜单

王先生,中年男士,有脂肪肝和高血脂症。王先生太太,身体指标正常,但是总嫌自己略有发福。王先生儿子,青春期少年,还有两位已经年逾 70 的老人。下面是这一家节日里的轻松家宴菜单。

黑椒牛仔骨 1 份,王先生喜欢吃的过瘾菜品;红烧四喜丸子 1 份,老父亲喜欢吃的传统菜品;鲜藕煲排骨 1 份,老母亲喜欢吃的传统菜品;香辣烤鱼 1 份,儿子喜欢吃的菜品；腰果西芹百合1份，太太要求吃的菜品；此外另点凉菜3个：红油耳丝1份，泡椒凤爪1份，老醋拌花生1份；主食要的是葱油饼和萝卜酥饼，饮料是可乐和啤酒。

这些菜肴看似一点不油腻，听起来也合情合理，其实营养很不平衡。脂肪、胆固醇、热量高；膳食纤维太少、蔬菜太少、主食太少、荤素搭配不合理。且主食含油、盐，都是精白面粉制作的，既无粗粮，也无薯类。整个筵席缺乏豆制品和绿叶蔬菜。腰果、花生都油炸过。饮料喝可乐也不好。

案例分析：上述现象在餐饮行业较为普遍。由于缺乏专业营养师替顾客搭配点菜，老百姓又缺乏这方面的专业知识，造成筵席点菜营养搭配不合理。常见的误区就是动物性食品过多，蔬菜等植物性食物过少，主食太少或缺乏，造成整个膳食高热量、高脂肪、高蛋白、高胆固醇现象突出，而膳食纤维、不饱和脂肪酸缺乏。筵席作为正常膳食的补充，如果偶尔吃吃，对健康影响有限。但如果对于应酬较多，或经常在外就餐的人，长期的不平衡膳食对健康危害极大。我们可以对上述菜单进行改良。

改良版菜谱

主菜：香辣烤鱼1份，鲜藕炖排骨1份。

次菜：洋葱珍菌炒豆干1份，青瓜山药炒木瓜1份，清炒豌豆尖1份。

凉菜：泡椒凤爪1份，双笋拌木耳1份，凉拌莜面1份。

主食：紫米粥每人1碗（莜面、鲜藕、山药也都含有淀粉，所以不主张点米饭）。

饮料：啤酒、店里自制的玉米汁饮料。

改良后的这份菜谱，主菜2荤3素，冷菜1荤2素，基本上达到荤素平衡。其中蛋白质适量，脂肪大大减少，膳食纤维丰富。4种淀粉类食品，2种来自薯类，2种来自粗粮；动物食品中有1种水产品，1种禽类，1种畜肉类；9种蔬菜中有2种薯类蔬菜，2种菌类，还有1种深绿色蔬菜；有1种豆制品，1种水果，1种低脂低糖含纤维饮料。

筵席点菜时一定要注意蔬菜是否足够，煎炸菜肴尽量要少。水煮鱼之类飘着大量浮油的菜肴，看着让人垂涎欲滴，却是健康"大敌"，此类菜肴也应该适当控制。粗粮薯类不能少，主食也要早些上。

一、营养食谱的编制原则

根据营养配餐的上述理论依据，营养食谱的编制可遵循以下原则。

（一）营养平衡原则

1. 各营养素数量合理

膳食应满足人体对能量、蛋白质、脂肪、碳水化合物，以及各种矿物质和维生素的需要。数量既要充足，又要防止过量。对于一些特殊人群，如生长儿童和青少年、孕妇和乳母，还要注意强化钙、铁、锌、碘等的供给。

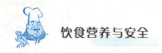

2. 各营养素之间的比例适宜

膳食中能量在各营养素中的来源及其在各餐中的分配比例要合理。要保证膳食蛋白质中优质蛋白质占适宜的比例。要以植物油作为油脂的主要来源,同时还要保证碳水化合物的摄入。各矿物质之间也要配比适当。

3. 食物的搭配合理

注意合理搭配食物,兼顾荤素平衡,粗细结合,充分发挥各类食物之间在营养和功能上的互补性。

4. 膳食制度合理

应该定时定量进餐,成人一日三餐,儿童三餐两点,老人也可在三餐之外加点心。

(二)注重饭菜口味,尊重饮食习惯

既要使膳食种类和口味多样化,又照顾就餐者的膳食习惯。注重烹调方法,做到色香味美、质地宜人、形状优雅。

(三)考虑季节和市场供应情况

要熟悉季节和市场供应规律,使用可以方便买到的原料。

(四)兼顾经济条件

既要使食谱符合营养要求,又要使进餐者在经济上有能力承受,才会使食谱有实际意义。

二、营养食谱的制定方法

(一)计算法

1. 确定用餐对象全日能量供给量

用膳者一日三餐的能量供给量可参照膳食营养素参考摄入量(DRIs)中能量的推荐摄入量(RNI),根据用餐对象的劳动强度、年龄、性别等确定。例如办公室男性职员按轻体力劳动计,其能量供给量为 10.03 mJ(2 400 kcal)。集体就餐对象的能量供给量标准可以以就餐人群的基本情况或平均数值为依据,包括人员的平均年龄、平均体重,以及80%以上就餐人员的活动强度。如就餐人员的80%以上为中等体力活动的男性,则每日所需能量供给量标准为 11.29 mJ(2 700 kcal)。

能量供给量标准只是提供了一个参考的目标,实际应用中还需参照用餐人员的具体情况加以调整,如根据用餐对象的胖瘦情况制定不同的能量供给量。

2. 计算宏量营养素全日应提供的能量

能量的主要来源为蛋白质、脂肪和碳水化合物,为了维持人体健康,这三种能量营养素占总能量比例应当适宜,一般蛋白质占 10%～15%,脂肪占 20%～30%,碳水化合物占 55%～65%,具体可根据本地生活水平,调整上述三类能量营养素占总能量的比例,由此可求得三种能量营养素的一日能量供给量。

如已知某人每日能量需要量为 11.29 mJ(2 700 kcal)，若三种产能营养素占总能量的比例取值分别为蛋白质占 15%、脂肪占 25%、碳水化合物占 60%，则三种能量营养素各应提供的能量如下：

蛋白质：

$$11.29 \text{ mJ}(2\ 700 \text{ kcal}) \times 15\% = 1.693\ 5 \text{ mJ}(405 \text{ kcal})$$

脂肪：

$$11.29 \text{ mJ}(2\ 700 \text{ kcal}) \times 25\% = 2.822\ 5 \text{ mJ}(675 \text{ kcal})$$

碳水化合物：

$$11.29 \text{ mJ}(2\ 700 \text{ kcal}) \times 60\% = 6.774 \text{ mJ}(1\ 620 \text{ kcal})$$

3. 计算三种能量营养素每日需要数量

知道了三种产能营养素的能量供给量，还需将其折算为需要量，即具体的重量，这是确定食物品种和数量的重要依据。食物中产能营养素产生能量的多少按如下关系换算：即 1 g 碳水化合物产生能量为 16.7 kJ(4.0 kcal)，1 g 脂肪产生能量为 37.6 kJ(9.0 kcal)，1 g 蛋白质产生能量为 16.7 kJ(4.0 kcal)。根据三大产能营养素的能量供给量及其能量折算系数，可求出全日蛋白质、脂肪、碳水化合物的需要量。

如根据上一步的计算结果，可算出三种能量营养素需要量如下：

蛋白质：

$$1.693\ 5 \text{ mJ} \div 16.7 \text{ kJ/g} = 101 \text{ g} \quad (405 \text{ kcal} \div 4 \text{ kcal/g} = 101 \text{ g})$$

脂肪：

$$2.822\ 5 \text{ mJ} \div 37.6 \text{ kJ/g} = 75 \text{ g} \quad (675 \text{ kcal} \div 9 \text{ kcal/g} = 75 \text{ g})$$

碳水化合物：

$$6.774 \text{ mJ} \div 16.7 \text{ kJ/g} = 406 \text{ g} \quad (1\ 620 \text{ kcal} \div 4 \text{ kcal/g} = 405 \text{ g})$$

4. 计算三种能量营养素每餐需要量

知道了三种能量营养素全日需要量后，就可以根据三餐的能量分配比例计算出三大能量营养素的每餐需要量。一般三餐能量的适宜分配比例为：早餐占 30%，午餐占 40%，晚餐占 30%。

如根据上一步的计算结果，按照 30%、40%、30% 的三餐供能比例，其早、中、晚三餐各需要摄入的三种能量营养素数量如下：

早餐：蛋白质 101 g×30%=30 g，脂肪 75 g×30%=23 g，碳水化合物 406 g×30%=122 g。

中餐：蛋白质 101 g×40%=40 g，脂肪 75 g×40%=30 g，碳水化合物 406 g×

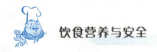

40％＝162 g。

晚餐：蛋白质 101 g×30％＝30 g，脂肪 75 g×30％＝23 g，碳水化合物 406 g×30％＝122 g。

5. 主副食品种和数量的确定

已知三种能量营养素的需要量，根据食物成分表，就可以确定主食和副食的品种和数量了。

(1) 主食品种、数量的确定（以午餐为例，以下同）：由于粮谷类是碳水化合物的主要来源，因此主食的品种、数量主要根据各类主食原料中碳水化合物的含量确定。

主食的品种主要根据用餐者的饮食习惯来确定，北方习惯以面食为主，南方则以大米居多。根据上一步的计算，午餐中应含有碳水化合物 162 g，假设以米饭（大米）为主食，由食物成分表得知，每 100 g 大米（稻米）含碳水化合物 77.2 g，按上一步的结果，可算得米饭折合成大米需要量为：162 g/77.2％＝210 g。

(2) 副食品种、数量的确定：确定了主食的品种和数量后，接下来就需要考虑蛋白质的食物来源了。蛋白质广泛存在于动植物性食物中，除了谷类食物能提供的蛋白质，各类动物性食品和豆制品是优质蛋白质的主要来源。因此副食品种和数量的确定应在已确定主食用量的基础上，依据副食应提供的蛋白质质量确定。

计算步骤为：① 计算主食中含有的蛋白质重量。② 用应摄入的蛋白质重量减去主食中蛋白质重量，即为副食应提供的蛋白质重量。③ 设定副食中蛋白质的 2/3 由动物性食物供给，1/3 由豆制品供给，据此可求出各自的蛋白质供给量。④ 查表并计算各类动物性食物及豆制品的供给量。⑤ 设计蔬菜的品种和数量。

仍以上一步的计算结果为例，已知该用餐者午餐应含蛋白质 40 g，主食为 210 g 大米所制得的米饭。由食物成分表得知，100 g 大米含蛋白质 7.4 g，则：

主食中蛋白质含量＝210 g×7.4％＝15.54 g

副食还应提供蛋白质的量＝40 g－15.54 g＝24.46 g

一般副食中蛋白质的 2/3 应由动物性食物供给，1/3 应由豆制品供给，因此：

动物性食物应含蛋白质重量＝24.46 g×66.7％＝16.31 g

豆制品应含蛋白质重量＝24.46 g－16.31 g＝8.15 g

若选择的动物性食物和豆制品分别为猪肉（脊背）和豆腐干（熏），由食物成分表可知，每 100 g 猪肉（脊背）中蛋白质含量为 20.2 g，每 100 g 豆腐干（熏）的蛋白质含量为 15.8 g，则：

猪肉（脊背）重量＝16.31 g÷20.2％＝80.74 g

豆腐干（熏）重量＝8.15 g÷15.8％＝51.58 g

确定了动物性食物和豆制品的重量,就可以保证蛋白质的摄入。最后是选择蔬菜的品种和数量。蔬菜的品种和数量可根据不同季节市场的蔬菜供应情况,以及考虑与动物性食物和豆制品配菜的需要来确定。公式为:

$$午餐所需蔬菜=蔬菜日需要\times中餐餐次比=500\times0.4=200(g)$$

在蔬菜品种上,绿色或其他颜色叶菜应占蔬菜量的一半以上,此处可以选择芹菜 100 g,青菜 100 g,分别与猪肉和豆腐搭配。

(3) 确定纯能量食物的量:油脂的摄入应以植物油为主,有一定量动物脂肪摄入。因此以植物油作为纯能量食物的来源。由食物成分表可知每日摄入各类食物提供的脂肪含量,将需要的脂肪总含量减去食物提供的脂肪量即为烹调油供应量。

如仍以上步骤为例,查食物成分表得稻米、猪肉(通脊)、豆腐干、芹菜、青菜的脂肪含量分别为:0.6%、7.9%、6.2%、0.3%、0.2%。

$$午餐烹调油供应量=午餐脂肪需要量-午餐主食脂肪-午餐副食脂肪$$
$$=30-210\times0.6\%-80.74\times7.9\%-51.58\times6.2\%$$
$$-100\times0.3\%-100\times0.2\%$$
$$=30-1.26-6.38-3.20-0.3-0.2$$
$$=18.66(g)$$

(4) 确定烹调方法并列出食谱。

午餐:主食:大米饭(大米 210 g)。

副食:青菜炒香干(青菜 100 g、香干 51.58 g、色拉油 10 g),芹菜炒肉片(芹菜 100 g、猪肉(通脊)80.74 g、色拉油 8.66 g)。

6. 食谱的评价与调整

根据以上步骤设计出早、中、晚三餐营养食谱后,还应该对食谱进行评价,确定编制的食谱是否科学合理。应参照食物成分表初步核算该食谱提供的能量和各种营养素的含量,与 DRIs 进行比较,相差在±10%以内,可认为合乎要求,否则要增减或更换食品的种类或数量。值得注意的是,制定食谱时,不必严格要求每份营养餐食谱的能量和各类营养素均与 DRIs 保持一致。一般情况下,每天的能量、蛋白质、脂肪和碳水化合物的量出入不应该很大,其他营养素以一周为单位进行计算、评价即可。

根据食谱的制订原则,食谱的评价应该包括以下几个方面:① 食谱中所含五大类食物是否齐全,是否做到了食物种类多样化。② 各类食物的量是否充足。③ 全天能量和营养素摄入是否适宜。④ 三餐能量摄入分配是否合理,早餐是否保证了能量和蛋白质的供应。⑤ 优质蛋白质占总蛋白质的比例是否恰当。⑥ 三种产能营养素(蛋白质、脂肪、碳水化合物)的供能比例是否适宜。

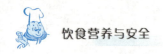

7. 营养餐的制作

有了营养食谱还必须根据食谱原料,运用合理的烹饪方法进行营养餐的制作。在烹饪过程中,食物中的蛋白质、脂肪、碳水化合物、维生素、矿物质、水等营养素发生着多种变化,了解这些变化,对于合理选用科学的烹调方法,严格监控烹饪过程中食物的质量,提高营养素在食物中的保存率和在人体中的利用率都有着重要作用。此外,营养餐的制作还应保证食物的色、香、味俱全,这样才能保证食物的正常摄入,达到营养配餐预期的营养素摄入量。

8. 食谱的总结、归档管理

编制好食谱后,应该将食谱进行归档保存,并及时收集用餐者及厨师的反馈意见,总结食谱编制的经验,以便以后不断改进。随着计算机技术的发展,营养食谱的确定和评价也可以通过计算机实现。

(二) 食物交换份法

食物交换份法是为糖尿病人控制膳食热能摄入而发展起来的营养配餐方法,其简单易行,易于掌握。该法是将常用食物按其所含营养素量的近似值归类,计算出每类食物每份所含的营养素值和食物质量,然后将每类食物的内容列出表格供交换使用。最后,根据不同能量需要,按蛋白质、脂肪和碳水化合物的合理分配比例,确定各类食物的交换份数和实际重量,并按每份食物等值交换表选择食物。本配餐方法不仅对糖尿病人适用,对健康成人也有借鉴价值。

1. 根据膳食指南,按常用食物所含营养素的特点划分为五大类食物

第一类:谷类及薯类。谷类包括米、面、杂粮;薯类包括马铃薯、甘薯、木薯等。主要提供碳水化合物、蛋白质、膳食纤维、B族维生素。

第二类:动物性食物。包括肉、禽、鱼、蛋等,主要提供蛋白质、脂肪、矿物质、维生素A和B族维生素。

第三类:豆类、乳类及其制品。包括大豆及其他干豆类,鲜奶、奶粉及其他奶制品。主要提供蛋白质、脂肪、膳食纤维(豆类)、矿物质和B族维生素。

第四类:蔬菜类。包括鲜豆、根茎、叶菜、茄果等,主要提供膳食纤维、矿物质、维生素C和胡萝卜素。

第五类:水果类。包括各类鲜果和干果制品,主要提供膳食纤维、矿物质、维生素C和胡萝卜素。

第六类:纯能量食物。包括动植物油、淀粉、食用糖和酒类,主要提供能量。植物油还可提供维生素E和必需脂肪酸。

2. 食物交换份

由于同类食物营养素含量特点相似,所以产生相同能量的同类食物所含的各类营养素相近。基于这个原理,我们把含有 376 kJ(90 kcal)热量的各类食物叫做一个交换份。

(1) 谷薯类交换份如表 4-2 所示(每份谷、薯类食物大约可提供能量 90 kcal、蛋

白质 2 g、碳水化合物 19 g)。

表 4-2 谷薯类交换份

食 物	质 量	食 物	质 量
大 米	25 g	面 粉	25 g
玉米面	25 g	高粱米	25 g
干粉皮	25 g	挂 面	25 g
干粉条	25 g	苏打饼干	25 g
通心粉	25 g	烧饼、馒头	35 g
生面条	30 g	咸面包	37.5 g
土 豆	125 g	鲜玉米	200 g

(2) 蔬菜类交换份如表 4-3 所示(每份蔬菜大约可提供能量 90 kcal、蛋白质 6 g、碳水化合物 17 g)。

表 4-3 蔬菜类交换份

含糖量 1%～3%,每份蔬菜 500 g(食部)	含糖量大于 4%,每份质量如下(食部)
包括白菜、菠菜、油菜、韭菜、芹菜、西葫芦、黄瓜、冬瓜、苦瓜、西红柿、茄子、绿豆芽	倭瓜、丝瓜、萝卜、柿子椒、菜花 350 g 豆角、洋葱、蒜苔、蒜苗 250 g 毛豆、鲜豌豆 100 g 胡萝卜 200 g

(3) 水果类交换份如表 4-4 所示(每份水果大约可提供能量 90 kcal、蛋白质 6 g、碳水化合物 17 g)。

表 4-4 水果类交换份

食物(食部)	质 量	食物(食部)	质 量
鸭 梨	250 g	桃	175 g
柿子、香蕉	150 g	葡萄、苹果	200 g
橘子、橙、柚	200 g	西 瓜	500～750 g
李子、杏、菠萝	200 g	草 莓	375 g
荔 枝	200 g	鲜 枣	100 g

(4) 肉类交换份见表 4-5(每份食物大约可提供能量 90 kcal、蛋白质 10 g、脂肪 5 g、碳水化合物 2 g)。

(5) 豆乳类食物交换份见表 4-6(每份豆乳类大约可提供能量 90 kcal、蛋白质 9 g、脂肪 3 g、碳水化合物 6 g)。

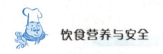

表 4-5 肉类交换份

食物（食部）	质量	食物（食部）	质量
瘦猪肉	25 g	猪排	35 g
猪心	70 g	牛、羊肉	50 g
鸡、鸭、鹅（带骨）	75 g	鱼肉	75 g
蟹肉、水浸鱿鱼	100 g	兔肉	100 g
鸡蛋、鸭蛋	55 g	鸡蛋清	150 g
鹅蛋、鹌鹑蛋	55 g	水浸海参	350 g
虾	75 g		

表 4-6 豆乳类食物交换份

食物	质量或容量	食物	质量或容量
牛奶	160 ml	腐竹	20 g
酸奶	120 ml	豆腐丝、豆腐干	50 g
奶粉	20 g	南豆腐	125 g
脱脂奶粉	25 g	北豆腐	100 g
乳酪	25 g	豆浆	400 ml

（6）油脂类食物交换份见表 4-7（每份油脂类食物大约可提供能量 90 kcal、脂肪 10 g）。

表 4-7 油脂类食物交换份

食物	质量
植物油（豆油、花生油、棉籽油、芝麻油、菜籽油等）	10 g
动物油（牛油、羊油、猪油（炼）等）	10 g
核桃仁、花生米、杏仁	20 g
葵花子仁、南瓜子仁	30 g

3. 食物交换份法基本步骤

第一步：计算标准体重，并判别正常、肥胖、消瘦。

第二步：计算每日所需总热量。公式为：

　　计算全天所需总热能（千卡）＝标准体重×单位标准体重每日热能供给量

第三步：计算全天食品交换份份数。公式为：

　　食品交换份份数＝全天所需总热能÷90

第四步：根据食物交换份的分配表，查出各类食品的比例分配。

第五步：根据自己习惯和嗜好选择并交换食物。

将食物安排至各餐次中，制定出平衡膳食，并根据自己的习惯和口味，变换出不同的食谱。

4. 食物交换份法应用举例

下面运用食物交换份法为糖尿病人配餐，表4-8、表4-9是有关的参考资料。

表4-8 糖尿病人热能需要量(kcal/kg(标准体重)·d)

劳动强度	消瘦	正常	肥胖
卧床休息	20~25	15~20	15
轻度体力劳动	35	25~30	20~25
中度体力劳动	40	35	30
重度体力劳动	40~45	40	35

表4-9 成人食物交换份的分配表

能量(kcal)	谷类(份)	蔬菜(份)	肉类(份)	乳类(份)	水果(份)	油脂(份)	合计(份)
1 200	7	1	3	2	0	1.5	14.5
1 400	9	1	3	2	0	1.5	16.5
1 600	9	1	4	2	1	1.5	18.5
1 800	11	1	4	2	1	2	21
2 000	13	1	4.5	2	1	2	23.5
2 200	15	1	4.5	2	1	2	25.3
2 400	17	1	5	2	1	2	28

某女性，糖尿病人，43岁，身高160 cm，体重65 kg，从事办公室工作。请用食物交换份法为她配一天的食谱。

工作过程：

（1）先计算理想体重：身高(cm)－105＝160－105＝55(kg)。

（2）计算热能需要，根据体重可以判断该女子属肥胖，由表4-8计算总热能需要量＝55 kg×25 kcal/kg·d＝1 375 kcal。

（3）计算食物交换份：1 375÷90≈15份。

（4）查询食物交换分配表4-9，该女子一天的食物份需要为：谷类7.5份，蔬菜1份，肉类3份，乳类2份，水果0份，油脂1.5份，合计15份。

（5）从前面列出的各类食物交换份表中，挑选适当种类和数量的食物：选择面粉4.5份，即大约112 g；大米3份，即75 g；豆奶类2份(牛奶150 ml，豆浆400 ml)；肉类3份(鸡蛋1个，海参350 g，鱼肉75 g)；蔬菜1份(葱100 g，小白菜150 g，菠菜

150 g）；油脂 15 g。

（6）科学搭配原料，并选择适当的烹调方法，合理分配至三餐，组合成食谱：

早餐：豆浆 400 ml，煮鸡蛋 1 个，小烧饼 1 个（面粉 56 g），泡菜一小碟。

午餐：米饭（大米 75 g），葱烧海参（葱 100 g，水发海参 350 克，油 5 g），小白菜汤（小白菜 150 g，油 3 g）。

晚餐：全麦面包（小麦全粉 56 g），清蒸鱼（鱼肉 75 g，油 2 g），素炒菠菜（菠菜 150 g，油 5 g）。

晚加餐：温牛奶 150 ml。

（7）食谱的核算与调整。经核算，食谱符合糖尿病人的膳食要求，食物份量与推荐标准相符，三餐分配科学。

5. 交换份法调配多日食谱举例

当编制出一日食谱以后，我们可以选择相同重量的同类食物替换食谱中的原料，并重新搭配和选择烹调方法，搭配出新的食谱。以上面提到的食谱为例，我们可以把它改变成：

早餐：三鲜包（豆腐 100 g，面粉 56 g，笋 50 g，油 2.5 g）。

午餐：二米饭（大米 50 g，小米 25 g），青椒炒猪心（青椒 100 g，猪心 70 克，油 5 g），丝瓜蛋汤（丝瓜 150 g，鸡蛋 1 个，油 2.5 g）。

晚餐：馒头（面粉 56 g），清蒸蟹（螃蟹 100 g），炒豆芽（绿豆芽 250 g，油 5 g）。

晚加餐：奶粉 15 g，冲服。

三、宴会食谱编排

（一）宴会食谱编排的特点

1. 与家庭菜肴相比，宴会菜肴要更加注重风味及饮食审美

鉴于宴会的目的众多，婚嫁喜庆、接风迎宾等都在其中。宴会的社交性特点非常突出，宴席菜肴必须更加注重菜肴的档次、口味及其他风味特征。吃宴席的人，更多关注的可能是菜肴的色香味形质，也就是食物的美味，往往忽视食物的营养。如过于强调宴会菜肴营养均衡而忽视风味，那就与消费者需求背道而驰。鉴于吃宴席对多数人群来说属于偶尔为之，我们可以在编排宴会食谱时，在注重风味的前提下来考虑营养问题，要做到二者兼顾。

2. 宴会就餐者人数多，生理病理条件各不相同

这一点，在我们进行食谱编排的时候必须要考虑。因为不同人群的能量和营养需要都是不同的，在计算宴会食谱能量时，应采用适当的方法求得宴会参加者的平均能量和营养素需要。或者把所有人都折算成一类人群（如标准人），然后对该人群配餐即可。

3. 宴会菜肴一般会有 30% 左右的剩余量

在中国的饮食习惯里，将宴席菜肴全部吃光，将导致宾主双方都很尴尬。主人为

显示盛情,常提供超出客人食量的食物,客人为表示礼貌,一般不会把宴席菜肴全部吃光。所以我们编排的食谱所蕴含的营养素必须考虑留有30%左右的富余量。

(二)宴会食谱的编排

编排宴会食谱的方法与个人食谱编排步骤大致相同,但宴会的特点决定了宴会菜单菜肴用料更为讲究,烹调方法更为多样,风味更加突出,因此,注重营养与饮食审美才能搭配出符合要求的宴会食谱。

1. 食物交换份法编排宴会食谱的步骤

(1)首先要根据参加宴会的人员情况,依据营养摄入标准计算出平均能量需要量。

(2)依照平均能量需要量确定所需各类食物份数。

(3)用上述食物份数乘以人数,得到筵席应提供的总的食物量。

(4)按照确定的食物份数筛选各类食物,确定烹调方法,并按照筵席菜式组合成菜谱。

2. 宴会食谱编排,以食物交换份法为例

现需编排一份10人份宴会食谱,10人中有成年男性8人,成年女性2人,公司职员,属轻体力劳动者,体重均正常。

(1)计算出平均能量需要量:查DRIs表得,成年男性、女性轻体力劳动者能量需要分别为2 400 kcal/d、2 100 kcal/d。

则该人群能量平均需要量=(男性人数×男性一天的能量需要+女性人数×女性一天的能量需要)/(男性人数+女性人数)

=(2 400×8+2 100×2)/10=2 340 kcal/d

(2)按照食物交换份法步骤针对能量需要为2 300 kcal/d的成人进行配餐(具体方法参见前部分):一人一天需要的食物交换份为谷类17份,蔬菜1份,肉类5份,乳类2份,水果1份,油脂2份。

(3)用上述食物交换份数乘以人数,并考虑筵席的特点,确定筵席应提供总的食物份数。

因为一份筵席应该供应10人食用,故宴席的食物配备应该是:谷类170份,蔬菜10份,肉类50份,乳类20份,水果10份,油脂20份。

据调查,筵席上人们热量摄入一般普遍高于普通膳食,一般一次宴席占全日能量摄入量的40%~50%,我们不妨按照50%来计算。考虑到筵席上菜肴的剩余量,原料多配备30%,即一次宴席应配备食物是全日食物总量的65%。

即:谷类110份,蔬菜7份,肉类32份,乳类13份,水果7份,油脂13份。

(4)按照上述食物份选择适当的食物。

谷类选面粉5斤。

蔬菜选择:笋、紫牙姜、芦笋、青菜、青椒、胡萝卜、黄瓜、京葱共7份。

肉类选择：烤鸭、鱼、海蜇头、干贝、裙边、五花猪肉、松花蛋共32份。

乳豆类选择：豆腐、百页、酸奶共13份。

水果选择：芒果、西瓜、提子、猕猴桃共7份。

油脂选择：色拉油共13份。

(5) 按照冷菜、热菜、汤、大菜、点心、果盘的组合方式，组配成如下菜肴：

冷盘：烤鸭卷，芽姜炒鱼片，香瓜核桃沙拉，青笋炝黄瓜，香辣海蜇头。

热菜：干贝裙边煲，发丝百页，酒酿鱼圆，浓汤芦笋素膳丝，清炖狮子头。

汤：三丝豆腐羹（皮蛋丝、葱丝、青椒丝）。

小吃主食：盘丝饼，驴打滚，萝卜丝饼，翡翠汤面。

果盘：芒果，西瓜，提子，猕猴桃。

饮料：每人酸奶一杯，凉瓜汁、草莓汁供选。

3. 宴会食谱编排注意事项

(1) 份量合理，减少浪费：菜点吃不完，大量浪费，供应过多也容易造成能量超标，对人体机能也造成不良影响。设计宴会食谱，必须力求达到营养和美味的协调统一，菜品既高档丰富又浪费少，配餐应向低盐、低脂、低糖、平衡膳食的方向努力。

(2) 在符合平衡膳食的前提下，尽量选择较为高档的原料，较为复杂的烹调技法，以求取得较好的档次和口感。

 思考与练习

一、解释基本概念

羰氨反应（美拉德反应）　淀粉糊化　淀粉回生　焦糖化反应　油脂老化　油脂酸败　地中海膳食结构　膳食宝塔　食物交换份

二、问答题

1. 烹调过程中维生素损失情况如何？
2. 如何控制油脂在烹调中产生对人体有害的聚合物和过氧化物？
3. "中国居民膳食指南"（2007年版）的主要内容是什么？
4. 说明平衡膳食宝塔的内容。
5. 计算法和食物交换份法编制食谱的步骤是怎样的？
6. 食物交换的原则是什么？

三、综合训练题

1. 李恒，男，36岁，某国企中层领导，身高176 cm，体重73 kg。下面是他的一天饮食情况：

早餐：小米粥200 g（小米40 g），煎饼200 g（标准粉80 g、大白菜30 g、五花猪肉30 g、油3 g），凉拌芹菜（芹菜50 g、油3 g）。

午餐：二米饭（大米、小米各75 g），凉拌莴笋（莴笋225 g、油3 g），鲜蘑溜鱼片

(草鱼100 g、蘑菇120 g、油5 g),火腿白菜汤(大白菜30 g、火腿20 g、油3 g)。

晚餐:芝麻烧饼(富强粉100 g、芝麻10 g),素炒圆白菜甘蓝(圆白菜50 g、卷心菜50 g、油5 g),黄瓜木耳汤(黄瓜30 g、木耳20 g、油3 g)。

请定量分析他的膳食是否合理?(仅从平衡膳食宝塔和三大营养素供能比例的角度来分析即可)

2. 按照下列午餐食谱,用食物交换份法调配出2份相似的午餐食谱。

午餐:大米饭(大米150 g),凉拌莴笋(莴笋225 g、油3 g),鲜蘑溜鱼片(草鱼100 g、蘑菇120 g、油5 g),火腿白菜汤(大白菜30 g、火腿20 g、油3 g)。

3. 案例:天夫罗炸蔬菜做法如下。

蔬菜加工:新鲜蔬菜洗净,胡萝卜切薄斜片、青红椒切三角片,茄子切斜片。天夫罗面糊调制:天夫罗粉(主要成分是面粉)100克,盐10克,蛋黄一个,水140克,调成面糊。将油烧至180℃左右,蔬菜表面裹上面糊,入油炸至外皮微黄、发脆时捞出沥油。要求:蔬菜现用现切,成品及时食用。

从合理烹饪角度,请评价上述天夫罗炸蔬菜中的可取之处。并说明原因。

四、客观题

(一)单项选择题

1. 欧美国家的膳食结构是( )。
   A. 地中海膳食   B. 以动物性食物为主
   C. 以植物性食物为主   D. 以动植物性食物为主

2. 日本的膳食模型是( )。
   A. 动植物平衡型   B. 植物为主型
   C. 地中海膳食型   D. 动物为主型

3. 我国传统膳食中谷类供能比在( )。
   A. 80%以上   B. 70%以上
   C. 50%以上   D. 40%以上

4. 下列属于平衡膳食的是( )。
   A. 摄入的食物中的能量和营养素满足人体的需要
   B. 摄入的食物中的营养素部分丰富
   C. 摄入的食物是无毒无害的
   D. 摄入的食物是定量和比例合适的

5. 烹调的含义是( )。
   A. 等同于烹饪   B. 烹调是制成菜肴的一门技术
   C. 烹调是加热过程   D. 烹调是调味过程

6. 下列不是烹饪的作用的是( )。
   A. 对食物消毒   B. 帮助食物消化
   C. 合成人体必需的营养素 D. 调和滋味,促进食欲

7. 淀粉糊化后（　　）。
   A. 有利于消化　　　　　　　　B. 不利于消化
   C. 降低了营养价值　　　　　　D. 对消化没有影响。

（二）多项选择题（至少选择两项）

1. 烹饪的作用包括（　　）。
   A. 杀菌消毒
   B. 使生变熟
   C. 促进大分子营养成分变化，利于消化
   D. 调解色泽、增加美感
   E. 调和滋味

2. 碳水化合物在烹调加工过程中能够发生的变化有（　　）。
   A. 淀粉的糊化　　B. 淀粉的老化　　C. 淀粉的焦化　　D. 蔗糖焦化
   E. 糖类水解

3. 下列措施可以保护或减少维生素的损失的有（　　）。
   A. 加醋　　　　B. 加碱　　　　C. 勾芡　　　　D. 焯水
   E. 挂糊上浆

4. 下列说法正确的是（　　）。
   A. 食物选择要多样化，每天最好能吃 6 种以上的食物，才能保证营养素的需要
   B. 成人每天最好食用 2 个以上品种的谷类食物
   C. 成人每天最好食用 1～2 个品种的水果
   D. 膳食中应有适当比例的动物性食物
   E. 成人常喝糖水和纯净水

5. 调配丰富多彩的膳食可以（　　）。
   A. 以粮换粮　　　　　　　　B. 以豆换豆
   C. 选用多样食物　　　　　　D. 多用调味品
   E. 荤素搭配

6. 以下说法正确的是（　　）。
   A. 宝塔建议量均为食物可食部分的生重
   B. 每日膳食要严格按照膳食宝塔建议的各类食物的量吃
   C. 一定要经常遵循膳食宝塔各层中各类食物的大体比例
   D. 一般一周各类食物摄入量的平均值应当符合宝塔的建议量
   E. 因鱼类营养价值高，应每天严格按要求量食用

（三）判断题

1. 烹调过程中，煮对糖类及蛋白质起部分水解作用，对脂肪影响不大，会使水溶性维生素及矿物质溶于水中。　　　　　　　　　　　　　　　　　　（　　）
2. 膳食宝塔建议每人每日各类食物适宜摄入量范围适用于所有人。　（　　）

3. 食物交换份是一个粗略编制食谱的方法。（   ）

4. 淘米要用冷水，不要用热水和流水淘洗，并适当控制淘洗的遍数，以能淘去泥沙杂屑为度。（   ）

5. 中国居民的传统膳食以植物性食物为主，肉类的摄入量比较低，但豆制品和奶类消费在大多地区较高。（   ）

6. 与家庭菜肴相比，宴会菜肴要更加注重风味及饮食审美。（   ）

7. 为保证食物的多样性，同类食物之间应根据所提供能量相等的情况按相应数量进行交换。（   ）

单元 5 营养与健康

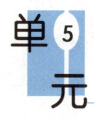

 知识目标

- 了解孕妇与乳母的生理特点,掌握孕妇与乳母的膳食营养指导原则。
- 了解儿童青少年的生理特点,掌握儿童青少年的膳食营养指导原则。
- 了解老年人的生理特点,掌握老年人的膳食营养指导原则。
- 了解肥胖症、糖尿病、高血压、高血脂的概念及影响因素,掌握肥胖症、糖尿病、肿瘤、高血压和高血脂的膳食防治方法。
- 了解理想体重的概念,掌握理想体重的计算方法及肥胖症的判断。
- 了解强化食品、保健食品及绿色食品的概念,掌握食品营养强化的作用及常用于保健食品中的功效成分,了解食品、保健品、药品三者的区别。

 能力目标

- 能针对孕妇与乳母、儿童青少年、老年人开展膳食指导工作。
- 能对不同人群的膳食营养平衡状况进行评价。
- 能够计算成年人的理想体重。
- 能够为肥胖症、高血压或高血脂患者提供饮食治疗方案。
- 能够为糖尿病患者确定每日能量供给量及主食品种和数量。
- 能解释保健食品的功效并合理为不同人群选择合适的保健品。

5.1　特殊人群营养

一、孕妇、乳母营养与膳食指南

（一）孕妇营养需求与膳食指南

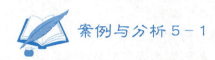
案例与分析 5-1

孕妇应多吃还是少吃?

小玲是个爱美女士,怀孕以后,看着身材走样了,她十分恐惧,即便在孕期,她也非常节制饮食。她姐姐相反,怀孕的时候拼命吃东西,身材看起来很笨硕,而且产后一直恢复不过来。

案例分析：有些孕妇担心自己失去"身材",孕期不敢多吃或不吃肉、蛋等营养品,有的甚至比平时吃得还少。这就不能满足胎儿迅速生长发育的需要,对胎儿后天也会造成难以弥补的损害。也有一些孕妇片面地认为吃得越好,营养越丰富,对胎儿越有利。但这样很容易造成体重增加过快,引起"巨大胎儿",不仅给分娩造成困难,也容易引发并发症,如妊娠期糖尿病、妊娠高血压等等。

1. 妊娠期的生理特点

（1）代谢改变。孕期合成代谢增加、基础代谢升高,对碳水化合物、脂肪和蛋白质的利用也有改变。消化系统功能改变：消化液分泌减少,胃肠蠕动减慢,常出现胃肠胀气及便秘,孕早期常有恶心、呕吐,对某些营养素如钙、铁、维生素 B_{12} 和叶酸的吸收能力增强。

（2）肾功能改变。孕妇需排出自身及胎儿的排泄物,使肾脏负担增加,肾血流量及肾小球滤过率增加。

（3）血容量及营养成分变化。孕期血容量增加幅度大于红细胞增加的幅度,使血液相对稀释,可出现生理性贫血。孕早期血清总蛋白降低,孕期除血脂及维生素 E 以外,几乎血浆中所有营养素均降低。

（4）体重增长。健康妇女若不限制饮食,孕期一般增加体重 10～12.5 kg。孕早期（1～3 个月）增重较少,而孕中期（4～6 个月）和孕后期（7～9 个月）则每周稳定地增加 350～400 g。

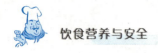

2. 妊娠各期的营养需要

(1) 热能。总热能需要量增加。孕期的额外能量需要量包括胎儿体内蛋白质和脂肪等的贮存所需要的能量,加上母体和胎儿增加组织所需的能量等。我国建议孕中期及后期的能量标准,除按劳动性质分类所供给的热量之外,每日另加 836 kJ (200 kcal)。

(2) 蛋白质。孕期母体内蛋白质增加 950 g,其中包括胎儿的迅速发育与同时维持母体的氮平衡。推荐增加量在孕早期 5 g/d,孕中期 15 g/d,孕后期为 20 g/d。摄入的蛋白质须考虑消化率和利用率,如第一孕期每日需增加 5 g 蛋白质,若蛋白质来源以植物性蛋白质为主,生物学价值在 60 左右,则需增加 8.3 g。

(3) 脂类。脂肪不宜增加过多,能达到脂肪供热百分比为总热能的 25% 即可。注意多摄入有利于胎儿脑发育的富含磷脂的豆类、卵黄等,对胆固醇不必过于限制。

(4) 碳水化合物。碳水化合物如摄入不足,母体需动员体内脂肪分解,而脂肪氧化不完全时可产生酮体,酮体过多母亲可发生酮症酸中毒,又影响胎儿智能发育。碳水化合物为总热能的 60%。以摄入淀粉类多糖为宜,不直接摄入葡萄糖或过多蔗糖,以免血糖波动。

(5) 矿物质。由于孕期的生理变化、血浆容量和肾小球滤过率的增加,使得血浆中矿物质的含量随妊娠的进展逐步降低。孕期膳食中可能缺乏的主要是钙、铁、锌、碘。

钙:妊娠期间钙的吸收率增加,以保证胎儿对钙的需求,而不需动员母体的钙。推荐量在孕早期 800 mg/d,孕中期 1 000 mg/d,孕后期为 1 200 mg/d。

铁:因胎儿的需要并为其出生前进行铁储备以及"生理性的孕期贫血"现象的出现,孕期需要补充比日常更多的铁,推荐量在孕早期 15 mg/d,孕中期 25 mg/d,孕后期为 35 mg/d。

碘:孕妇碘缺乏可致胎儿甲状腺功能低下,从而引起以生长发育迟缓、认知能力降低为标志的不可逆转的克汀病。推荐量整个孕期为 200 μg/d。

锌、镁:微量的锌、镁亦为孕妇所需,我国建议孕妇每日锌推荐摄入量为早期 11.5 mg,中期和晚期为 16.5 mg,可耐受最高摄入量 35 mg。镁每日需要约为 450 mg。

(6) 维生素。许多维生素在血液中的浓度在孕期是降低的,这与孕期的正常生理调整有关,并不一定反映明显地增加需要量。孕期特别需考虑的维生素为维生素 A、D 及 B 族维生素。

维生素 A:摄入足够的维生素 A 可维持母体健康及胎儿的正常生长,并可在肝脏中有一定量的贮存。RNI:在孕早期为 800 μgRE/d,中、晚期 900 μgRE/d。

维生素 D:孕期维生素 D 缺乏可导致母体和出生的子代钙代谢紊乱,包括新生儿低钙血症、手足搐搦、婴儿牙釉质发育不良以及母体骨质软化症。由于含维生素 D 的食物有限,维生素 D 补充极为重要。RNI:在孕早期为 5 μg/d,中、晚期 10 μg/d。

维生素 E：孕妇血浆中血维生素 E 水平与维生素 A 含量正相关。胎儿血中维生素 E 仅为母血含量的 1/3，说明维生素 E 经胎盘传递受限。我国推荐的维生素 E 孕妇供给量为 14 mg/d。

我国推荐孕妇维生素 B_1、B_2 的供给量均为 1.8 mg/d。

叶酸：叶酸摄入不足对妊娠结局的影响包括出生低体重、胎盘早剥和神经管畸形。叶酸的补充需从计划怀孕或可能怀孕前开始。2000 年《中国居民膳食营养素参考摄入量》建议孕期妇女应多摄入富含叶酸的食物，孕期叶酸 RNI 为 600 μg/d。

3. 孕妇的膳食

孕期的膳食应多样化，清淡而不吃刺激性食物。整个孕期都需要有平衡的膳食，并根据体重的实际情况作合理的安排。

(1) 孕早期(1~3 个月)：与孕前没有特殊的区别，主要是注意因为早孕反应对营养素摄入的影响。选择孕妇喜好和能促进食欲、清淡、易消化吸收的食物，想吃就吃，少吃多餐。为避免胎儿神经管畸形(我国每年约有 10 万例)孕前和孕前期要补充叶酸 400~600 μg/d。叶酸的来源是动物肝脏、豆类和深绿色叶菜。

(2) 孕中期(4~6 个月)：平衡膳食，补足能量。一般要求每天谷类 350~400 g，豆制品 50 g，鱼禽瘦肉等 150~200 g(其中水产品为 50~100 g)，鸡蛋 1~2 个，蔬菜 500 g(其中绿叶蔬菜 300 g)，水果 150~200 g，牛奶或酸奶 250 g，烹调用油 20~30 g，每周至少进食海产品 1~2 次补充碘、锌等微量元素，每周进食 1~2 次动物肝脏或血补充维生素 A 和铁。油盐适当控制。特别注意铁的补充。富含铁而且消化吸收好的食物包括动物内脏和血、瘦肉、鱼类。

(3) 孕后期(7~9 个月)：要点是补充长链多不饱和脂肪酸，增加钙的补充，保持适宜的体重。适当限制碳水化合物和脂肪的摄入(即减少米、面等主食的量)，少吃水果，以免胎儿长得过大，影响顺利分娩。经常摄取奶类、鱼和豆制品；虾皮、动物的肝脏和血液含铁量很高，应经常食用，鱼虾类每周不少于 3~4 次(海产品 2 次以上)。对于一些含能量高的食物，如白糖、蜂蜜等甜食应少吃，以防止食欲降低，影响其他营养素的摄入量。注意控制盐分和水分的摄入量，以免发生浮肿。

(二) 乳母营养需求与膳食指南

1. 乳母的营养需求

乳母的营养需要主要是两个方面：一是为泌乳提供物质基础和正常泌乳的条件；另一个是恢复或维持母体健康的需要。

(1) 能量。除乳母本身的热量消耗外，还有乳汁的热量消耗。我国营养学会建议的标准为在乳母本身热量供给之外，为泌乳额外增加 1 260 kJ(302 kcal)。FAO/WHO 则建议额外增加 2 310 kJ(554 kcal)。

(2) 蛋白质。适宜的蛋白质有利于乳汁的正常分泌，而严重缺乏蛋白质时，可影响乳内的蛋白质含量。我国营养学会建议每日为乳母供给额外的 25 g 蛋白质，即一位轻体力劳动的乳母应有 70+25=95 g 蛋白质。如劳动强度大些，则每天需 100 g

蛋白质。

（3）钙。乳母需要充足的钙质为其本身及乳汁钙含量的需要。如乳母食物中钙不足或不能有效吸收，则将从乳母体内储备钙移出作为来源，此时体内出现钙的负平衡。FAO/WHO 建议乳母的钙供应量为每天 1 200 mg，我国建议标准为 2 000 mg。为达到这个供应量，需要考虑食物的数量和合适的来源。

（4）铁。乳汁中铁浓度较低，但胎儿在肝脏中有铁储蓄，可供婴儿 6 个月使用。乳母应供给富含铁的食物。我国每日摄入推荐量为 25 mg。

（5）维生素。除母体的需要外，乳汁中的维生素 A 含量约为 61 μg/100 ml，并比较稳定。我国建议标准为在每天供给母体 1 000 μg 视黄醇当量的基础上，再增加 200 μg。

乳母需要合适的各种水溶性维生素，乳母的硫胺素摄入量充足时，有助于乳汁的分泌。我国的建议标准硫胺素与核黄素均额外约增加 0.8 mg。

乳汁中维生素 C 的含量与乳母摄食水平密切相关，在正常的膳食条件下，乳汁中维生素 C 的含量平均为 5.2 mg/100 ml。我国乳母维生素 C 的供给标准为 130 mg/d。

其他有关的维生素，如维生素 B_{12} 也少量存在于乳中，每 100 ml 含量为 0.03 μg，故有的国家认为需每日增加 1 μg。维生素 E 需额外增加 3 IU，尼克酸 4 mg，叶酸 200 μg，吡哆醇 0.5 mg，方能满足哺乳的要求。

2. 乳母的膳食

（1）产褥期的膳食。产褥期一般为产后 6～8 周。在此期间除要迅速地恢复产妇自身的生理机能，康复生殖器官外，还要分泌乳汁，哺育新生儿。故而这期间要有足够的营养，以补偿妊娠期、分娩期的消耗，以及生殖器官的康复和分泌乳汁的需要。最初先给易消化的半流食，如糖水荷包蛋（或清汤荷包蛋）、挂面卧鸡蛋、蒸鸡蛋羹、蛋花汤、甜藕粉、红糖水等等。产褥期早、中、晚的正餐外，还要加三次副餐，目的是增加营养，少量多餐，确保消化功能。

（2）哺乳期的膳食。哺乳期的营养非常重要，母亲要逐步补充由于妊娠、分娩所耗损的营养储备，要分泌乳汁、还要承担哺育婴儿的重担。在哺乳期间，乳母的膳食安排要注意：

第一，食物种类齐全多样化，一日以 4～5 餐为宜，如主食不能只吃精白米、面，应该粗细粮搭配，每天食用一定量粗粮，并适当调配些杂粮，如燕麦、小米、赤小豆、绿豆等，每日 400～450 g。

第二，供给充足的优质蛋白质。动物性食品如鱼类、禽、肉等可提供优质的蛋白质，每日 200 g。受经济条件限制的地区，可以充分利用大豆类食品提供蛋白质和钙质。

第三，多食含钙丰富的食品。乳及乳制品（如牛奶、酸奶、奶粉、奶酪等）含钙量最高，并且易于吸收利用，每天至少摄入 250 g。此外，小鱼、小虾米（皮）含钙丰富，可以连骨带壳食用。深绿色蔬菜、豆类也可提供一定数量的钙。

第四,多食含铁丰富的食品。如动物的肝脏、肉类、鱼类、某些蔬菜(如油菜、菠菜等)、大豆及其制品等。

第五,摄入足够的新鲜蔬菜、水果和海产品。每天要保证供应450~500 g。乳母还要多选用绿叶蔬菜。有的地区产后有禁吃蔬菜和水果的习惯,应予以纠正。

第六,注意烹调方法,多汤水。哺乳期的膳食调配应参考我国营养学会的建议推荐供给量,并要注意各营养素之间的合适比例,如蛋白质、脂肪、碳水化合物的供热比应分别为13%~15%、27%、58%~60%。

二、儿童青少年营养与膳食指南

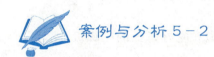

案例与分析 5-2

我国儿童膳食质量调查报告

据2007年《社区医学》杂志报道,随着家庭经济收入的增加,我国儿童的膳食质量与健康状况都有了明显改善,不仅能量及蛋白质的摄入量明显增加,优质蛋白的比例也在稳步上升,动物性食物和奶类消费量也在增加,但仍存在着一些问题。

问题1:脂肪摄入超标。在人均年收入1万元及以上的家庭中,城市和农村儿童的脂肪供能比分别达到了39.2%和35.2%,都超过了中国营养学会建议的30%的上限。

问题2:营养不良和贫血。我国儿童营养不良率为9.2%,随着家庭收入的增加而降低;6~12岁女生营养不良率高于男生,13~17岁男生营养不良率高于女生,城市低于农村。在人均年收入低于万元的家庭中,儿童贫血率为4.7%~10.1%。随着家庭收入的增加,6~12岁儿童维生素A缺乏率降低,儿童维生素A的缺乏率农村明显高于城市。随着家庭收入的增加,我国儿童平均身高普遍增加。但家庭人均年收入最低组的城乡儿童与最高组儿童相比,平均身高低3~5 cm。同样,家庭人均年收入最低组的城乡儿童与最高组儿童相比,平均体重低2.3~4 kg。同一家庭收入水平的儿童身高和体重,城市均高于农村。

问题3:不吃早餐。随着家庭收入的增加,青少年儿童每日三餐的比例逐渐增高,不吃早餐的比例逐渐降低。城市儿童不吃早餐的比例小于农村。

案例分析:由上述案例看出,我国儿童的营养与健康状况存在着较多需要改善的地方。从小应重视及引导儿童建立合理营养、平衡膳食的健康生活方式。如让儿童养成不挑食、不偏食的好习惯;坚持吃好营养丰富的早餐;让儿童多做户外活动,每天至少30分钟,以预防超重和肥胖。

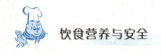

(一)学龄儿童的生理特点与膳食指南

1. 学龄儿童的生理特点

自6岁起进入小学学习至12岁小学毕业为学龄期儿童,或称小学生。这一阶段儿童体格生长速度较前更趋平稳,较少患病。体重每年约增加2 kg,身高每年增长5.8～6.5 cm。此期儿童体内合成代谢旺盛,以适应生长发育的需要,小学生学习紧张,智力发育大大加快,体力劳动也增多,所需要的能量和各种营养素的量相对要比成人高,尤其是能量、蛋白质、脂类、钙、锌和铁等营养素。同年龄男生和女生在儿童时期对营养素需要的差别很小,从青春期生长开始,男生和女生的营养需要出现较大的差异。

2. 学龄儿童的膳食

(1)学龄儿童膳食指导。根据学龄儿童生长发育的特点及营养需求,在一般人群膳食指南十条基础上还应强调以下四条内容。

第一,三餐定时定量,保证吃好早餐:让孩子吃饱和吃好每天的三顿饭,尤其是早餐,食量应相当于全日量的三分之一。

第二,吃富含铁和维生素C的食物:儿童青少年中缺铁性贫血发生率较高,积极预防贫血。

第三,每天进行充足的户外运动:少数孩子饮食量大而运动量少,故应调节饮食和重视户外活动以避免发胖。

第四,不抽烟、不饮酒:儿童吸烟严重危害身心健康,饮酒影响体格和精神发育。

(2)学龄儿童每天膳食。学龄儿童每天究竟要吃多少才能满足需要呢?中国营养学会提出学龄儿童每日食物推荐摄入量,可供学生家长参考。谷类与薯类为375 g/d;畜禽瘦肉与鱼虾类为100 g,其中鱼虾类25 g;蛋摄入1～2个;牛奶为100 g;各种新鲜水果摄入75 g,各种蔬菜,尤其是绿叶蔬菜摄入250 g;烹调用油15～25 g。

(二)青少年生理特点与膳食指南

1. 青少年的生理特点

一般认为13～18岁为青少年,这个阶段正值青春期,是人的一生中体格和智力发育最重要的时期,思维最活跃,记忆力最强。而其生长速度、性发育、学习能力和工作效率都与营养状况密切相关。此外,青春期男女性的发育过程并不完全相同,因此在营养素需要量上也有所不同。

2. 青少年的膳食

(1)谷类为主,以保证能量主要由碳水化合物提供,避免脂肪摄入过多。

(2)同时搭配些大豆或豆制品以发挥蛋白质互补作用。

(3)动物性食品如肉类含血红素铁和较多的锌,海产品含丰富的碘,蛋类含丰富的维生素A和B族维生素,奶类含丰富的钙,此外动物性食品还富含优质蛋白质,轮流选食,使40%～50%的蛋白质来源于动物性食品或大豆蛋白。

(4)蔬菜水果富含维生素C、膳食纤维及钾、钙、镁等矿物质,应多食用。

（5）参加体力活动，避免盲目节食。青少年尤其是女孩往往为了减肥盲目节食，正确的减肥办法是合理控制饮食，少吃高能量的食物如肥肉、糖果和油炸食品等，同时应增加体力活动，使能量的摄入和消耗达到平衡，以保持适宜的体重。

（6）建议每日膳食组成为：谷薯类 500 g，鱼肉禽类 100～150 g，蛋类 50～100 g，大豆或豆制品（折算成干豆重）40～60 g，蔬菜 300～400 g，水果 100～150 g，牛乳 350～400 g，烹调油 15～25 g。

三、老年人营养与膳食指南

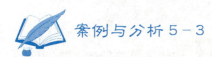

案例与分析 5-3

老年人营养状况应如何改观？

2010 年 10 月由中国营养学会老年营养分会、复旦大学附属华东医院主办的国际交流会议中提出，我国约有 60 岁以上老年人口 1.67 亿，至 2015 年将突破 2 亿。面对潮水般汹涌的老龄化社会，老年人营养健康成为一大公共卫生问题。老年人如缺乏营养，肌肉减少会加快、脑功能减退速度明显增加，老年生活质量一落千丈。一份美国的研究报告显示：全球老年人群中，约有六分之一面临营养不良的威胁。即便在发达国家，老年人营养不良也普遍存在。以德国为例，住院老人中 70% 存在营养不良；在法国，缺乏营养的老年人占 14%。

案例分析：老年人因易患糖尿病、甲亢等代谢性疾病，本身对营养的需求有所增加；而牙口不好、食道梗阻等疾病缠身，会令营养摄入不足；此外，老年人常见的胃肠道疾病又导致消化吸收产生障碍。因此，老年人的营养状况不容乐观。有专家建议，效仿日本等"长寿国"的做法，开发适合老年人的营养素补充剂、保健食品、专用餐具等，以此改善老年人的营养供给。比如日本针对慢性肾衰患者饮食，有餐饮公司专门开发"低蛋白米饭"和"低蛋白菜"，服务特殊患者。即便是老年人使用的汤匙，也是精心设计而成的，汤匙头部偏小、每口量缩小、减轻把手重量……独特设计能让老人吃饭更加便利，也为合理健康的膳食做了铺垫。

（一）老年人营养需求

人 40 岁后，机体形态和机能逐渐出现衰老迹象，主要表现在：机体组成成分中代谢不活跃的部分比重增加，而细胞内水分却随年龄增长呈减少趋势，造成细胞内液量减少，并导致细胞数量减少，出现脏器萎缩；器官机能减退，尤其是消化吸收、代谢、排泄及循环功能减退，如不适当加以调整，将会进一步促进衰老过程的发展。

1. 热能

由于基础代谢下降、体力活动减少和体内脂肪组织比例增加,老年人的热能需要量相对减少。60 岁以后,应较青年时期减少 20%,70 岁后减少 30%,RNI:60 岁组轻体力劳动,男性 7.94 mJ/d(1 906 kcal/d),女性 7.53 mJ/d(1 807 kcal/d)。

2. 蛋白质

老年人的蛋白质需求不低于成年人,由于分解代谢的增加而合成代谢逐渐变慢,负氮平衡比较容易发生。蛋白质在占全日总热量的比例上可适当提高到 12%～18%。依据劳动强度不同,60～69 岁老年人,男性每日供给 70～80 g,女性 60～70 g;70～79 岁老年人,男性 65～70 g,女性 55～60 g;80 岁以上,男性 60 g,女性 55 g。蛋白质的生物价值应该较高,以便能取得更好的利用。

3. 脂肪

老年人对脂肪的消化能力差,脂肪的摄入不宜过多,供热占总热能的 20% 为宜,以富含多不饱和脂肪酸的植物油为主。少食用含胆固醇过多的食品。一般认为空腹血胆固醇水平在正常范围内的老年人,每日膳食胆固醇不超过 500 mg,高胆固醇血症者则应控制在 300 mg 以内。

4. 碳水化合物

碳水化合物的摄入量一般应占总热量的 50%～60%,主要来源为淀粉,大部分可从粮食、薯类中获取;其次也可食用一些含果糖多的食物,如各种水果、蜂蜜、果酱等,不宜多食用蔗糖等简单糖类。

5. 膳食纤维

膳食纤维对于老年人具有特殊的重要作用。因为老年人消化系统功能减弱,平滑肌紧张性降低、蠕动缓慢,故随着年龄的增长,老年人便秘的发病率增高。而适量的膳食纤维摄入可刺激肠蠕动,能有效地防治老年性便秘。同时膳食纤维还有防治高血脂、胆石症、结肠癌以及降血糖等功效。因此,老年人的膳食要注意摄入足够的膳食纤维,在每日膳食中应安排一定数量的粗粮、蔬菜及水果。

6. 维生素

为调节体内代谢和增强抗病能力,各种维生素的摄入量都应达到我国的推荐摄入量。

维生素 E 为抗氧化的重要维生素,当缺乏维生素 E 时,体内细胞可出现一种棕色的色素颗粒,成为褐色素,随着衰老过程在体内堆积,成为老年斑。补充维生素 E 可减少细胞内脂褐素的形成。老年人的 AI 值为 14 mg/d。

充足的维生素 C 可防止老年血管硬化,使胆固醇代谢易于排出体外,增强抵抗力,因此应充分保证供应。老年人每日 RNI 为 100 mg。

此外,维生素 A、维生素 B_1、维生素 B_2 等也同样重要。

7. 无机盐

(1) 钙。老年人对钙的吸收能力下降,体力活动减少又降低了骨骼钙的沉积,易发生钙的负平衡，骨质疏松较多见，特别是高龄老人及分娩次数多的老年妇女中更常见。因此钙的充足对老年人十分重要，我国规定老年人膳食钙供给量为 800～1 000 mg/d。

（2）铁。老年人对铁的吸收利用能力下降，容易发生缺铁性贫血。缺铁是世界性的老年营养问题。我国规定老年人膳食铁供给量为 15 mg/d。

（3）氟。饮食中氟的摄入不足，易致龋齿，对老年人则易导致发生骨质疏松症。氟在粮食及蔬菜中含量不高，许多地区饮水中含量也很低，但茶叶中含氟量较高，故提倡老年人适当饮茶。

（4）钠。人体钠主要来自食盐中的氯化钠，一般不易发生缺乏。但钠摄入过多却危害很大，易诱发高血压、心脏病及浮肿等疾患。故老年人应控制食盐摄入，患有高血压、冠心病的老人则应 5 g/d 以下，尽量少食含盐较多的卤制品、咸腌食品。

（二）老年人膳食

1. 老年人膳食应遵循的原则

（1）食物多样化是保证膳食平衡的必要条件。食物多样化，一是注意食物选择，要合理搭配主副食，粗细兼顾；二要不偏食，不择食，对各种食物既不偏爱，也不拒食。只有如此，才能保证营养既合理又全面。

（2）主食多粗食。主食中包括一定量的粗粮、杂粮。

（3）每天饮用牛奶或食用奶制品。牛奶及其制品是钙的最好来源，可预防骨质疏松症和骨折。

（4）食用大豆或其制品。大豆不但蛋白质丰富，对老年妇女尤其重要，其丰富的生物活性物质，如大豆黄酮和大豆皂甙，可抑制体内脂质过氧化，减少骨丢失，增加冠状动脉和脑血流量，预防和治疗心脑血管疾病和骨质疏松症。

（5）适量食用动物性食品。鱼类脂肪含量较低，较易消化，适于老年人。

（6）多吃蔬菜和水果。蔬菜是维生素 C 等的主要来源，而且含有大量的膳食纤维可预防老年便秘，番茄中番茄红素对老年男性的前列腺疾病有一定的防治作用。

（7）饮食清淡、少盐。饮食宜清淡可口。过于油腻食物难以消化吸收，不适合老年人的消化生理特点，同时对防治老年人心血管疾病等多发病也不利。要选择油少的烹调方式，如蒸、煮、炖、焯，避免摄入过多的脂肪。

老年人的膳食要强调多吃蔬菜和水果、薯类，尽量多摄入绿色及红黄色的蔬菜，以获得更多的微量元素。合理烹调，饮食有节，少食多餐，适当进食一些具有延年益寿、防老抗衰的食物。

2. 老年人的每日膳食

以 60～70 岁老年人每天膳食构成为例：

（1）谷类与薯类：米饭、馒头、面条、玉米、红薯等摄入量为 340 g。

（2）杂豆类：绿豆、赤小豆、豌豆、豇豆等摄入量为 10 g。

（3）动物性食品：禽肉、畜肉摄入 70 g，鱼虾类摄入 70 g，鸡蛋 1 个。

(4) 蔬菜与水果：各类蔬菜摄入 400 g，各种水果摄入 50～100 g。

(5) 豆制品：豆腐、豆干、千张等摄入 50 g。

(6) 奶制品：脱脂鲜牛奶、低脂鲜牛奶、发酵型酸奶等摄入 200 g。

(7) 油脂：低芥酸菜籽油、茶油、橄榄油、芝麻油等植物油摄入 16 g。

5.2 膳食营养与慢性疾病预防

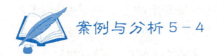

案例与分析 5-4

膳食因素与高血压、肥胖症等慢性疾病的关系

根据 2002 年中国居民营养与健康状况调查的结果，研究者发现在调查影响血压的混杂因素后，我国 15 岁及以上居民食盐消费量与收缩压、舒张压呈显著相关性，每人每天食盐平均消费量在 6 g、12 g、大于 18 g 的人群高血压患病率分别为小于 6 g 人群的 1.09 倍、1.14 倍和 1.28 倍。

在美国也有研究发现在给予高血压患者控制高血压食谱（这一食谱的特征是富含蔬菜、水果、低脂乳制品、果仁、白肉、白鱼等）两周后，会表现出明显血压下降；而无论是控制高血压食谱还是普通美国食谱在降低食盐摄入量后，都可以引起血压明显下降。

2002 年中国居民营养与健康状况调查报告指出：我国全体居民超重率为 17.6%、肥胖率为 5.6%，两者之和为 23.2%，已接近总人口的 1/4。18 岁及以上成年人超重率为 22.8%、肥胖率为 7.1%。18 岁及以上人群超重率与肥胖率城市男性为 31.1%、10.3%，女性为 25.8%、9.5%；而农村男性为 19.6%、4.9%，女性为 21.4%、6.8%。

而且我国肥胖症发病率的潜在上升危险性还很大。同时调查资料显示，我国成人高血压患病率为 18.8%，全国有高血压患者约 1.6 亿。通过调查发现，膳食高能量、高脂肪及少体力活动与超重、肥胖、糖尿病和高血压等的发生密切相关。

案例分析：上述案例说明膳食因素对血压、肥胖等慢性疾病有明显影响。随着经济的发展，我国居民的膳食模式发生了很大变化，在经济发达地区由于营养过剩而出现的高血压、心血管疾病、肥胖症、糖尿病等慢性非传染性疾病患病率呈上升趋势。

世界各地的研究表明，膳食结构是影响许多慢性病发生发展的主要因素之一，不同膳食结构和高血压、糖尿病、高血脂、肥胖症等的发病率均有相关性。与西方人相比，地中海人和亚洲人冠心病的发病率较低，这要归功于他们传统膳食中大量的蔬菜水果、全麦产品和鱼类以及较少的红色肉食、高脂肪奶制品。

趋势分析表明,随着我国正在向"富裕型"膳食的变迁,由饮食过剩或不平衡引起的慢性病的发生率还会有较大幅度的增长。这些问题将极大地影响我国居民的健康素质、健康寿命,加重疾病负担,并影响国民经济的发展和全面建设小康社会目标的实现,亟需加以干预和变革。

一、肥胖病与膳食营养防治

(一)肥胖的定义和诊断

1. 理想体重(IBW)

又称标准体重,是使用流行病学的方法,观察人群的体重与疾病患病率或死亡率的关系,当体重维持在这个数值时,人群的死亡率是最低的。

成人标准体重可根据 Broca 改良公式计算:

$$成人标准体重(kg) = 身高(cm) - 105$$

此外还有其他一些计算方法,同一个人的理想体重可能因计算方法不同而有差别,但不会差别很大。

2. 肥胖的定义

肥胖是指人体内脂肪过量贮存,超出正常范围,表现为脂肪细胞增多或细胞体积增大,并可能引起人体生理功能出现异常、可潜伏着诱发其他疾病的一种状态。可分为单纯性肥胖、继发性肥胖及遗传性肥胖。

3. 肥胖的判断

正常情况下,18 岁以上的男性体内脂肪量占体重的 15%～18%,女性为 20%～25%。目前估计肥胖程度的最实用的人体测量学指标是体重指数、腰围、腰臀比和理想体重指数。

(1) 体重指数(BMI):也称体质指数,计算公式为:

$$BMI(kg/m^2) = 体重(kg)/身高^2(m^2)$$

2003 年,"中国肥胖问题工作组"提出适合中国成人判断超重和肥胖的界限值为:

BMI:18.5～23.9 为正常。

BMI:24～27.9 为超重。

BMI:≥28 为肥胖。

BMI 指标考虑了身高和体重两个因素,常用来对成人体重过低、超重和肥胖进行分类,且不受性别影响,简便实用,但是对于某些特殊人群如运动员等,BMI 就不能准确反映超重和肥胖的程度。

(2) 理想体重指数,公式为:

理想体重指数（％）＝（实际体重－理想体重）÷理想体重×100％

根据理想体重指数的判断标准为：偏瘦，≤－10％；正常，－10％～＋10％；超重，＋10％～＋20％；肥胖，≥＋20％。

（二）肥胖的发病原因

1. 遗传因素

多项研究表明单纯性肥胖有遗传倾向，肥胖有一定的家族聚集性。双亲均为肥胖者，子女中有70％～80％的人表现为肥胖，双亲之一（特别是母亲）为肥胖者，子女中有40％的人表现为肥胖。

2. 不良进食行为

多种不良的进食行为会引起肥胖。① 摄食过多。② 不吃早餐常常导致午餐和晚餐时摄入的食物较多，而使一日的食物摄入总量增加。③ 经常吃快餐，因其富含高脂肪和高热量，构成也比较单调，经常食用会导致肥胖，并有引起某些营养素缺乏的可能。④ 进食速度快。⑤ 经常性的暴饮暴食、夜间加餐、喜欢零食。⑥ 家庭中的备餐量往往超出实际需要量较多，为了避免浪费也可能造成进食过量。⑦ 进餐次数：每日进餐次数较少的人发生肥胖的机会和程度高于每日进餐次数稍多的人。

3. 运动不足

运动不足不仅可导致能量消耗减少，还可引起体内代谢过程转为更容易贮存能量的状态。如运动不足引起基础代谢减弱、脂肪合成酶活性增强，使能量更易以脂肪的形式贮存于体内。

4. 环境及社会因素

如购买能力提高、食物品种更丰富等，其中不少食品的脂肪含量过多。政策、新闻媒体、文化传统和科教宣传等对膳食选择和体力活动都会产生很大影响，其中电视广告中宣传的食品很多是高脂肪、高能量和高盐的方便食品和快餐食品，对儿童饮食模式影响较大。

（三）肥胖的危害

肥胖症的相关疾病主要有：

1. 心血管病

（1）高血压：肥胖者的高血压患病率高，往往是非肥胖患者的2～3倍，肥胖者腰臀比越大越容易并发高血压病。

（2）血脂异常：肥胖与高血脂关系也非常密切，肥胖者的血脂特征是血中总胆固醇和三酰甘油增高，而高密度脂蛋白胆固醇降低。

（3）冠心病和动脉粥样硬化：我国一项人群前瞻性调查研究显示，BMI增高是冠心病的独立危险因素，冠心病事件（急性心肌梗死，冠心病猝死和其他冠心病死亡）的发病率随BMI的上升而增高。

2. 代谢性疾病

（1）内分泌代谢紊乱：体脂过多尤其是腹部肥胖与排卵功能障碍、雄性激素过多及激素敏感性肿瘤之间具有显著的生殖内分泌学关系。

(2) 糖尿病：许多调查已观察到肥胖与Ⅱ型糖尿病的危险呈正相关。而且肥胖加剧了胰岛素的抵抗性，胰岛素负荷增加，故使潜在的糖尿病倾向易于激发为有临床表现的糖尿病。

(3) 高尿酸血症：血清中尿酸的浓度与肥胖呈正相关关系。

3. 其他疾病

(1) 消化系统疾病：肥胖者胆结石、非酒精性脂肪肝、胆囊炎的患病率明显高于体重正常者。

(2) 某些癌症：与内分泌有关的癌症（如女性绝经后的乳腺癌、子宫内膜癌、卵巢癌、宫颈癌，男性的前列腺癌）及某些消化系统癌症（如结肠直肠癌、胆囊癌、胰腺癌和肝癌）的发病率与肥胖存在正相关。

(3) 睡眠呼吸暂停综合征：肥胖引起的睡眠中呼吸暂停，是由于在颈、胸、腹部和横膈部位的脂肪堆积过多，使胸壁的运动受阻，在躺下时呼吸道变窄和气流不通畅引起呼吸困难，导致血液二氧化碳浓度过高和血氧饱和度降低。

(4) 骨关节病和痛风：肥胖者痛风的发生率较高，与高尿酸血症直接相关，痛风性关节炎是在关节内由于尿酸盐形成的痛风石引起反复发作的急性炎症。

此外肥胖还会带来一些社会和心理问题。

(四) 肥胖的饮食治疗

常用的肥胖治疗方法主要有饮食疗法、运动疗法、行为疗法、药物疗法及手术疗法，其中饮食治疗是肥胖治疗的基本方法。

肥胖防治总原则是：① 控制总能量。② 保证维生素及矿物质的供应，保证一定量的膳食纤维摄入量。③ 饮食习惯定时定量，每天进食适量谷类、肉类、蔬菜、豆类、水果及奶类食品，少吃脂肪、油、盐、糖类及零食。④ 常做适当运动可保持身体健康和协助达到减轻体重的目的。⑤ 有恒心和耐性地减轻体重，每周减 0.5～1 kg 为理想。⑥ 每周选择固定时间在同一量度器、穿着衣服相似的情况下称重一次。

饮食疗法在具体实施中应注意以下几个方面：

1. 确定合适的热能摄入量

一般常以理想体重来决定合适的热能摄入量，即每天摄入的热能(kcal)＝理想体重(kg)×(20～25)。

饮食疗法的类型主要有以下三种：

(1) 节食疗法：每天摄入的热能在 1 200～1 800 kcal。

(2) 低热能疗法：每天摄入的热能在 600～1 200 kcal。

(3) 极低热能疗法：每天摄入的热能在 200～600 kcal。

节食疗法和低热能疗法适用于轻、中度肥胖者；极低热能疗法主要适用于恶性肥胖患者，最长疗程不超过 8 周，通常在实施中患者需要住院，在医生的密切观察下进行治疗。

2. 适当的营养素分配

(1) 供能营养素的能量分配比例：肥胖饮食治疗中三大供能营养素分配原则上是蛋白质占总热能的 15%～20%，脂肪占 30% 以下，碳水化合物占 50%～55%。

在蛋白质的选择中动物性蛋白质应占总蛋白质的 50% 左右，动物性食品以鱼、虾、禽类和瘦肉为佳。

要减少烹调用油，在有限的脂肪摄入量中，最好能保证必需脂肪酸的摄入，同时要使饱和脂肪酸、单不饱和脂肪酸、多不饱和脂肪酸的比例维持在 1∶1∶1。饱和脂肪酸具有增加人体胆固醇的作用，主要存在于肥肉、家禽的皮、猪油、人造黄油、起酥油及由此加工而得到的面包、蛋糕或糕点等食物中，应避免选择食用，应选择橄榄油、菜籽油、葵花籽油、花生油、大豆油及海鱼类食品以获得不饱和脂肪酸。

适当增加粗杂粮，限制甜食、含糖饮料。

(2) 保证维生素和无机盐的供给：因受能量摄入限制，所以在肥胖饮食治疗中易出现维生素和无机盐摄入不足的情况。易缺乏的维生素有维生素 B_1、维生素 B_2、烟酸等，易缺乏的无机盐有钙、铁等。新鲜蔬菜、水果、豆类、脱脂牛奶等是维生素和矿物质的良好来源，必要时可在医生指导下服用多种维生素和矿物元素制剂。

(3) 增加膳食纤维供给：肥胖患者常有便秘问题，适当增加膳食纤维摄入量有助于缓解便秘，也可以减少脂肪和碳水化合物的吸收，故提倡食用富含膳食纤维的食物，最好能保证每天的膳食纤维的摄入量为 30 g 左右，相当于 500～750 g 绿叶蔬菜或 100 g 粗杂粮所含的膳食纤维。

(4) 戒酒：酒类含有乙醇，不含有其他营养素，1 ml 乙醇可以提供 7 kcal 能量，会导致摄入能量过多而影响减肥效果，在进行膳食治疗时，最好不要饮酒。

3. 饮食习惯的改变

(1) 纠正不良饮食习惯：肥胖者常见的不良饮食习惯有：不吃早餐、常吃快餐、爱吃零食和甜食、进餐速度过快、夜间加餐等。

(2) 进餐定时定量：一般来说，全天能量的分配应为一日三餐，早餐 30%，午餐 40%，晚餐 30%。但如果生活不太规律或减体重过程中饥饿感较强，可采用少量多餐的方式，每日将总能量分 6～8 次摄入，早餐不吃太多，节省下来能量在上午 9～10 点钟再略加餐，中午的能量也减出 1/3。在下午 3～4 点之间加一个水果，晚餐少吃达到六成饱即可。同时注意不要选择太多的肉类、坚果类、油脂类等高热量食品。

(3) 选择合理的烹调方法：应选拌、煮、炖、蒸、焖等方法，忌煎、炸、烧、烤、熏等方法。

二、糖尿病与膳食营养防治

(一) 糖尿病的概念

糖尿病(DM)是由于遗传和环境因子的相互作用所造成的一个综合征。其发病机理是由于胰岛素相对或绝对不足引起糖、脂肪、蛋白质和继发的水、电解质代谢紊乱。临床上出现三多(多食、多饮、多尿)、一少(体重下降)、高血糖等症状。

糖尿病的常见并发症为急性感染(如皮肤感染、肺结核、泌尿生殖系统感染等)、酮症酸中毒、非酮症性高渗昏迷、低血糖、肾和视网膜血管病变、神经病变、动脉粥样硬化等,糖尿病控制不佳者可造成残疾或危及生命。

根据世界卫生组织(WHO)和国际糖尿病联盟(IDF)的决定,糖尿病可分为Ⅰ型糖尿病、Ⅱ型糖尿病、妊娠糖尿病及特殊类型糖尿病。

(二) 糖尿病的诊断

目前国际统一使用的糖尿病诊断标准为:

(1) 具有糖尿病症状并且任意时间血浆葡萄糖水平≥11.1 mmol/L。

(2) 空腹血浆葡萄糖水平≥7.0 mmol/L。

(3) 口服葡萄糖耐量试验(OGTT)试验中,服葡萄糖后 2 h 血浆葡萄糖水平≥11.1 mmol/L。

符合上述标准之一的患者,在另一天重复上述检查,若仍符合上述三条标准之一者即诊断为糖尿病。

(三) 影响糖尿病发生的营养因素

糖尿病发病率目前呈明显上升趋势,这和遗传因素、经济发展、人口老龄化、诊断率提高及不健康的生活方式都有关系,这里我们主要讨论糖尿病发病的营养因素。

1. 能量

能量过剩引起的肥胖是糖尿病的主要诱发因素之一,美国国家糖尿病学会报告,轻、中、重度肥胖者发展为糖尿病的危险性分别为正常体重者的 2 倍、5 倍和 10 倍。

2. 碳水化合物

糖尿病代谢紊乱的主要代谢标志是高血糖,并可引起全身的代谢紊乱。当一次摄入大量碳水化合物时,血浆葡萄糖浓度迅速上升,胰岛素分泌增加,促进葡萄糖的氧化分解,从而维持血糖浓度的相对平衡。如果长期持续地摄入高碳水化合物饮食,血糖水平长期处于较高状态,则对胰岛 β 细胞的结构和功能产生损害,胰腺因过度刺激而出现病理变化和功能障碍,导致胰岛素分泌不足,最终出现糖尿病。

流行病学和临床研究都已证实膳食纤维有降低血糖和改善糖耐量的作用。

3. 脂肪

高脂膳食时,游离脂肪酸浓度较高,肌肉摄取脂肪酸进行氧化供能的作用则增强,从而使葡萄糖的利用减少,出现胰岛素抵抗,发生糖尿病的危险增强。

4. 铬

膳食补充三价铬对糖尿病有积极的防治作用,三价铬是葡萄糖耐量因子的主要组成部分,也是胰岛素的辅助因子,可促进葡萄糖的利用,改善糖耐量。

(四) 糖尿病的饮食治疗

1. 能量

合理控制总能量摄入是糖尿病营养治疗的首要原则。总能量应根据患者的标准体重、生理条件、劳动强度、工作性质而定。对于正常体重的糖尿病患者,能量摄入以维持或略低于理想体重为宜。肥胖者宜减少能量摄入,使体重逐渐下降至理想体重±5%的范围以配合治疗。根据患者的体型和劳动强度可估算每日能量供给量,见表4-8。

例如:患者陈某,男,55岁,身高175 cm,体重85 kg,从事文案工作。确定其每日能量摄入量应按以下步骤计算:① 确定病人的体形:陈某的体重指数=$85/1.75^2$=27.76,属超重。② 能量供给量:陈某从事轻体力劳动,按表4-8应选择其能量供给量为20~25 kcal/kg;陈某的理想体重为175-105=70 kg;故能量供给量为:70 kg×(20—25)kcal/kg=1 400~1 750 kcal。

2. 碳水化合物

碳水化合物供给量以占总能量的50%~60%为宜,在合理控制总能量的基础上,适当提高碳水化合物摄入量,有助于提高胰岛素的敏感性,但碳水化合物过多会使血糖升高,增加胰腺负担。当碳水化合物摄入不足时,体内需分解脂肪和蛋白质供能,易引起酮血症。因此,一般成年患者每日碳水化合物应控制在200~350 g,折合主食为250~400 g。肥胖者酌情可控制在150~200 g,折合主食为200~250 g。

在衡量碳水化合物的量和在食物中的供能比例时,还要考虑食物的血糖指数。糖尿病患者应选择血糖指数低的碳水化合物,例如粗粮和复合碳水化合物,少用富含精制糖的甜点。若食用水果,应适当减少主食量。

3. 脂肪

心脑血管疾病及高血脂症是糖尿病的常见并发症,因此,糖尿病患者在饮食方面应适当降低脂肪供给量,脂肪占总能量的20%~30%,同时注意限制动物脂肪、饱和脂肪酸和胆固醇摄入。

4. 蛋白质

糖尿病患者糖异生作用增强,蛋白质消耗增加,易呈负氮平衡,因此应保证蛋白质摄入量,约占总能量的12%~20%,其中至少1/3应来自优质蛋白,如乳、蛋、瘦肉及大豆制品。

5. 膳食纤维

目前已证实膳食纤维有降低血糖和改善糖耐量的作用,还有降血脂、降血压、降胆固醇和防止便秘的作用,但膳食纤维增加太多,可影响矿物质的吸收,故建议膳食纤维供给量为20~35 g/d。

6. 矿物质和维生素

糖尿病患者因主食和水果摄入受到限制易发生矿物质和维生素缺乏。在保证在矿物质基本供给量的基础上,可以适当增加钾、镁、钙、铬、锌等元素的供给,同时还应适当限制钠盐以防止和减轻高血压、高血脂、动脉硬化和肾功能不全等并发症。维生素B_1、B_{12}、C和维生素A与糖尿病的发生关系密切,应引起重视,必要时补充相应维生素制剂。

7. 酒精

饮酒可使糖负荷后的胰岛素增加,使用胰岛素和降糖药的患者易因此而发生低血糖,长期饮酒还会引起肝功能损害,故饮酒不利于糖尿病病情控制,还会增加或提前发生并发症。

8. 餐次安排

糖尿病患者至少一日三餐,宜定时、定量,早、中、晚三餐按25%、40%、35%的比例分配,有口服降糖药和注射胰岛素后易现低血糖的患者可在三餐中加入加餐2~3次,但应注意加餐不加量,加餐量应从正餐中扣除。

三、恶性肿瘤与膳食营养防治

肿瘤是机体在内外致瘤因素作用下,细胞失去控制的异常增生而形成的异生物,其中细胞生长迅速、分化程度差,具有浸润到周围组织,能够发生转移的肿瘤称为恶性肿瘤。

(一) 食物与恶性肿瘤的发生

目前对恶性肿瘤形成的原因达成的共识是多因素的综合影响,其中包括环境、遗传、精神心理因素,引起人类肿瘤发生的因素中有85%以上为包括生活方式在内的环境因素。可能引起恶性肿瘤的环境因素包括物理因素、化学因素和生物因素。

在环境因素中膳食、营养对恶性肿瘤的发生发展起重要作用,可以影响恶性肿瘤生成的启动、促进、进展的任一阶段。

1. 食物中的致癌因素

目前研究较多的食物中的致癌物有多环芳烃类化合物、农药、N-亚硝基化合物、黄曲霉毒素、镰刀菌毒素、杂环胺类化合物、二噁英、重金属、残留农药、激素、抗生素、食品容器及包装材料中的小分子物质、食品添加剂等。

此外,不平衡的膳食及不良饮食习惯也是恶性肿瘤发生的危险因素,流行病学调查和动物实验结果表明:维生素A、胡萝卜素、膳食纤维、B族维生素摄入不足、高盐、高热量、高蛋白质、高脂膳食及嗜酒等饮食习惯都会增加某些肿瘤发生的风险。

2. 食物中的防癌因素

维生素A、C、E、D、叶酸、钙、碘、锌、硒、膳食纤维以及存在于天然植物中的植物化学物(类胡萝卜素、类黄酮化合物、有机硫化合物、萜类化合物及多酚化合物等)都具有抑癌作用。

(二) 恶性肿瘤的饮食预防

研究显示,1/3的恶性肿瘤是可以预防的,专家们估计如果群体选择适宜的、多样化和营养平衡的膳食,并加以适当的体力活动和维持适宜体重,持之以恒,可使目前人类恶性肿瘤减少30%~40%,以全球为基础,每年可减少300万~400万病例。

1. 常见的防癌食物

(1) 蔬菜水果:蔬菜水果中的防癌营养素主要包括:各种类胡萝卜素、维生素C、膳食纤维、叶酸和多种植物化学物等,如大蒜中的大蒜素类含硫化合物、绿色蔬菜中的酚酸和叶绿素、卷心菜和菜花中的异硫代氰酸类及番茄中的番茄红素等。

（2）全谷类：全谷类较精制谷类含有较多的膳食纤维、多种维生素和矿物质，粮食碾磨越精细，营养素丢失越多。研究发现全谷类可降低胃癌和结肠癌的危险，因此，中国营养学会推荐每日全谷类摄入不少于 50～100 g。

（3）豆类：豆类不仅含有优质蛋白，完整的豆类还含有大量的膳食纤维、叶酸及植物固醇等多种生物活性物质。目前研究显示大豆类可预防多种雌激素相关的癌症，如乳腺癌、宫颈癌、胃癌、胰腺癌等多种肿瘤。

（4）坚果：因富含硒、维生素 E 及酚类而在理论上被认为对防癌有利。

（5）其他：菌藻类、海产品中的多糖类物质经动物实验证实可抑制恶性肿瘤的发生。

2. 世界癌症研究基金会预防癌症的 14 条膳食与保健建议

1999 年，世界癌症研究基金会在评价饮食、营养与癌症的各项研究证据基础上，提出了预防癌症的 14 条膳食与保健建议，我国居民可作为参考。

（1）食物多样化，选择植物性食物为主的膳食，包括各种蔬菜、水果、豆类以及粗加工的主食。

（2）避免体重过轻或过重，确保体重维持在正常范围内。

（3）坚持体育锻炼：如果工作时很少活动或仅有轻度活动，每天应进行 1 小时左右的快走或类似的运动，每星期至少还要进行 1 小时出汗的剧烈运动。

（4）坚持每天吃 400～800 g 各种蔬菜、水果，保持蔬菜 3～5 种，水果 2～4 种。

（5）每天吃 600～800 g 各种谷物、豆类、根茎类食物，尽量吃粗加工的食物，要限制精制糖的摄入。

（6）不提倡饮酒：即使饮酒，要限制男性每天不超过 2 杯，女性每天不超过 1 杯（1 杯酒约含 10～15 g 乙醇）。

（7）每天红肉摄入量应限制在 80 g 以下，最好选择鱼和家禽替代牛肉、羊肉、猪肉。

（8）限制脂肪含量高的食物，特别是减少动物性脂肪的摄入，应选择适当的植物油，尤其是单不饱和脂肪酸含量高、氢化程度低的油。并注意摄入油脂的能量占总能量的 15%～30%。

（9）限制食盐及腌制食物的摄入量，每天食盐摄入量不超过 6 g。

（10）避免食用受真菌污染又在室温下长期储藏的食物。

（11）用冷藏或其他适宜的方法保存易腐烂的食物。

（12）控制食物中的添加剂、农药及残留物的水平低于安全限量水平以下，并实行有效的监督管理。

（13）不吃烧焦的食物，尽量少吃直接在火上烧烤的鱼或肉、腌肉及熏肉。

（14）对于遵循本建议的人来说，一般不必食用营养补充剂。

此外应重视"不吸烟"这一建议，并注意避免与恶性肿瘤发生有关的感染、性行为、职业环境致癌因素，还要注意心理平衡、精神愉快。

(三) 恶性肿瘤患者的营养需要

1. 能量

恶性肿瘤是一种消耗性疾病,一方面癌细胞的迅速生长和增殖使机体能量消耗增加,另一方面机体在疾病状态下又会出现营养摄入不足或营养缺乏状态,接受放疗、化疗的患者食欲受到抑制,导致摄食量进一步减少,加重营养不良。但在临床上以高能营养液进行营养支持时结果发现机体获得补充供给的同时癌细胞也因获得了大量的能量而迅速生长。因此,对恶性肿瘤患者应适宜补充能量,可确定为疾病状态下的需要量可比正常需要量下降 10%~30%。

2. 蛋白质

足量的蛋白质能保证机体正常的生长发育、增强机体免疫功能,但摄入量过高也会因伴随摄入的脂肪和胆固醇增加而增加结肠癌、直肠癌、乳腺癌及子宫内膜癌发病的危险性,因此在保证蛋白质摄入量的同时,应注意动物性蛋白质和植物性蛋白质的适当比例。

3. 脂肪

高脂膳食(尤其是动物性脂肪摄入量过高)是导致恶性肿瘤发生的直接与间接因素,在日常膳食中应控制脂肪的摄入量以不超过总能量的 30% 为宜。

由于不同的恶性肿瘤发病部位和病因各不相同,患者对脂肪的需要量也不同,对于那些发病与脂肪摄入密切相关的肿瘤及消化吸收功能严重障碍的肿瘤(如胰腺癌、胃癌晚期、肝癌等),全日脂肪供给量不宜超过总能量的 20%,其他部位肿瘤可根据病情适宜调整至占总能量的 25%~30%。

4. 碳水化合物

在碳水化合物的选择上要注意粗粮与细粮的结合,对用营养液进行营养支持的患者,应避免选择单糖作为碳水化合物的主要来源。

膳食纤维因其特有的生理功能,恶性肿瘤患者应注意增加膳食纤维摄入,达到 25~35 g/d。

5. 维生素和矿物质

恶性肿瘤患者如果因进食严重不足或已发生维生素和矿物质缺乏时,补充一定量的多种维生素和矿物质是必要的,其余情况下并不推荐通过制剂补充维生素和矿物质,建议增加摄入蔬菜水果以确保维生素和矿物质的营养水平。

四、高血压、高血脂与膳食营养防治

(一) 高血压

1. 高血压的诊断标准和分类

1999 年世界卫生组织/国际高血压协会(WHO/ISH)制定的 18 岁以上者高血压诊断标准和分类,见表 5-1。我国目前基本上采用这一诊断标准。

表 5-1 高血压诊断标准和分类

类别	收缩压(mmHg)	舒张压(mmHg)
理想血压	<120	<80
正常血压	<130	<85
正常高值	130～139	85～89
1级高血压(轻度)	140～159	90～99
2级高血压(中度)	160～179	100～109
3级高血压(重度)	≥180	≥110

2. 影响高血压发生的营养因素

(1) 能量：肥胖者高血压发病率比正常体重者显著增高，临床上60%以上高血压患者合并有超重或肥胖。1990年以来我国13项大规模流行病学调查，总计24万成年人的数据得出：体重指数≥24者患高血压的危险是正常者(体重指数18.5～23.9)的3～4倍。

肥胖导致高血压的机制可能是由肥胖引起高血脂、脂肪组织增加导致心输出量增加，交感神经活动增加以及胰岛素抵抗增加等原因所致。

(2) 高盐低钾膳食：膳食高盐低钾是我国尤其是北方地区高血压发病率高的重要原因之一。我国人群食盐摄入量高于西方国家。我国北方人群食盐摄入量每人每天约12～18 g，南方人群每人每天约为7～8 g。膳食钠摄入量与血压水平呈显著相关性，北方人群血压水平高于南方。

血压对食盐的反应受膳食中某些成分的影响，如钾或钙含量较低的膳食可增加血压对高食盐的反应，相反，高钾或高钙膳食可阻止或减轻高食盐诱导的高血压反应。

(3) 钙：膳食中钙摄入不足可使血压升高，而增加钙可引起血压降低。钙能促进钠从尿中排泄可能是其降血压作用的机制之一。

(4) 脂类：增加多不饱和脂肪酸(PUFA)的摄入和减少饱和脂肪酸的摄入都有利于降低血压。二十碳五烯酸(EPA)和二十二碳六烯酸(DHA)的长链 PUFA 主要来源于深海鱼油，临床研究发现，每日摄入鱼油4.8 g可降低血压3.0～1.5 mmHg。

(5) 蛋白质：蛋白质摄入量与血压的关系是近年研究的焦点，源于食品蛋白质中的降压肽有明显的降血压作用，这些肽又是通过抑制血管紧张素转化酶的活性起降血压作用。日本是研究降压肽较多的国家，主要是从乳源蛋白质中提取，其次是鱼蛋白，其中已有部分产品实现工业化生产。

(6) 碳水化合物：动物实验发现单糖与双糖(如葡萄糖、蔗糖、果糖)可升高血压。

(7) 酒精：国内大规模流行病学调查表明持续饮酒比不饮酒者男性高血压发病危险增加40%，国外很多研究也得出类似结果。研究中还发现饮酒和血压呈"J"型关系，少量饮酒者(每天酒精量不超过 28 g)的血压比绝对禁酒者还要低,但超过此量者血压则显著增高。这提示少量的酒精具有舒血管作用,而大量的酒精有收缩血管作用。

3. 高血压的饮食治疗

高血压的发病与生活方式有密切关系,而膳食又是其中的决定性因素,因此,高血压患者的饮食治疗很重要,主要有如下几个方面。

(1) 限制总能量及增加体力活动:控制体重在标准体重范围内,肥胖者应节食减肥,体重减轻以每周 1.0～1.5 kg 为宜。对超重的高血压患者,每日能量摄入比平时减少 500～1 000 kcal。若折合成食物量,则每日约减少主食 100～200 g 及烹调油 15～30 g。能量减少应采用循序渐进的方式,合理安排三种产热营养素的比例,蛋白质占总能量 15%左右,脂肪占 25%左右,碳水化合物占 60%～65%,无机盐及维生素达到 DRIs 标准。

保证适量的体育活动,活动方式每日步行 3 km,时间在 30 分钟以上,或选择适合个体情况的有规律性的运动项目,如骑自行车、有氧操、慢跑、门球、气功、太极拳等,每周进行 5 次。

(2) 减少及限制饮食中的钠盐:高血压患者可根据病情给予不同程度的限钠膳食,对大多数高血压病人,建议食盐控制在 2～3 g/d(相当于每月用盐 1～2 两)的水平。除食盐外还应考虑其他含钠的食物,如用盐腌制的食物等。

(3) 相对地增加钾的摄入量:钾能对抗钠的不利作用,因此建议钾的摄入量要充足,每日摄钾约 90 mmol(相当于 3 500 mg 钾),除非低血钾症才考虑药物补钾,一般建议从天然食物,特别是蔬菜和水果来获得充足的钾。

(4) 膳食中应有充足的钙和镁:每天吃奶类、豆类或其制品。

(5) 蛋白质的质和量满足需要:理想体重者每日应予以 1 g/kg 体重的蛋白质,要多选择鱼类、豆类及其制品作为蛋白质来源,对防治高血压与脑卒中有利。

(6) 减少膳食脂肪,保持良好的脂肪酸比例:高血压患者脂肪摄入量应控制在总能量的 25%或更低,应限制饱和脂肪酸提供的能量,其中饱和脂肪酸、单不饱和脂肪酸和多不饱和脂肪酸的比例应为 1∶1∶1。

(7) 限制饮酒:近年来已明确乙醇是高血压和脑卒中的独立危险因素,而且饮酒可增加服用降压药物的抗性,故提倡高血压患者以不饮酒为宜,少量饮低度酒并非绝对禁忌。

此外,减轻精神压力、保持平衡心理及戒烟对于高血压患者也是重要的。

(二) 高血脂

1. 高血脂的诊断标准

血浆中所含脂类统称为血脂。包括甘油三脂、少量甘油二脂和甘油一脂、磷脂、胆固醇等。所谓高血脂,是指由于脂肪代谢异常使血浆中一种或多种脂质高于正常值的疾病。国内一般以成年人空腹血清总胆固醇超过 5.72 mmol/L,甘油三酯超过

1.70 mmol/L,诊断为高血脂症。

2. 影响高血脂发生的营养因素

(1) 脂肪和脂肪酸:膳食总脂肪量是影响血脂水平的主要因素,不同脂肪酸对血脂的影响也不同。

饱和脂肪酸:饱和脂肪酸可以升高血浆胆固醇和低密度脂蛋白胆固醇(HDL-C)的水平。

单不饱和脂肪酸:动物实验和流行病学研究均证实单不饱和脂肪酸有降低血清胆固醇和低密度脂蛋白胆固醇水平的作用,同时可升高血清高密度脂蛋白胆固醇(HDL-C)。

多不饱和脂肪酸:用亚油酸和亚麻酸替代膳食中的饱和脂肪酸,可使血清中的血清总胆固醇、血清低密度脂蛋白胆固醇水平显著降低。

膳食胆固醇:膳食胆固醇有升高血清总胆固醇及低密度脂蛋白胆固醇的作用,但作用力较弱,人们对膳食胆固醇的反应有很大的个体差异,有些人很敏感但有些人则反之。

反式脂肪酸:反式脂肪酸可使血清低密度脂蛋白胆固醇水平升高,高密度脂蛋白胆固醇水平降低,从而增加冠心病发病的危险。

反式脂肪酸主要是在氢化油脂中产生的,如人造黄油(含反式脂肪酸为10%~29%)和起酥油。反式脂肪酸因其溶点较高,因此为食品工业所需要。

(2) 碳水化合物:进食大量碳水化合物,特别是能量密度高、缺乏纤维素的双糖或单糖类,可使血清极低密度脂蛋白胆固醇(VLDL)、三酰甘油、总胆固醇及低密度脂蛋白胆固醇水平升高。我国膳食中碳水化合物含量较高,人群中高甘油三酯血症较常见。

膳食纤维有调节血脂作用,可降低血清总胆固醇、低密度脂蛋白胆固醇作用,可溶性膳食纤维比不可溶性膳食纤维的作用更强,可溶性膳食纤维在大麦、燕麦、豆类和水果中含量丰富。

(3) 矿物元素:① 镁对心血管系统有保护作用,有降低胆固醇、降低冠状动脉张力、增加冠状动脉血流量等作用。② 缺钙可引起血胆固醇和甘油三酯升高。③ 缺锌可引起血脂代谢异常,血清锌含量与血清总胆固醇、低密度脂蛋白胆固醇水平呈负相关,与高密度脂蛋白胆固醇水平呈正相关。④ 铬是葡萄糖耐量因子的组成成分,是葡萄糖和脂质代谢的必需微量元素。缺铬可使血清胆固醇增高,并使高密度脂蛋白胆固醇下降。

(4) 维生素:目前认为对血脂代谢有影响的维生素主要是维生素C和维生素E。维生素C促进胆固醇降解,转变为胆汁酸,从而降低血清总胆固醇水平。维生素E是脂溶性抗氧化剂,可抑制细胞膜类的过氧化反应,还能影响参与胆固醇分解代谢的活性,有利于胆固醇的转运和排泄,对血脂水平起到调节作用。

3. 高血脂的饮食治疗

高血脂的防治可分为非药物和药物防治两类措施,非药物防治方法包括合理的饮食和加强运动锻炼,戒烟等生活方式,大多数人可通过非药物措施达到降低血脂的目的。对于使用药物治疗的患者也应同时坚持饮食调节。饮食治疗的原则如下:

(1) 限制能量摄入,保持适宜体重。

(2) 减少钠盐摄入:每人每日食盐摄入不超过 6 g。

(3) 减少膳食脂肪:由膳食中脂肪提供的能量应占总能量的 30% 以下,总能量要适合年龄、性别、生理状况及劳动强度等,因此膳食中脂肪摄入量也应因人而异。这一原则是指一周总能量的平均,不宜理解为每日能量在 30% 以下,否则会限制选用多种不同食物,对一般人群,特别是儿童、孕妇和老人,限制脂肪过于严格,不一定有益。成人脂肪摄入量最低不少于 15%。

胆固醇每天摄入量应小于 300 mg,摄入脂肪酸的比例控制在饱和脂肪酸、多不饱和脂肪酸、单不饱和脂肪酸为 1∶1∶1。饱和脂肪酸是影响血浆低密度脂蛋白最强的决定因子,对于血浆低密度脂蛋白高的人群可将饱和脂肪酸进一步限制。

(4) 控制单、双糖摄入量,增加膳食纤维摄入量:碳水化合物占总能量的 55%~60%,以复杂碳水化合物为主,限制甜食、糕点、含糖饮料的摄入。全天膳食纤维的摄入量不少于 30 g。

(5) 戒酒。

5.3 强化食品、保健食品与绿色食品

一、强化食品

案例与分析 5-5

营养强化与健康

日本必需氨基酸协会从 1984 年开始在日本国内许多地区的小学午餐中供给小学生 L-赖氨酸强化面包,一年后发现 L-赖氨酸强化组的孩子平均身高增加 5.7 cm,显著高于同龄孩子平均身高增加值。同样在 20 世纪 70 年代,美国在实施改善婴幼儿铁营养状况项目中,给他们提供铁强化谷类食品,在随后的 30 年里,美国婴幼儿铁

缺乏和贫血患病率明显降低；1976—1980年,美国低收入家庭的儿童铁缺乏患病率为21%,到1988—1994年,铁缺乏患病率降为13%。

案例分析：目前,全世界约有超过半数的人营养不良,并且已威胁到他们的身体健康、认知能力、生产能力甚至是生命。在一些国家,由于维生素和矿物质缺乏而导致的死亡、残疾和劳动力丧失,从而造成的经济损失占其国内生产总值的5%以上。目前我国由于各地区经济发展的不平衡,管理、教育、营养知识普及等多方面原因,国民中仍然存在较严重的营养不良问题,有选择地使用强化食品可以有效改善居民营养状况。

(一) 食品营养强化的作用

食品营养强化即食品强化,指根据不同人群的营养需要,向食物中添加一种或多种营养素或某些天然食物成分,以改善食品中各营养素之间的比例关系、提高营养价值的过程。经过强化处理的食品称为强化食品。目前除了母乳对婴儿以外,几乎没有一种天然食品单一应用时能满足人体对各种营养素的需要,在很多情形下生产和使用强化食品具有重要的作用和意义。

1. 弥补天然食物的营养缺陷

例如,以米、面为主食的地区,除了可能出现维生素缺乏外,赖氨酸等必需氨基酸的含量偏低可能影响食物的营养价值；对于居住地区不同的人,由于地球化学的关系,食物可能缺碘,或者缺硒。因此,有针对性地进行食品强化,可大大提高食品的营养价值。

2. 补充食品在加工、储存及运输过程中营养素的损失

例如在碾米和小麦磨粉时有多种维生素的损失,而且加工精度愈高,损失愈大；如制作水果蔬菜罐头时,很多水溶性和热敏性维生素均有严重的损失。因此,在上述食品中适当增补一些营养素是很有意义的。

3. 简化膳食处理并方便摄食

例如,婴儿在6个月以后,须按不同月龄增加辅助食品,如肝泥、蛋黄、肉末、米粥或面片、菜泥、菜汤和果泥等,用于补充其维生素等不足。若在乳制品中强化多种维生素和矿物质供给婴儿食用,可以避免原料的购买及制作的麻烦,大大简化手续,非常方便地满足婴儿的营养需要。

还有,军队所食用的压缩干燥的强化食品,营养既全面,体积又小,食用又方便。

4. 适应不同人群的营养需要

例如,母乳化配方奶粉就是以牛乳为主要原料,以类似母乳的营养素组成为目标,通过强化维生素、添加乳清蛋白、不饱和脂肪酸及乳糖等营养成分,使其组成成分在数量上和质量上都接近母乳,更适合婴儿的喂养。还有,对于接触铅的工作人员,由于铅可由消化道和呼吸道进入体内引起慢性或急性铅中毒,如果给予维生素C强化食品,可显著减轻铅中毒情况。

5. 预防营养不良

例如对缺碘地区的人采取食盐加碘可大大降低甲状腺肿的发病率（下降率可达40%～95%），用维生素 B_1 防治进食精米地区易见的维生素 B_1 缺乏病，用维生素 C 防治维生素 C 缺乏病等。

（二）食品营养强化剂

在我国，食品营养强化剂也属于食品添加剂。食品营养强化剂是指"为增强营养成分而加入食品中的天然的或者人工合成的属于天然营养素范围的食品添加剂"。目前符合国内标准和法规规定的食品营养强化剂为氨基酸及含氮化合物、矿物质、维生素三大类。此外，近些年来某些脂肪酸和膳食纤维也被作为食品营养强化剂应用于食品工业生产中。

1. 氨基酸及含氮化合物

作为食品营养强化剂使用的氨基酸，实际应用最广泛的是人们食物中最易缺乏的一些限制性氨基酸，如赖氨酸、蛋氨酸、苏氨酸、色氨酸等。其中赖氨酸是应用最多的氨基酸强化剂，因为它既是人体必需氨基酸又是谷类食品如大米、小麦、玉米等食物中的第一限制氨基酸。

2. 维生素

几乎每一种维生素均可有其用于营养强化的品种，而且即使对一种维生素来说还可有不同的制剂。这主要是在具体进行食品营养强化时，为提高其稳定性和适应食品加工的需要。例如，实际生产时，抗坏血酸钠、抗坏血酸钾和抗坏血酸磷酸酯镁等均可使用，后者经 200℃ 15 分钟处理后的存留率为 90%，生物效应不变。一般 B 族维生素主要用于谷类食品和婴幼儿、孕妇、乳母食品的营养强化，脂溶性维生素主要用于油脂、乳与乳制品及婴幼儿食品的营养强化。

3. 矿物质

矿物质营养强化剂品种很多，既包含不同矿物元素强化剂的品种，也包括含相同矿物元素的不同矿物质强化剂品种。例如我国批准许可使用的钙（如碳酸钙、磷酸氢钙、乳酸钙、柠檬酸钙、骨粉等）和铁（硫酸亚铁、乳酸亚铁、葡萄糖酸亚铁、柠檬酸亚铁等）强化剂品种就已有三十余种。另外，锌、碘、硒、钾等也是常用的营养强化剂，它们主要用于婴幼儿食品、乳制品及食盐，在谷类及其制品中也有应用。

（三）食品营养强化的基本原则

食品营养强化有强制性强化和自愿性强化两大类，强制性强化是指由政府和食品立法者确定其强化营养素、食物载体以及强化水平，由食品生产商进行强化。自愿性强化是指经由政府批准，由食品生产商自行决定的食品强化行为。在食品加工过程中，强化剂的使用要有针对性，使用强化剂通常应注意以下几点：① 有明确的针对性；② 符合营养学原理；③ 符合国家的卫生标准；④ 尽量减少食品营养强化剂的损失；⑤ 保持食品原有的色、香、味等感官性状；⑥ 经济合理、有利于推广。

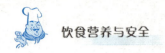

二、保健食品

案例与分析 5-6

被"通缉"的"保健品"

2009年11月，上海市食药监管局发出通知，"通缉"标示产品名称为"燃脂弹天凤降脂灵胶囊"的保健食品，据查，该保健食品含有违禁药物"西布曲明"和"酚酞"。上海市食药监管局发通知称，近日接海南省食药监管局来函，称标示产品名称为"燃脂弹天凤降脂灵胶囊"的保健食品（标示出品/生产企业：海南中心天然健康食品有限公司；生产日期/批号：20090628；批准文号：卫食健字〔1998〕第017号）为假冒该省企业生产的产品，该产品经检测，含有违禁药物"西布曲明"和"酚酞"。"西布曲明"是食欲抑制剂类药物，通过作用于神经中枢抑制食欲，"酚酞"也叫果导片，属于接触性轻泻药。上海市食药监管局要求各分局加强对上述违法产品的检查，一经发现，立即责令停止销售并依法予以处罚。食药监督部门提醒市民，长期使用含有违禁成分的减肥药品会对身体健康造成危害，消费者要理性选择减肥药品。

案例分析：随着肥胖人群比例的增高，目前市场上减肥类产品很畅销，但案例中所提到的保健食品"燃脂弹天凤降脂灵胶囊"既含有违禁药物又是假冒产品，违反了保健食品的管理规定。因此，怎样为不同人群选择合格的、合适的保健食品，就需要对保健食品的概念、保健食品与药品的区别以及保健食品的功效成分方面的知识进行探讨。

中国于2005年7月1日正式实施的《保健食品注册管理办法（试行）》对保健食品进行了严格定义：保健食品是指声称具有特定保健功能或者以补充维生素、矿物质为目的的食品，即适宜于特定人群食用，具有调节机体功能，不以治疗疾病为目的，并且对人体不产生任何急性、亚急性或者慢性危害的食品。

日本曾使用"功能食品"的概念，1991年日本厚生省将功能性食品改名为"特定保健用途食品"。欧美许多国家将保健食品称为"健康食品"、"设计食品"、"功能食品"、"营养食品"或"改良食品"。虽然各国家和各地区对保健食品的称谓、定义和划分范围各不相同，但基本含义都是指：除了具有一般食品的营养功能和感观功能外，还具有一般食品所没有的或不强调的调节人体生理活动的功能。

（一）保健食品与普通食品、药品的区别

将保健食品混同于普通食品或药品进行宣传，是一些保健食品生产企业进行违

法宣传的惯用手段。保健食品与普通食品、药品有着本质的区别。

1. 普通食品和保健食品有共性也有区别

保健食品和普通食品都能提供人体生存必需的基本营养物质,都具有特定的色、香、味、形。区别在于:① 保健食品含有一定量的功效成分,能调节人体的机能,具有特定的功能;而一般食品不强调特定功能;保健食品的标签说明书可以标示保健功能,而普通食品的标签不得标示保健功能。② 保健食品一般有特定的食用范围(特定人群),而一般食品无特定的食用范围。

2. 保健食品与药品区别

保健食品与药品的最大区别是保健食品不以治疗为目的,但可以声称保健功能,不能有任何毒性,可以长期使用。保健食品在提供营养、满足人们的感官需要的同时,还调节人体的生理状态,除特殊情况外,无剂量限制,长期大量食用不会引起毒副作用。而以治疗疾病为目的的药品具有选择性,有严格的适应症、禁忌症与程度不等的毒性,有严格的剂量限制、用法及疗程的限制,不能长期过量使用,即使在剂量范围内服用,有时也会引起毒副作用,必须在医生指导下服用,不能依个人喜好放弃使用。

3. 保健食品的监管

参照《中华人民共和国食品安全法》第五十一条:国家对声称具有特定保健功能的食品实行严格监管。有关监督管理部门应当依法履行职责,承担责任。声称具有特定保健功能的食品不得对人体产生急性、亚急性或者慢性危害,其标签、说明书不得涉及疾病预防、治疗功能,内容必须真实,应当载明适宜人群、不适宜人群、功效成分或者标志性成分及其含量等;产品的功能和成分必须与标签、说明书相一致。

(二) 保健食品的活性成分

1. 低聚糖类

低聚糖有功能性低聚糖和普通低聚糖两大类。功能性低聚糖包括水苏糖、棉子糖、帕拉金糖、乳酮糖、低聚果糖、低聚半乳糖、低聚乳果糖、低聚异麦芽糖、低聚龙胆糖等。人体肠胃道没有水解这些低聚糖的酶系统,因此它们不被消化吸收而直接进入大肠内为双歧杆菌所利用,是肠道有益菌的增殖因子。

目前已确认的功能性低聚糖的主要共同生理功能包括以下四个方面:① 活化肠道内双歧杆菌并促进其增殖;② 难消化性,可防止肥胖症,并适宜做糖尿病人的甜味剂;③ 低龋齿性,可应用于婴幼儿食品;④ 具有膳食纤维的部分功能(低聚糖属于水溶性膳食纤维,可降低血胆固醇和预防结肠癌)。

2. 多糖类

多糖包括活性多糖和膳食纤维两大类。活性多糖专指具有某种特殊生物活性的多糖化合物,如真菌多糖、植物多糖和壳聚糖等。真菌多糖有香菇多糖、银耳多糖、金针菇多糖、云芝多糖、灵芝多糖、黑木耳多糖、虫草多糖、真菌猪苓等;植物多糖有茶多糖、魔芋葡甘露聚糖、银杏(叶)多糖等。这类多糖有复杂的、多方面的生理活性和功能,因而越来越引起人们的关注。目前已发现的多糖的生物活性如下。

(1) 多糖的免疫调节作用:① 多糖对巨噬细胞有激活作用;② 多糖对T、B淋巴细胞有激活作用。

(2) 多糖的多种药效作用:① 多糖的抗肿瘤作用;② 抗感染、抗病毒作用;③ 抗缺氧、抗损伤作用;④ 抗衰老作用;⑤ 降血糖作用;⑥ 降血脂、抗血栓作用;⑦ 多糖还具有抗辐射、抗凝血、促进核酸和蛋白质的生物合成及修复损伤的组织细胞等多种功效。

3. 多肽类

活性多肽是指在生物体内有着特殊功能的肽。活性多肽常见作为细胞内部或细胞间传输化学信号的信使,调控细胞间或器官间的行动。包括神经、免疫、衰老等许多最新的研究方向都与活性肽有关。常见的活性肽有:乳肽、大豆肽、玉米肽、豌豆肽、卵白肽、畜产肽、水产肽等。

4. 功能性油脂

功能性油脂是指有益人体健康、具有保健功能的一类油脂类物质,包括多不饱和脂肪酸(PUFA)、磷脂、甾醇等。其中PUFA是指n-3(ω-3)系列与n-6(ω-6)系列不饱和脂肪酸。

PUFA除具有必需脂肪酸所具有的功能外,另外还具有一定的保健功能:① α-亚麻酸具有防治心血管疾病、抗衰老、增强机体免疫力等方面的作用。② DHA有健脑增智、预防心血管疾病、预防视网膜疾病的作用。③ EPA有降低血脂、延缓血栓形成的作用。④ 亚油酸有助于降低血清胆固醇和抑制动脉血栓的形成的作用。⑤ AA对增强记忆、促进脑组织细胞发育作用明显。

目前较受关注的功能性油脂有以下几种:① 红花籽油(亚油酸的含量高达75%~78%);② 月见草油(含90%以上的不饱和脂肪酸);③ 小麦胚芽油(含80%的不饱和脂肪酸,其中亚油酸含量在50%以上);④ 米糠油(含有75%~80%的不饱和脂肪酸);⑤ 深海鱼油(富含DHA和EPA,如沙丁鱼DHA可达20%,EPA可达8%左右);⑥ 荠兰油(富含AA);⑦ 另外,还有紫苏油、亚麻籽油、葵花籽油等。

5. 功能性甜味剂

糖醇类是糖类的醛基被还原后的物质,一般由相应的糖经镍催化氢化而成的一种特殊甜味剂,重要的有木糖醇、甘露糖醇、麦芽糖醇、乳糖醇、异麦芽酮糖醇等,多元糖醇均属功能性甜味剂。它们的特点是有一定甜度,但均低于蔗糖;热值大多低于或等于蔗糖;在人体的代谢过程中与胰岛素无关,不会引起血糖值和血中胰岛素水平的波动;无龋齿性,可抑制引起龋齿的突变链球菌的生长繁殖;有类似于膳食纤维的功能,可预防便秘、改善肠道菌群、预防结肠癌等。

6. 抗氧化类物质

自由基(FR)是指能独立存在的含有一个或一个以上未配对电子的原子、原子团、分子或离子。研究表明,许多疾病的起因与发展均与自由基有密切的关系,如动脉粥样硬化、肝病、糖尿病、机体老化和癌症等。凡能够干扰自由基连锁反应的引发及扩散过程,并抑制自由基反应的过程的任何一种物质,均称为抗氧化剂或自由基清除剂。

在人类机体内存在许多清除自由基和抑制自由基的物质,如超氧化物歧化酶(SOD)、过氧化氢酶(CAT)和谷胱甘肽过氧化物酶(GSH-Px)等,它们可以清除过量自由基、防止脂质过氧化,使体内自由基生成和消除维持相对平衡。

(1) 超氧化物歧化酶(SOD):超氧化物歧化酶是生物抗氧化酶类的重要成员,它能够清除生物氧化过程中产生的超氧阴离子自由基,是生物体有效清除活性氧的重要酶类之一,被称为生物体抗氧化系统的第一道防线。目前,对超氧化物歧化酶的研究已从抗氧化及抗衰老机制拓展到化妆品、食品和医药等方面的应用研究。

(2) 谷胱甘肽过氧化物酶(GSH-Px):谷胱甘肽过氧化物酶在体内主要执行抗氧化功能,如清除过氧化氢及磷脂自由基,保护膜结构,保护脂蛋白等。谷胱甘肽过氧化物酶的活性与缺硒和缺硒引起的病变呈正相关。

(3) 大豆异黄酮:目前研究认为大豆异黄酮主要具有抗癌、抗心血管病、抗骨质疏松症、抗衰老、抗早老性痴呆、抗机体免疫力下降、抗溶血等作用。

7. 维生素类

维生素是人体代谢中必不可少的有机化合物。人体犹如一座极为复杂的化工厂,不断地进行着各种生化反应。其反应与酶的催化作用有密切关系。酶要产生活性,必须有辅酶参加。已知许多维生素(如B族维生素)是酶的辅酶或者是辅酶的组成分子。因此,维生素是维持和调节机体正常代谢的重要物质。维生素E、β-胡萝卜素类、维生素C均具有抗氧化、预防肿瘤等作用。具体内容参见前述。

8. 无机盐

无机盐是存在于体内和食物中的矿物质营养素,对人体健康有重要作用。人体已发现有20余种必需的无机盐,约占人体重量的4%~5%。其中以钙、铁、锌、硒、铜、铬等多用于保健食品中。具体内容参见前述。

9. 其他类

(1) 双歧杆菌:双歧杆菌是一种厌氧的革兰阳性杆菌,在杆菌末端常见分叉,因而命名为双歧杆菌。目前研究已证实双歧杆菌具有以下治疗效果:① 维护肠道正常细菌菌群平衡,抑制病原菌的生长,防止便秘,下痢和胃肠障碍等。② 抑制肿瘤的作用:其作用机制主要是激活机体的免疫系统中的巨噬细胞,促进其分泌具有抗肿瘤活性的细胞因子。③ 营养作用:双歧杆菌代谢产生的有机酸可促进维生素D、钙和铁离子的吸收,并能合成多种维生素。④ 降低血液中胆固醇水平,防治高血压。⑤ 改善乳制品的耐乳糖性,提高消化率。⑥ 增强人体免疫机能,预防抗生素的副作用,抗衰老,延年益寿。

(2) 乳酸菌:乳酸菌是指一类可发酵利用碳水化合物(主要是葡萄糖)产生大量乳酸,分解蛋白质,但不产生腐败产物,革兰氏阳性,不形成芽孢,无运动性的兼性厌氧菌。乳酸菌发酵能产生大量的有机酸、醇类及各种氨基酸等代谢物,具有抑制腐败菌、提高消化率、防癌等生理功效。乳酸菌发酵食品的品种很多，有饮料、谷制品、乳制品、鱼制品、果蔬制品、豆制品、肉制品等。

（3）植物甾醇：植物甾醇来源于植物脂质，是存在于植物细胞中的一类甾体组分。研究证实植物甾醇具有降胆固醇、预防心血管疾病作用，现已有以植物甾醇为主要成分的临床药物用于动脉粥样硬化、高血脂症、冠状动脉硬化性心脏病、胸闷、心悸等心血管障碍的防治。

（4）姜黄素：姜黄是姜科姜黄属一种多年生的草本植物，姜黄素是从姜黄中提取的天然色素，为姜黄的主要活性成分。大量现代研究证明，姜黄素具有抗氧化、抗肿瘤、抗炎、清除自由基、降血脂、抗微生物等作用，对心血管系统、消化系统等方面也有药理作用。

另外，蜂蜜和蜂王浆以及从鲨鱼的肝油中分离出的角鲨烯等，均对人体具有一定的保健功效。

三、绿色食品

绿色食品是指在无污染的条件下种植、养殖，施有机肥料，不用高毒性、高残留农药，在标准环境、生产技术及卫生标准下加工生产，经权威机构认定并使用专门标识的安全、优质、营养类食品的统称。类似的食品在其他国家被称为有机食品，生态食品，自然食品。

1990年5月，中国农业部正式规定了绿色食品的名称、标准及标志。绿色食品的标志为绿色正圆形图案，上方为太阳，下方为叶片与蓓蕾，标志的寓意为保护，如图5-1所示。绿色食品标准分为A级和AA级两种。AA级绿色食品在生产过程中不使用任何有害化学合成物质。A级绿色食品在生产过程中允许限量使用限定的化学合成物质。

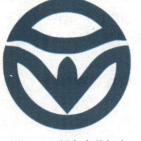

图5-1 绿色食品标志

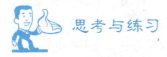

一、解释基本概念

理想体重　肥胖　体重指数（BMI）　理想体重指数　糖尿病（DM）　高血压　肿瘤　强化食品　保健食品　绿色食品

二、问答题

1. 孕妇与乳母的膳食指导原则有哪些？
2. 老年人膳食应遵循的原则有哪些？
3. 如何计算理想体重？
4. 肥胖症饮食防治的原则有哪些？

5. 糖尿病患者饮食防治的原则有哪些？

6. 食物中有哪些致癌因素和防癌因素？

三、综合训练题

1. 某18岁男青年经常吃方便面，请根据方便面的营养成分表5-2与膳食营养素参考摄入量表5-3，评价方便面的营养价值，并根据平衡膳食原则向该男生提出合理饮食建议。

表5-2 方便面营养成分表

食物/100 g	含　　量
能量(kcal)	472.00
蛋白质(g)	9.50
碳水化合物(g)	60.90
脂肪(g)	21.10
维生素 A(μgRE)	0.00
维生素 B_1(mg)	0.12
维生素 B_2(mg)	0.06
维生素 C(mg)	0.00
维生素 E(mg)	2.28
钙(mg)	25.00
铁(mg)	4.10

表5-3 18岁男青年的膳食营养素参考摄入量

能量/营养素	RNI
能量(kcal)	2 800
蛋白质(g)	80
碳水化合物(g)	420(根据占能量的60%估算)
脂肪(g)	78～93(根据占能量的25%～30%估算)
维生素 A(μgRE)	800
维生素 B_1(mg)	1.4
维生素 B_2(mg)	1.4
维生素 C(mg)	100
维生素 E(mg)	14
铁(mg)	15
钙(mg)	800

2. 李师傅,男,51岁,身高170 cm,体重81 kg,患有糖尿病,为汽车司机。请为李师傅确定每日能量供给量及主食品种和数量。

3. 陈某,女性,公司职员,40岁,身高160 cm,体重72 kg。请用BMI值判断其体重状况,并提出相应合理化饮食建议。

4. 就本单元所掌握的知识,谈谈如何养成能防癌、抗癌的良好膳食习惯。

四、客观题

(一)单项选择

1. 由于基础代谢下降、体力活动减少等原因,老年人的热能需要量较青年时期减少(　　)。
   A. 10%～15%　　B. 15%～20%　　C. 20%～30%　　D. 25%～35%

2. 老年人消化系统功能减弱,肠胃蠕动减缓,因此在老年人的膳食指南中特别提出的是(　　)。
   A. 谷物要精细　　　　　　　　B. 吃动物性食物
   C. 食物要粗细搭配,易于消化　　D. 烹饪时多用盐等调味品,以提高食欲

3. 按《中国居民膳食营养素参考摄入量》的建议,孕妇在孕中、后期的能量摄取量应在非孕妇女的基础上增加(　　)。
   A. 200 kcal/d　　B. 300 kcal/d　　C. 400 kcal/d　　D. 836 kcal/d

4. 下列关于糖尿病的表现的选项中,错误的描述是(　　)。
   A. 多食　　B. 多饮　　C. 多尿　　D. 体重增加

5. 世界卫生组织制定的超重的体重指数界限值为(　　)。
   A. <18.5　　　　B. 18.6～24.9
   C. 25～29.9　　　D. ≥30

6. 身高为165厘米的男性的理想体重是(　　)。
   A. 60公斤　　B. 63公斤　　C. 64公斤　　D. 62公斤

7. 采用低能量膳食减体重时,为使膳食中能量密度降低,在膳食中应增加(　　)供应。
   A. 蛋白质　　B. 淀粉　　C. 膳食纤维　　D. 维生素

8. 下列不属于肥胖症病人易发生的疾病是(　　)。
   A. 糖尿病　　B. 高血压　　C. 冠心病　　D. 消化不良

9. 下列不属于诱发糖尿病的危险因素是(　　)。
   A. 能量和脂肪摄入过多　　B. 节食
   C. 肥胖　　　　　　　　　D. 遗传

10. 一个成年男性身高175 cm,体重70 kg,其体质指数(BMI)为(　　)。
    A. 19.8　　B. 22.9　　C. 23.6　　D. 24.7

11. 应用最多的氨基酸强化剂是(　　)。
    A. 色氨酸　　B. 赖氨酸　　C. 蛋氨酸　　D. 苏氨酸

(二)多项选择题(至少选择两项)

1. 老年人的合理膳食措施应该包括(　　)。
   A. 以优质蛋白质为主
   B. 荤素合理搭配
   C. 提倡多吃奶类、鱼类蛋白
   D. 碳水化合物以淀粉为主,重视膳食纤维和多糖类物质的摄入
   E. 多吃新鲜蔬菜水果,增加抗氧化营养素的摄入

2. 哺乳期的膳食指南主要为(　　)。
   A. 食物种类齐全多样化,多食含钙丰富的食品
   B. 供给充足的优质蛋白质
   C. 多食含铁丰富的食品
   D. 摄入足够的新鲜蔬菜、水果和海产品
   E. 少食多餐,想吃就吃。

3. 能致癌的饮食习惯是(　　)。
   A. 不吃早餐　　　　　　　　B. 常吃烟熏食物
   C. 均衡膳食　　　　　　　　D. 常吃油炸食物
   E. 少食多餐

4. 关于肥胖说法正确的是(　　)。
   A. 是能量摄入超过能量消耗引起的　　B. 表现为体内脂肪蓄积过多
   C. 是一种慢性代谢性疾病　　　　　　D. 可引起多种并发症
   E. 和遗传无关

5. 与肥胖发生有关的饮食因素有(　　)。
   A. 摄食过多　　　　　　　　B. 进食速度较快
   C. 进食能量密度较高的食物　　D. 进食频繁
   E. 细嚼慢咽

6. 可判定肥胖的指标有(　　)。
   A. 体质指数　　B. 腰臀比　　C. 上臂围　　D. 脂肪含量
   E. 体重

7. 肥胖治疗中的膳食疗法分为(　　)。
   A. 节食疗法　　B. 低能量疗法　　C. 极低能量疗法　　D. 耗能疗法
   E. 禁食疗法

(三)判断题

1. 腰臀比是评价成人群体营养状况常用的指标。(　　)
2. 体质指数常用于评价18岁以下人群的营养状况。(　　)
3. 肥胖患者膳食应采用低蛋白饮食。(　　)
4. 膳食中所有脂肪的摄入量,都与动脉粥样硬化的发病率呈正相关。(　　)

5. N-亚硝基化合物,除致癌性外,还具有致畸作用和致突变作用。（　　）
6. 膳食中补充三价铬对糖尿病有积极的防治作用。（　　）
7. 对于正常体重的糖尿病患者,能量摄入以维持不低于理想体重为宜。（　　）
8. 高钾或高钙膳食可阻止或减轻高食盐诱导的高血压反应。（　　）
9. 怀孕末期营养要点包括补充长链多不饱和脂肪酸,增加钙的补充,保证适宜的体重增长。（　　）
10. 孕妇碘缺乏可能导致胎儿甲状腺功能低下,从而易引起生长发育迟缓,认知能力降低为标志的克汀病。（　　）
11. 老年人蛋白质、维生素的需要量应低于成人。（　　）

模块三

饮食安全基础

"民以食为天,食以安为先","以人为本,安全第一"。随着科学的进步、社会的发展及生活水平和富裕程度的不断提高,人们不仅要求食品营养丰富,美味可口,更需要饮食卫生安全,对食品安全的关注度大大增强。

食源性疾病的发病率居各类疾病总发病率的前列,是当前世界上最突出的卫生问题。食品从农场到餐桌的整个过程都存在着不安全因素。工业"三废"的排放造成了环境污染,导致食品和饮水中有毒有害化学物质含量增加;环境污染导致生态平衡失调,致使农业生产中大量使用农药,造成食品中农药残留;为了提高畜禽、水产品的质量与产量,滥用添加剂或违法使用违禁药品,造成畜药残留;因管理不善导致各种细菌、霉菌及其毒素和寄生虫等对食品的污染;食品添加剂滥用或超量的使用;食品在生产、加工过程中产生的多环芳烃、杂环胺等致癌物质,这些都会对食品安全性造成不同程度的影响,对人体健康产生威胁。

近几年来,我国频繁发生食品安全事件,例如"红心鸭蛋事件"、"多宝鱼事件"、"瘦肉精事件"以及"三聚氰胺奶粉事件"等等,充分说明食品安全已经成为严重影响公众身体健康和生命安全的重要问题。食品安全事件屡屡引发社会公众对食品安全的心理恐慌,对国家和社会的稳定以及经济的良性发展造成巨大冲击。因此,先前的食品卫生管理制度已不能胜任现实的需要,为了提高人们的食品安全意识,减少食源性疾病的社会危害,保障人民身体健康,必须从"田园到餐桌"这一食物链的最广泛程度加强食品安全管理,更好地保证食品安全,保障公众身体健康和生命安全。

由于许多新的污染物逐渐被发现,食品污染事件不断发生,产生了以保证不会损害消费者健康为基本准则的食品安全的概念。但一般在实际工作中,我们往往把"食品安全"与"食品卫生"视为同一概念,其实这两个概念是有区别的。食品安全是对最终产品而言,食品卫生是对食品的生产过程而言。《中华人民共和国食品安全法》将食品安全定义为:食品无毒、无害,符合应当有的营养要求,对人体健康不造成任何急性、亚急性或者慢性危害。而食品卫生是指为防止食品污染和有害因素危害人体健康,在食物链的所有阶段必须采取的一切条件和措施。在对食品安全的认识理解上,目前国际社会一般认为食品安全是个综合概念,即作为种概念,食品安全包括食品卫生、食品质量等相关方面的内容和食品(食物)种植、养殖、加工、包装、贮藏、运输、销售、消费等环节。而食品卫生则作为属概念无法涵盖上述全部内容和全部环节。

近年来,国际社会逐步以食品安全的概念替代食品卫生、食品质量的概念,更加凸显了食品安全的深刻含义。目前世界上许多发达国家如英国、日本及欧盟等以综合型的《食品安全法》逐步替代要素型的《食品卫生法》、《食品质量法》等,反映了时代发展的要求。我国政府历来重视食品安全工作。1982年,颁布了《中华人民共和国食品卫生法(试行)》,并于1983年7月1日起实施。1995年,正式的《中华人民共和国食品卫生法》颁布执行。为了适应形式变化的要求,我国于2009年6月1日起正式施行《中华人民共和国食品安全法》,取代在此之前曾使用的《中华人民共和国食品卫生法》。

随着食品卫生基础理论研究和对食品安全认识的不断深入,产生了新的食品质量安全管理方法,食品质量安全控制技术也得到不断的完善。良好操作规范(GMP)、卫生标准操作程序(SSOP)、危害分析和关键控制点(HACCP)作为食品安全生产的有效控制手段得到广泛的应用。目前世界范围内HACCP食品安全体系已经被广泛地应用到餐饮管理当中,《中华人民共和国食品安全法》提出,国家鼓励食品生产经营企业实施HACCP体系,提高食品安全管理水平。不远的将来,我国餐饮业也将要大力推广实施HACCP食品安全体系来确保食品安全。

单元 6 影响食品安全的危害因素及预防

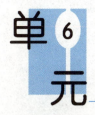

知识目标

● 了解食品腐败变质的原因，了解评价食品质量的各种检验方法与指标，掌握蛋白质、碳水化合物及脂肪腐败变质的特点，掌握防止食物腐败变质的措施。
● 了解常见病毒性、霉菌性、寄生虫和食品害虫的危害，掌握相应的预防控制措施。掌握霉菌的产毒条件及寄生虫污染食品的途径。
● 了解转基因食品的定义及其安全性问题。
● 了解各种化学性污染物的来源、毒作用及控制措施，掌握食品加工过程对农药残留量的影响，掌握烹饪加工造成的化学性危害及其控制措施，了解放射性污染物来源途径及危害。

能力目标

● 能应用食品腐败变质的卫生质量检验方法与指标评价食品的卫生质量。
● 能应用相关微生物及寄生虫的基础知识与危害防控措施，避免食品或人体受到生物性危害影响。
● 在烹饪加工过程中，能够将其产生的化学性危害降低到最低程度。
● 能够有意识地选择未受污染的烹饪原料。

国际食品法典委员会食品卫生通则（CAC1997）将"危害"定义为：可能对健康产生有害影响的食品中的生物、化学或物理因子的状态。安全食品是指不含有生物、化学和物理的危害因素，人们食用后不会引起疾病、伤害或危险等不良健康影响的食品。食品安全危害可分为生物性、化学性和物理性三类。

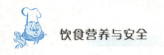

6.1 食品的生物性危害及预防

案例与分析 6-1

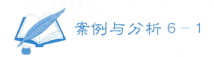

2010年9月2日21时许开始，奈曼旗青龙山镇某校数十名住宿学生出现腹泻、呕吐等症状，疑似食物中毒，被送往当地镇卫生院接受治疗，重症患者被送往辽宁省阜新市的阜新矿业集团总医院就诊。奈曼旗疾控中心经采样化验确定，该校食堂为学生晚餐准备的鸡架炖土豆中的鸡架存在卫生问题，此事件为食用被伤寒沙门氏菌及金黄色葡萄球菌感染的食物所引起的细菌性食物中毒事件。该事件发生后，当地政府按法定程序对相关责任人进行了相应的行政处罚。

案例分析：在日常生活、餐饮工作中，若不重视饮食安全或操作不当，食物很容易被细菌等微生物污染。当条件合适时，微生物就会大量繁殖或产生毒素，从而给人类健康造成重大伤害。

食品的生物性危害是指微生物、寄生虫、媒介昆虫等对食品在从原料的种植、养殖、收获、捕捞、屠宰、加工、销售等过程中的任何环节造成的污染。

微生物污染是造成食品生物性危害的主要方式，主要包括细菌与细菌毒素、霉菌与霉菌毒素以及病毒等的污染。微生物是自然界中形体微小、结构简单的低等生物的总称。微生物一般包括细菌、霉菌、酵母菌、放线菌、病毒、支原体、螺旋体等。微生物的特点有：体形微小；结构简单；生长繁殖快；容易引起变异；数量多，分布广。

一、细菌危害

食品的细菌以及由此引起的腐败变质是食品安全受影响的最常见有害因素之一。食品中的细菌，绝大多数是非致病菌。它们对食品的污染程度是间接估测食品腐败变质可能性及评价食品卫生质量的重要指标，同时也是研究食品腐败变质的原因、过程和控制措施的主要对象。本部分讨论的主要是非致病菌。从影响食品卫生的角度出发，应特别注意以下几种常见的食品细菌：① 假单胞菌属；② 微球菌属；③ 芽孢杆菌属；④ 肠杆菌科各属；⑤ 弧菌属与黄杆菌属；⑥ 嗜盐杆菌属与嗜盐球菌属；⑦ 乳杆菌属。

（一）评价食品的卫生质量检验及指标

1. 感官检验

（1）视觉检验：以肉眼观察，食品包装是否完整无损，标签商标是否与内容相符。一般食品，带有其特有的颜色、光泽和透明度。食品腐败变质时，其颜色、光泽、形态和透明度也发生着相应变化。通过观察食品表面有无霉斑、虫蛀、异物等来判断食品的新鲜、成熟及腐败程度。

（2）嗅觉检验：以嗅觉检验食品的气味。常用于肉、鱼及海产食品的检验。

（3）触觉检验：主要通过手的触、摸、捏、搓等动作，对食品的轻重、软硬、脆韧、弹性、黏稠、滑腻等性质的描述，检查食品的组织状态、新鲜程度、有无吸潮硬结或龟裂崩解现象。

（4）味觉检验：通常在视、嗅觉检验基本正常的情况下进行的品评食物应有的滋味。

2. 理化检验

理化检验是指对食品的理化性质及化学性污染物进行定性鉴定和定量测定，一般要求在实验室借助各种分析仪器、试剂等对食品的物理指标和化学指标进行分析检验，并与国家有关食品质量标准比较，以此确定其营养卫生质量。

3. 微生物检验

评价食品卫生质量的细菌学指标主要有两个：一是菌落总数；二是大肠菌群。

（1）菌落总数：食品中的细菌数量一般是以单位（g、ml、cm^2）食品中所含细菌的个数，并不考虑细菌的种类，常用菌落总数来表示。一般是在营养琼脂培养基、37℃±0.5℃，pH值7.0下，培养48~72小时所得的菌落数。其卫生意义为：① 是食品清洁状态的标志，利用它起到监督食品的卫生质量的作用。② 能预测食品的耐保藏期，食品的细菌越多，对食品的分解越快，因此可以利用细菌总数来预测食品的储藏期。

（2）大肠菌值：大肠菌群包括肠杆菌科的埃希氏菌属、柠檬酸杆菌属、产气肠杆菌属和克雷伯菌属，它们都来自温血动物的肠道，为革兰氏阴性杆菌，需氧与兼性厌氧，不形成芽孢，在35℃~37℃下能发酵乳糖产酸产气。由于具有以下5个特点，故常被作为食品卫生质量鉴定的指标：① 大肠菌群数量多，是温血动物肠道的优势菌，检出率高；② 在外界存活时间与肠道致病菌基本一致；③ 对杀菌剂的抵抗力与肠道致病菌一致；④ 操作简单，不需要复杂的检测设备；⑤ 灵敏度高，食品中的粪便污染只要达到0.001 mg/kg即可检出大肠菌群。

我国以100 g或100 ml食品中大肠菌群的近似数表示，称大肠菌群最近似数（MPN）或大肠菌值。大肠菌值的食品卫生学意义：大肠菌值可作为食品卫生质量的鉴定指标。一是可以判断食品是否受到温血动物粪便的污染，大肠菌群的高低，表明了粪便污染的程度；二是作为肠道致病菌污染食品的指示菌。

（二）食品的腐败变质

1. 食品腐败变质的原因

（1）微生物的作用：是引起食品腐败变质发生的最重要原因。微生物在生长繁殖过程中产生分解食品的酶引起食品成分降解,使食品发生腐败变质。

(2) 食品自身因素:食品存在可降解的大分子物质是食品能发生腐败变质的内因,这些大分子物质在酶或非酶因素的作用下可以发生分解为主的变化。另外,影响食品腐败变质的食品自身因素还包括食品自身的酶、水分含量、pH 值高低、渗透压的大小及食品的完整性。

2. 食品腐败变质的化学过程与鉴定指标

食品腐败变质实质上是食品中的蛋白质、碳水化合物、脂肪等的分解过程,其程度常因食品种类、微生物的种类和数量以及其他条件的影响而异。

(1) 食品中蛋白质的分解:肉、鱼、禽、蛋、奶及豆类等食品所含的蛋白质受腐败菌作用分解,产生酮酸、羧酸、胺类、粪臭素和吲哚等。故以蛋白质分解为腐败变质的特征。

食品的腐败变质鉴定指标一般是从感官、物理、化学和微生物四个方面确定其适宜指标。① 感官指标:以蛋白质为主的食品目前仍以感官指标最为敏感可靠,蛋白质腐败的特征是恶臭,通过嗅觉就可以判定极轻微的腐败变质。② 物理指标:蛋白质分解时小分子物质增多,有食品浸出物量、浸出液电导率、折光率、冰点下降、粘度上升及 pH 值改变等变化。③ 化学指标:目前认为与食品腐败变质程度符合率较高的化学指标主要有挥发性盐基总氮、二甲胺与三甲胺及 K 值,均是根据蛋白质分解产物而做的定量检测方法。

氨、一甲胺、二甲胺、三甲胺等均为具有挥发性的碱性含氮物质,因此称为挥发性盐基总氮(TVBN)。所谓挥发性盐基总氮是指食品水浸液在碱性条件下能与水蒸气一起蒸馏出的总氮量,用以鉴定鱼、肉的鲜度与腐败。例如,对于猪肉、牛肉、鸡肉等,TVBN≤15 mg/100 g 为一级鲜度,TVBN≤25 mg/100 g 为二级鲜度。

所谓 K 值是指 ATP 分解的低级产物肌酐与次黄嘌呤之和占 ATP 及其分解物总量的百分率。

(2) 食品中脂肪的酸败:脂肪的酸败以油脂的自身氧化为主。食用油脂与食品中脂肪酸败程度,与微生物污染程度、脂肪的饱和程度、紫外线、氧气、水分、天然抗氧化物、某些金属离子及微生物和食品中的酶等多种因素的影响有关。能分解脂肪的微生物主要是霉菌,其次是细菌和酵母。脂肪酸败形成酸、酮、醛、酯类物质并产生刺激性气味,即哈喇味;肉、鱼类食品会变黄,出现酸、苦味;肉类的超期氧化、鱼类的"油烧"现象等都是油脂酸败鉴定中较为实用的指标。

(3) 碳水化合物的分解:以碳水化合物为主的分解,通常称为发酵或酵解。可以生成各种碳水化合物的低级分解产物,如醇、醛、酮、羧酸、CO_2 及水,食品腐败则以酸度升高、产气、醇类气味为特征。测定酸度作为此类食物腐败变质的指标。

(三) 防止食物腐败变质的措施

(1) 低温保藏:冷藏是预冷后的食品在高于冰点(0℃)中进行贮藏的方法;一般温度为 -2℃~15℃,常用温度为 4℃~8℃,贮藏期一般为几天至数周。而食品冷冻是采用食品冻结后,在保持冻结状态的温度下贮藏的方法,常用温度为 -23℃~-12℃,以 -18℃为宜;可数月或数年贮藏食品。严格执行"急速冻结,缓慢化冻"的原则。

（2）高温保藏：高温保藏是将食品经高温处理，杀灭食品中微生物，以防止食品腐败变质的方法。若食品经高温后，结合密封、真空和低温等方法则可长期保藏食品。

（3）脱水与干燥保藏：脱水保藏是将食品中的水分降低到了微生物生长繁殖所必需的水分含量以下的一种保藏食品的方法，如对细菌食品含水量应降至10%以下，酵母菌为20%以下，霉菌为13%～16%以下，一般微生物均不易生长。干燥保藏是将食品中水分利用热能的传导或对流等方式去湿以保藏食品的方法。

（4）防腐剂保藏：防腐剂是指能抑制食品中微生物的繁殖，防止食品腐败变质的物质。常用的有苯甲酸及其钠盐、山梨酸及其盐类、丙酸及其盐类、对羟基苯甲酸酯类及乳酸链球菌素等。

（5）食品腌渍与烟熏保藏：食品腌渍多采用盐腌和糖渍两种方式。一般食品中食盐含量达到8%～10%可以抑制大部分微生物繁殖，但过多食盐摄入对人体健康不利，如引起血压升高等。使用高浓度（60%～65%）糖液作为高渗溶液来抑制微生物繁殖也是一种常用的食品保藏方式，糖渍食品应密封和在防湿条件下保存，否则容易吸水降低防腐效果。烟熏主要是利用木材燃烧产生的烟中含有酚类等抑菌物质，加上熏制产生的脱水作用及食品中所含有的食盐等，使熏制食品具有一定的防腐作用，但是熏制食品中含有可能的致癌物质多环芳烃，也对人体健康不利。

（6）提高氢离子浓度保藏法：利用醋酸在溶液中可电离产生氢离子，氢离子通过影响微生物代谢酶的活性和微生物细胞膜的电动势而抑制微生物的生长繁殖，从而起到防腐的作用，常用的方法是醋渍。

（7）食品辐照保藏：目前大多利用的辐射线为红外线、远红外线、微波等能源。用于食品灭菌、杀虫、抑制发芽等，以延长食品的保藏期。目前加工和实验用的辐照源有 ^{60}Co 和 ^{137}Cs 产生的 γ 射线以及电子加速器产生的低于10兆电子伏（MeV）的电子束。

二、病毒危害

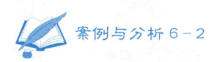

案例与分析6-2

谈"肝"色变

1988年1—4月，上海发生甲型肝炎暴发性事件。共31万人染上肝炎，30余人死亡。肝炎的幽灵在上海徘徊，人人自危，以致街头巷尾谈"肝"色变。在卫生防疫部门的跟踪检疫下，确定罪魁祸首是带有甲肝病毒的毛蚶。毛蚶主要来自江苏启东等沿海地区。调查人员对该海域毛蚶取样调查，甲肝病毒检测结果呈阳性。由于上海周围的部分地区是我国甲肝病高发地区，一些收治甲肝病人的医院的污水未经处理，直接排入河道流入附近海域,使产地的毛蚶被污染。

案例分析:上海市民的饮食习惯是将毛蚶用开水一烫就吃,这是不良的卫生习惯。这次肝炎流行,给人们敲响了警钟。它再一次提醒人们,有必要清楚常见肠道传染病毒有哪些?其传染源及传播途径是什么?如何采取防控措施?

(一) 病毒的基本特征

病毒区别于其他微生物的主要特征为:① 个体极其微小,必须用电子显微镜才看得见,一般可通过细菌过滤器;② 无完整的细胞结构,仅由核酸和/或蛋白质组成的微生物;③ 专性寄生于活体细胞内,只能在宿主——动物、植物或者人体内进行繁殖;④ 对抗生素不敏感,但对干扰素敏感。

食源性疾病爆发时,病毒可能来自被污染的水、原料或操作人员。因此,病毒污染食品的途径一般有:① 动植物原料从环境感染了病毒,如1988年上海流行的甲型肝炎事件;② 原料动物携带病毒,如动物携带导致疯牛病的朊病毒;③ 食品加工人员携带病毒,如乙肝患者。

(二) 常见病毒性危害与预防

1. 甲肝病毒

(1) 生物学特性:甲肝病毒(HAV)是一种极其微小(27 nm)、通过"粪—口"途径传播的病毒。甲肝病毒在患者症状出现前10~14天已在粪便中可查出,因此,患病者在发病前已被感染。病毒在低温下较稳定,但在高温下可被破坏,因此,肝炎多发于冬季和早春,此病毒能在海水中长期生存,且能在沉积物中存活1年以上。

(2) 甲肝病毒的来源及传播方式:甲肝病毒主要通过消化道传播,直接的人与人接触是最主要的传播方式,其次是通过被污染的水和食物传播。水产品,如毛蚶、蛤类、牡蛎、蟹等引起的甲肝暴发流行屡见不鲜。

(3) 预防措施:正确加工食物并将其烹调至推荐的温度;不生食海鲜;不吃半生不熟的东西;贝壳类食物来源要可靠;搞好个人卫生;食品从业人员必须保持良好的卫生习惯并在作业前及如厕后彻底地清洁手和指甲。

2. 诺瓦克病毒

诺瓦克病毒(NV)也被称作"诺如病毒",是1968年在美国俄亥俄州诺瓦克镇一起腹泻暴发流行的患者粪便中发现,并因此得名。

(1) 生物学特性:诺瓦克病毒在电镜下是有结构的小圆病毒,直径27 nm,呈二十面体对称,外壳是由180个同一种外壳蛋白组成的90个二聚体构成。

(2) 食品中诺瓦克病毒的来源:该病毒通常栖息于牡蛎等贝类中,人若生食这些受污染的贝类会被感染,患者的粪便和呕吐物也会传播病毒。诺瓦克病毒能引起腹泻,主要临床表现为腹痛、腹泻、恶心、呕吐。该病毒传染性很强,抵抗力弱的老年人在感染病毒后有病情恶化的危险。

(3) 预防措施:预防诺瓦克病毒需要注意食物生熟分开,少吃生食,特别是不生吃牡蛎等贝壳类食物,蔬菜水果应彻底清洗,并注意个人卫生,对受污染食物高温处理可有良好效果。

3. 疯牛病病毒

(1) 生物学特性:疯牛病又称牛脑海绵状病,具有传播性,是一类可侵犯人类和动物中枢神经系统的致死性疾病,潜伏期长,病程短,死亡率100%。1986年在英国发现,90年代流行达到高峰。2000年7月英国有34万个牧场的17万多头牛感染此病,屠宰焚毁30多万头,当时有30多个国家和地区均受到感染,造成了巨大的经济损失和严重的社会恐慌。人感染后患"雅克氏症",发病后表现为进行性痴呆、记忆丧失、共济失调、震颤、神经错乱,最终死亡。

(2) 食品中疯牛病病毒的来源:疯牛病感染主要通过给健康牛喂养了含有疯牛病因子的饲料(如病牛或病羊的尸体)而引起,如果人食用了染病牛肉或用其加工的产品,也有可能被感染。疯牛病病毒有很强的生命力和感染力,耐受高热,普通煮沸等一般的食品灭菌方法不能破坏,耐受紫外线照射,对许多化学药物也有抵抗性。

(3) 预防措施:实施全程质量控制体系,杜绝其传播渠道,一经发现,必须立即宰杀、焚烧并掩埋。

4. 其他病毒

(1) 禽流感病毒:禽流感病毒(AIV)属甲型流感病毒,多发于禽类,一些亚型也可感染各种哺乳动物及人类等。病毒在粪便中可存活1周,在水中可存活1个月,在pH值小于4.1的条件下也具有存活能力。

病毒呈多型性,其中球形直径80～120 nm,有囊膜。目前可分为15个H亚型(H1～H15)和9个N亚型(N1～N9)。感染人的禽流感病毒亚型主要为H5N1、H9N2、H7N7,其中感染H5N1的患者病情重,病死率高。

火鸡和鸡等陆禽最易感染,发病率和死亡率都很高;鸭和鹅等水禽也易感染,并可带毒或隐性感染,有时也会大量死亡。据国外报道,已发现带禽流感病毒的鸟类达88种,高致病性禽流感病毒也可通过鸡蛋传播。

一般来说,禽流感病毒与人流感病毒存在受体特异性差异,禽流感病毒是不容易感染给人的,个别造成人感染发病的禽流感病毒可能是发生了变异的病毒。

常用消毒剂容易将禽流感病毒灭活,如氧化剂、十二烷基硫酸钠、卤素化合物(如漂白粉和碘剂)等都能迅速破坏其传染性。禽流感病毒对热比较敏感,65℃加热30分钟或煮沸2分钟以上可灭活。如果用紫外线直接照射,可迅速破坏病毒的传染性。

(2) 口蹄疫病毒:口蹄疫是由口蹄疫病毒感染引起的偶蹄动物共患的急性、热性、接触性传染病,最易感染的动物是牛、猪、骆驼、羊、鹿等。

病畜和带毒畜是主要的传染源,它们既能通过直接接触传染,又能通过间接接触传染(例如分泌物、排泄物、畜产品、污染的空气、饲料等)传给易感动物。

口蹄疫的主要传播途径是消化道和呼吸道、损伤的皮肤、黏膜以及完整皮肤(如乳房皮肤)等。另外还可通过空气、尿、奶、精液和唾液等途径传播。

单元6 影响食品安全的危害因素及预防

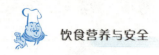

患口蹄疫的动物会出现发热、跛行和在皮肤与皮肤黏膜上出现泡状斑疹等症状。人一旦受到口蹄疫病毒传染,经过2~18天的潜伏期后突然发病,表现为发烧、口腔干热,唇、齿龈、舌边、颊部、咽部潮红,出现水泡(手指尖、手掌、脚趾),同时伴有头痛、恶心、呕吐或腹泻。患者在数天后痊愈,愈后良好。但有时可并发心肌炎。患者对人基本无传染性,但可把病毒传染给牲畜,再度引起畜间口蹄疫流行。

我国对口蹄疫的预防主要通过疫苗注射接种。

三、霉菌危害

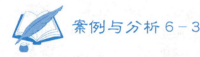

霉菌污染湿米粉引起的食物中毒

2006年9月24日6:30~7:30,湖南省常德市某县中学先后有2 000余名学生在该校食堂进餐。8:10,高二学生刘某(男,17岁)开始出现恶心、呕吐,被送往桃源县人民医院输液。之后陆续有学生出现类似症状,4小时内有64名学生发病。症状主要为头痛、头晕、恶心、上腹部不适、乏力、低热、呕吐(呕吐物为食物残渣),个别学生感觉全身发麻。其中,38例患者入该县当地医院治疗,经催吐、补液、抗炎等对症治疗后,3天内全部康复出院。

经调查:9月24日早餐有湿米粉、馒头、包子。发病的学生早餐均在学校食堂进食过湿米粉,未进食湿米粉者未发病。食堂所用湿米粉均为9月23日该县附近某米粉厂生产的新鲜湿米粉,该米粉厂无卫生许可证,加工间环境差,如通风不良、温度高、湿度大,大米浸泡池及米粉成品容器长期未彻底清洗消毒等。另外,由于任务繁重,食堂工作人员未能严格遵守食品卫生操作规程,湿米粉浸泡洗涤不充分,烫煮时间不够。最终确定是一起由米霉变引起的食物中毒事件。

案例分析:米粉加工厂商为了降低成本多选用霉变、陈化大米;加工流程必须经过浸泡、磨浆、熟化、成型、冷却等步骤,其中浸泡时间夏秋季20~30小时,春冬季长达30~50小时,极易受微生物污染;成品中水分高达60%~80%,适于微生物生长繁殖,所以非常容易霉变。中毒事件发生后,当地卫生部门迅速关闭了该米粉厂,并责令问题学校食堂停业整改。

(一) 霉菌的基础知识

1. 霉菌与霉菌毒素

凡是生长在食物或营养基上的,形成绒毛状、蜘蛛网状菌丝的真菌统称为霉菌,霉菌的基本结构有菌丝和孢子。真菌其形态和构造比细菌复杂,有的为单细胞,有的为多细胞。

霉菌毒素是霉菌在其所污染的食品中产生的有毒代谢产物,目前已知的霉菌毒素约有 200 种左右。与食品卫生关系密切比较重要的有黄曲霉毒素、赭曲霉毒素、杂色曲霉素、单端孢霉烯化合物以及展青霉素、桔青霉素、黄绿青霉素等。

霉菌中毒的临床表现有急性中毒、慢性中毒、致癌、致畸和致突变等。

2. 霉菌的发育和产毒条件

霉菌产毒需要一定的条件,影响霉菌产毒的条件主要是食品基质中的水分、环境的温度和湿度及空气的流通情况。

(1) 水分和湿度:霉菌的繁殖需要一定的水分活性。因此食品中的水分含量越少(溶质浓度大),水分活性(A_w)越小,能提供给微生物利用的水分也就越少,越不利于微生物的生长与繁殖,有利于防止食品的腐败变质。

(2) 温度:大部分霉菌在 28℃～30℃ 都能生长。10℃ 以下和 30℃ 以上时生长明显减弱,在 0℃ 几乎不生长。但个别的可能耐受低温。一般霉菌产毒的温度,略低于最适生长温度。

(3) 基质:霉菌的营养来源主要是糖和少量氮、矿物质,因此极易在含糖的饼干、面包、粮食、水果等食品上生长。

此外,通风条件好对霉菌产生毒素的影响较大,因能较好地控制水分、温度、湿度,故良好的通风条件可大幅度地降低产毒机会,减少对食品造成的危害。

3. 主要产毒霉菌

能产生毒素的霉菌只是霉菌中的一少部分,目前已知能产毒的霉菌主要有曲霉菌属(如黄曲霉、赭曲霉、杂色曲霉、寄生曲霉等)、青霉菌属(如岛青霉、桔青霉、黄绿青霉等)、镰刀菌属(如犁孢镰刀菌、拟枝孢镰刀菌、禾谷镰刀菌等)。其他菌属中还有绿色木霉、漆斑菌属、黑色葡萄状穗霉等。

4. 霉菌污染食品的评定和食品卫生学意义

霉菌污染食品的评定:主要从两个方面进行评定:① 霉菌污染度,即单位重量或容积的食品污染霉菌的量,一般以 cfu/g 计。我国已制定了一些食品中霉菌菌落总数的国家标准。② 食品中霉菌菌相的构成。

霉菌污染食品的食品卫生学意义有:① 霉菌污染食品可降低食品的食用价值,甚至不能食用。每年全世界平均至少有 2% 的粮食因为霉变而不能食用。② 霉菌如在食品或饲料中产毒可引起人、畜霉菌毒素中毒。

(二) 常见霉菌性危害

1. 黄曲霉毒素

(1) 黄曲霉毒素特性与产毒条件:黄曲霉毒素(AF)是一类结构类似的化合物。目前已分离鉴定出 12 种以上,分为 AFB_1 与 AFG_1 两大类,结构相似,均为二呋喃香豆素衍生的。在天然污染的食品中以 AFB_1 最多见,而且其毒性和致癌性也最强,故

在食品监测中以 AFB_1 作为污染指标。

黄曲霉毒素易溶于氯仿和甲醇,不溶于水、正己烷、石油醚及乙醚,在紫外光下产生荧光,可作为鉴别依据。黄曲霉毒素耐热,100℃、20 小时也不能将其全部破坏,在 280℃时发生裂解。所以一般的烹调加热很难破坏黄曲霉毒素。但在 pH 值 9～10 的强碱性条件下可被分解、破坏而失去毒性。

产生黄曲霉毒素的霉菌只有黄曲霉和寄生曲霉。其产毒能力及产毒量在不同株间的差异极大。除菌株本身的产毒能力外,湿度(80%～90%)、温度(25℃～30℃)、氧气(1%以上)均是黄曲霉生长繁殖产毒所必要的条件。此外,天然基质培养基(大米、玉米、花生粉)比人工合成培养基产毒量高。

(2) 对食品的污染:黄曲霉毒素主要污染粮油及其制品,其中以花生和玉米污染最严重,麦子、大米和高粱较少被污染。我国大规模普查食品发现长江沿岸以及长江以南地区黄曲霉毒素污染严重,玉米和花生污染分别可达 47.2% 和 41.7%,食用油中花生油的污染较多。而华北、东北及西北地区食品受黄曲霉毒素污染较少。

(3) 黄曲霉毒素对人体健康的危害:黄曲霉毒素有很强的急性毒性,也有明显的慢性毒性和致癌性。

急性毒性:黄曲霉毒素为剧毒物,其毒性为氰化钾的 10 倍。对鱼、鸡、鸭、大鼠、豚鼠、兔、猫、狗、猪、牛、猴及人均有强烈毒性。鸭雏的急性中毒肝脏病变具有一定的特征,可作为生物鉴定方法。一次大量口服后,可出现:① 肝实质细胞坏死;② 胆管上皮增生;③ 肝脏脂肪浸润,脂质消失延迟;④ 肝脏出血。

国内外亦有黄曲霉毒素引起人急性中毒的报道,在这几次中毒事例中,以 1974 年印度两个邦中 200 个村庄暴发黄曲霉毒素中毒性肝炎最为严重,这些村庄居民因食用霉变玉米所致。症状是发烧、呕吐、厌食、黄疸,以后出现腹水、下肢浮肿,死亡很快。尸检中见肝胆管增生。发病者食用的玉米含 AFB_1 6.25～15.6 mg。

慢性毒性:长期小剂量摄入黄曲霉毒素可造成慢性损害,其主要表现是动物生长障碍,肝脏出现亚急性或慢性损伤。其他症状如体重减轻、生长发育迟缓、雌性不育或产仔少。

致癌性:① 黄曲霉毒素可诱发多种动物发生癌症,动物实验中诱发癌症成功的实验动物有鳟鱼、鸭、鸡、大鼠、小鼠、豚鼠、猫、狗、兔、雪貂、羊和猴。② 黄曲霉毒素与人类肝癌发生的关系:黄曲霉毒素对人类肝癌发生的影响关系难以得到直接证据,但从亚非国家和我国肝癌流行病学调查研究中发现,亚洲、非洲及我国某些黄曲霉毒素污染食品较为严重的地区,肝癌发病率也高。

2. 赭曲霉毒素 A

(1) 赭曲霉毒素特性与产毒条件:赭曲霉毒素是曲霉属和青霉属某些菌种产生的一组结构类似、主要危及人和动物肾脏的有毒代谢产物,分为 A、B、C、D 四种化合物,其中赭曲霉毒素 A 分布最广,毒副作用最大,农作物污染最重,与人类关系最密切。

赭曲霉最佳生长温度为 24℃～31℃,最适 Aw 为 0.95～0.99,在 pH 值 3～10 的范围内生长良好,pH 值低于 2 时生长缓慢;纯绿青霉生长所需温度 0℃～30℃,最适 20℃,Aw 为 0.8。

(2) 对食品的污染:纯绿青霉、赭曲霉等广泛分布于自然界,因此,多种农作物均可受到污染,包括粮谷类、罐头食品、豆制品、调味料、油、葡萄酒、啤酒、咖啡、可可和巧克力、中草药、干果、茶叶等。因动物饲料中赭曲霉毒素 A 污染严重,动物进食后导致体内赭曲霉毒素 A 的蓄积,因此,动物性食品尤其是猪的肾脏、肝脏、肌肉、血液、奶及奶制品常有赭曲霉毒素 A 检出。

(3) 赭曲霉毒素 A 对人体健康的危害:赭曲霉毒素 A 是一种强力的肝脏毒和肾脏毒,有"三致"作用。

3. 伏马菌素

(1) 伏马菌素特性:伏马菌素是由串珠镰刀菌产生的一类霉菌毒素。从伏马菌素中分离出两种结构相似的有毒物质,分别被命名为伏马菌素 B_1(FB_1)和伏马菌素 B_2(FB_2),食物中以 FB_1 为主。FB_1 为水溶性霉菌毒素,对热稳定,不易被蒸煮破坏。

(2) 对食品的污染:主要污染粮食及其制品,特别是玉米及其制品,伏马菌素对玉米的污染率和污染水平受国家和地区、玉米品种、季节的影响。

(3) 伏马菌素对健康的危害:伏马菌素可引起动物的急慢性中毒,对肝、肾、肺和神经系统均有毒性,对实验动物还具有明显致癌性。1993 年国际癌症研究机构对串珠镰刀菌毒素的毒性审议后将其归类为可能的人类致癌物。

4. 展青霉素

(1) 展青霉素特性与产毒条件:许多青霉能产生展青霉素,扩展青霉和展青霉的生长和产毒素的温度范围均为 0℃～40℃,最佳温度为 20℃～25℃,最适产毒 pH 值为 3.0～6.5。在酸性环境下展青霉素非常稳定,加热也不被破坏。

(2) 对食品的污染:主要存在于霉烂苹果和苹果汁中。在变质的梨、谷物、面粉、麦芽中也有存在。

(3) 展青霉素对健康的危害:主要是引起动物的胃肠道功能紊乱和各种不同器官的水肿和出血。

(三) 霉菌性危害的预防

(1) 防霉:防霉是预防食品被黄曲霉毒素及其他霉菌毒素污染的最根本措施。在农村应从田间开始防霉,首先要防虫及防倒伏;在收获季节,要及时清除霉变粮食;脱粒后及时晾晒。在保藏中应注意:① 低温,目前用地下库保藏取得一定效果。② 除湿,降低水分至安全水分之下。③ 注意通风。④ 除氧充氮或用二氧化碳进行保藏。此外,辐射与药物防霉尚有待研究与推广。

(2) 去毒:可用物理、化学等方法将毒素去除。① 挑选霉粒法。② 碾轧加工法。一般适用于受污染的大米,碾轧加工可减低精米中毒素含量。③ 白陶土吸附法或溶剂提取法均可有效去除食物中的毒素。

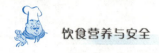

(3) 灭活法：有物理法和化学法。① 物理法：利用加热或紫外线照射法，都能有效地破坏部分毒素。② 化学法：根据真菌毒素耐热，但碱性条件下易被破坏的特性，可用碱性处理降低毒素量，如植物油加碱去毒及加碱煮饭用于家庭中大米去毒。

(4) 限制各种食品中霉菌毒素含量：我国食品中黄曲霉毒素 B_1 允许量标准 (GB2761-81) 规定为：玉米、花生仁、花生油不得超过 20 ug/kg；大米、其他食用油不得超过 10 ug/kg；其他粮食、豆类、发酵食品不得超过 5 ug/kg；婴儿代乳食品不得检出。

在食品中展青霉素限量指标为：苹果、山楂制品不得超过 50 ug/kg。

四、寄生虫与食品害虫危害

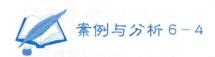

案例与分析 6-4

腹痛八年，原是绦虫作怪

2010 年 7 月，第三军医大学新桥医院患者崔先生排出一条长约 2 米的虫体，经寄生虫教研室鉴定为牛带绦虫。崔先生在新疆当兵 6 年，2 年前返回家乡，8 年来一直时有腹痛、腹胀的情况出现，身体明显消瘦，经过多家医院诊治，没有明显疗效。2010 年 6 月以来崔先生腹痛更加强烈，有时甚至觉得有"东西"在腹中搅动，前往第三军医大学新桥医院求诊，经检验科化验粪便后，确认其肠道内存在带绦虫，医院利用传统中医药驱虫法，让患者先后吃下南瓜子、槟榔后再服硫酸镁药物，患者最终排出了一条约 2 米长的牛带绦虫。排虫后，崔先生病症已消除。

案例分析：牛带绦虫病多发于喜食牛羊肉，尤其在有生吃牛羊肉习惯的地区和民族中；而在非流行地区，食用未煮熟的含有活囊尾蚴的牛羊肉所致亦会造成感染。绦虫在肠道内生长时可影响肠道功能而致慢性腹痛、腹胀，以及导致患者慢性营养不良，虫体在肠道内缠绕时甚至可致肠梗阻而危及生命。

(一) 寄生虫污染

1. 寄生虫概念

一些低等生物长久或暂时地依附在另一种生物的体内或体表，取得营养，而且给被寄生的生物带来损害的这种生活方式，称为寄生生活。依靠寄生生活的生物称为寄生虫；被寄生虫寄生的生物称为宿主。

寄生虫在有性繁殖时期或成虫期所寄生的宿主称为终末宿主；寄生虫在无性繁殖期或幼虫期所寄生的宿主称为中间宿主。寄生虫完成一代生长、发育和繁殖的全部过程为寄生虫的生活史;在生活史阶段中可感染人的特定阶段称为感染阶段。

人体寄生虫主要有:① 蠕虫类,包括有绦虫、线虫及吸虫类;② 原虫,如疟原虫、阿米巴原虫等。

2. 寄生虫污染食品的途径

食源性寄生虫病是由摄入含有寄生虫幼虫或虫卵的生的或未经彻底加热的食品引起的一类疾病,寄生虫污染食品的途径主要有:① 原料动物患寄生虫病;② 食品原料遭寄生虫卵污染;③ 粪便污染;④ 食品生熟不分。

目前食源性寄生虫病有增多的趋势,主要原因如下:① 一些地区长期以来形成的生食或半生食淡水鱼和肉类的饮食习惯尚难改变;② 人们外出就餐机会增加导致感染机会增多;③ 淡水养殖业迅速发展,但鱼类等食品的卫生检疫工作相对滞后。

3. 常见的寄生虫病及引起的危害与预防

(1) 猪囊虫与绦虫:猪囊虫又称猪囊尾蚴,是绦虫的幼虫,呈椭圆形,白色半透明的囊泡,囊内充满液体。囊壁上有一个内嵌的头节,头节上有四个吸盘。被感染的猪肉俗称"米猪肉"或"痘猪肉"。

猪囊尾蚴主要是猪与人之间循环感染。人是猪肉绦虫的唯一终末宿主,猪是主要的中间宿主。感染者通过粪便排出猪肉绦虫卵,污染饲料或饮水,使猪感染囊尾蚴。人吃入含有猪囊蚴的病肉而感染。猪囊尾蚴在胃液和胆汁的作用下,于小肠内翻出头节,用其小钩和吸盘固着于肠黏膜上,从颈节不断长出体节。感染后2～3个月发育为成虫(链状带绦虫,巨大的肠道寄生虫),在人的小肠内可存活数年至数十年。

因为绦虫节片能自动脱离虫体,所以患者常有节片随大便排出,有时单个节片能从肛门爬出来,患者可有直肠内绦虫蠕动的感觉。上中腹部疼痛是常见症状,有时疼痛很剧烈,但进食以后,疼痛多数能缓解。病初起食欲亢进,病久食欲不振,出现消瘦、无力、头昏等症状。

当成虫的虫卵污染人的手、蔬菜等食物,被误食后可受感染;当成虫的患者发生肠蠕动时,脱落的孕节或虫卵随肠内容物逆行到胃内,卵膜被消化,逸出的六钩蚴返回肠道钻入肠壁血管,移行至全身各处而发生自身感染,多见于脑、眼、皮下组织和肌肉等部位。

囊虫寄生于肌肉可引起肌肉酸疼;囊虫寄生于脑组织可因受压迫引起癫痫、抽搐、瘫痪甚至死亡;囊虫寄生于眼睛可导致视力减退甚至失明等。囊虫病其危害性远较绦虫成虫大,症状及严重度因囊虫数目和寄生部位而异。

预防猪囊虫与绦虫采取以下措施:① 禁止出售含有囊尾蚴的猪肉和牛肉。② 提倡猪圈养猪,猪圈远离厕所。③ 改变生吃猪、牛肉习惯,烹饪用具生熟分开。

(2) 旋毛虫:旋毛虫虫体很小,肉眼勉强可见,雌雄异体。成虫寄生于小肠,称之为肠旋毛虫;幼虫寄生于横纹肌内,称肌旋毛虫。幼虫在肌纤维膜内形成包囊,呈椭圆形,包囊很小,囊内虫体呈螺旋状蜷缩。

旋毛虫的正常生活史为猪——人传染，整个生活史可在同一个宿主体内进行或不同宿主间寄生。动物采食含有活动幼虫的肌肉后，幼虫在动物胃内脱囊而出，在小肠内经过大约40小时发育为成虫。成虫产出的幼虫大部分进入肠壁，随着血液循环到达横纹肌（包括心肌和骨骼肌），在其中发育为感染性幼虫，形成包囊。如这种活的幼虫再被哺乳动物宿主或人所食入，便开始新的生活循环。

人体感染旋毛虫病时，临床初期表现症状为食欲降低、恶心、呕吐、下痢、腹痛、发烧（体温可达40℃～41℃）等，较重者出现肌肉肿胀剧痛、呼吸困难、皮肤发痒、眼球灼烧和面部浮肿等症状，严重时可并发心肌炎、肺炎、脑膜炎等症状而导致生命危险。

预防旋毛虫感染的措施：严禁未经检验的肉和旋毛虫病肉上市销售；肉制品应烧熟煮透，使肉品中心温度达70℃以上；防止交叉污染等。

（3）弓形虫：弓形虫是一种原虫，因其滋养体呈弓形，故命名为弓形虫。弓形虫的中间宿主非常广泛，包括禽类、哺乳动物和人，由其引发的弓形虫病现已呈全球性流行，对人类健康和畜牧业生产构成严重威胁。

弓形虫原虫可经黏膜和皮肤而感染人，猪患弓形虫病已发现于许多国家和地区，主要表现为类似猪瘟症状。人摄食上述动物粪便中感染性包囊污染的食物和水，或未煮熟含包囊的肉、蛋、奶后，均可感染。家庭饲养猫、狗等弓形虫的易感染动物，可能在各种环节造成食物污染，对人构成潜在的危害。

成人患弓形虫病者极少，多见于胎盘感染，造成胎儿早产、死产、小头病、脑水肿、脑脊髓炎、脑石灰化、运动障碍等。

畜肉生产中为预防和控制弓形虫病的主要措施是加强饲养卫生工作，此外，将猪肉冷冻处理后销售，也有利于防病。

（4）管圆线虫：管圆线虫最早由我国陈心陶教授于1933年在广东家鼠体内发现。成虫呈线状，寄生在家鼠的肺部血管中，产出的虫卵在肺毛细血管中孵化出Ⅰ期幼虫，幼虫穿过血管和肺泡壁向上逆行至气管，经咽部入消化道随粪便排出。被中间宿主（螺、蛞蝓、蜗牛等）吞食后，Ⅰ期幼虫经两次蜕皮发育为Ⅲ期幼虫，此时的中间宿主被家鼠吞食后，其中的Ⅲ期幼虫逐步发育为成虫，并寄居在肺部血管内。含有Ⅲ期幼虫的中间宿主也可被蟾蜍、蛙、鱼、虾等吞食，并在其中长期寄生（转续宿主）。人类因食入含有广州管圆线虫幼虫的中间宿主或转续宿主而感染。

广州管圆线虫幼虫（或成虫）寄生在人的中枢神经系统，可发生嗜酸性粒细胞增多性脑膜炎或脑膜脑炎。"广州管圆线虫病"主要流行于我国南方各省和东南亚地区，该病的罪魁祸首主要是福寿螺。人食用生的或加热不彻底的福寿螺后即会被感染，该寄生虫寄生在人的脑脊液中，引起头痛、头晕、发热、颈部僵硬、面神经瘫痪等症状，严重者可致痴呆，甚至死亡。

预防主要是培养健康卫生的饮食习惯，不要吃生的或未熟透的猪、牛、羊、鸡、鸭、兔等其他肉类产品，切忌吃生的、半生的淡水鱼、虾、螺、蟹、蛙、蛇等食物。从事螺肉加工的人员也要注意做好防护工作。

(5) 华支睾吸虫：成虫寄生于人体的肝胆管内，可引起华支睾吸虫病，又称肝吸虫病。成虫体形狭长，状似葵花子。虫体大小一般为(10～25)mm×(3～5)mm。

华支睾吸虫生活史包括成虫、虫卵、毛蚴、胞蚴、雷蚴、尾蚴、囊蚴及后尾蚴等阶段。终宿主为人及肉食哺乳动物（狗、猫等），第一中间宿主为淡水螺类，如豆螺、沼螺等，第二中间宿主为淡水鱼、虾。

华支睾吸虫病在我国除青海、宁夏、内蒙古、西藏等尚未见报道外，其余省、市、自治区都有不同程度流行。人体感染后出现腹部膨胀疼痛、水肿、肝肿大、胆绞痛，以致出现肝硬化等症状。

预防华支睾吸虫病措施：不吃生的或半生的鱼肉或虾；改进烹调方法和饮食习惯，注意生、熟吃的厨具要分开使用；不要用未经煮熟的鱼、虾喂猫、狗等动物；加强粪便管理，不让未经无害化处理的粪便下鱼塘。

(二) 食品害虫危害

食品害虫是指能引起食源性疾病、毁坏食品和造成食品腐败变质的各种害虫。食品害虫属节肢动物门的昆虫纲和蛛形纲，大多属于昆虫和螨类，主要危害贮藏食品。

昆虫和螨在食品中生长繁殖，可蛀食、剥食和侵食食品，造成食品损失。每年世界不同国家谷物及其制品在贮藏期间的损失率为9%～50%，平均为20%，主要为鞘翅和鳞翅目的昆虫危害所致。

1. 鞘翅目昆虫

俗称甲虫，在我国分布较广，是蛀粮害虫中种类最多的一种，主要分为：象虫科（以玉米象、谷象、米象为主）、豆象科（如蚕豆象、绿豆象等，以豆科种子为食）、皮蠹科（体小、暗色、密生鳞片与毛，主要危害干鱼、咸肉、腌腊肉制品、干酪和奶粉等）。玉米象成虫可危害稻谷、玉米、高粱、麦类、花生、豆类及其制品和干果等，被侵害的食品中破碎粒和碎屑增加，湿度增大，宜于螨类和霉菌繁殖，进而导致食品发霉变质，造成更大危害。

2. 鳞翅目昆虫

鳞翅目包括蛾、蝶两类昆虫。其中蛾类为主要食品害虫，通常出没于干燥食品中。如麦蛾，在我国以长江以南地区最为普遍，成虫有在田间产卵于麦穗、稻穗和玉米上的习性，幼虫主要蛀食稻谷、麦类、玉米、高粱和荞麦，粮粒损失极大。

3. 螨类

许多螨类可在谷物、面粉、干果、干肉、干酪、蛋粉、干鱼等贮藏食品中生长，有严重危害，有病原性和病媒性，在食品中常见的有粉螨、尘螨和革螨等。

食品害虫的控制遵循以防为主、综合防治的原则，加强食品生产车间的卫生设计和管理，使用生物和物理化学方法杀灭害虫和鼠类，食品入库前、贮藏中和进出口时要进行食品害虫检验检疫。

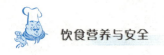

五、转基因食品的安全性

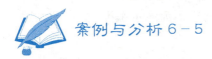

转基因食品安全吗？

1999年5月英国的权威科学杂志《自然》刊登了美国康奈尔大学副教授约翰罗西的一篇论文,引起世人的震惊。论文说,研究人员把抗虫害转基因玉米-BT基因玉米的花粉撒在苦苣菜叶上,然后让蝴蝶幼虫啃食这些菜叶。4天之后,有44%的幼虫死亡,活着的幼虫身体较小,而且无精打采。而另一组幼虫啃食撒有普通玉米花粉的菜叶,则未有出现死亡率高或发育不良的现象。论文据此推断,BT转基因玉米花粉含有毒素。

BT转基因玉米是为玉米抗病虫害能力而培育的,其培育方法是向玉米种子中植入一种可以有效杀伤危害玉米害虫的基因。一些科学家认为,植入BT基因使玉米能够产生杀伤害虫的物质,从而具有抗虫害能力,但也因此而具有了毒性。这对生态环境造成不利的影响。针对"BT基因玉米事件",转基因食品的支持派则指出,农业生产本身是一种有损环境的活动,转基因作物对环境的损害不会比传统农业更大。植物自身具备了抗虫能力,农民可以减少喷洒杀虫剂,对环境和生物保护是有利的。

案例分析：转基因食品为人类带来巨大效益的同时,也有带来危害的可能性,虽然也有一些科学家指出上述论文存在一些具有缺陷的实验步骤与分析方式,但这个事例引起了人们对转基因食品危害的更多关注。

（一）转基因食品的定义

根据世界卫生组织的定义,转基因食品是指生物体里的基因被以非自然的方法加以改变,使基因由一个生物体移至另一个生物体或在两个没有关系的生物体之间转移。

我国《转基因食品卫生管理办法》定义：转基因食品系指利用基因工程技术改变基因组构成的动物、植物和微生物生产的食品或食品添加剂。转基因动物性食品主要以提高动物的生长速度、瘦肉率、饲料转化率,增加动物的产奶量和改善奶的组成成分等为主要目标。转基因植物性食品主要培育延缓成熟、耐极端环境、抗病毒、抗枯萎等性能的作物,提高生存能力;培育不同脂肪酸组成的油料作物、多蛋白的粮食作物等以提高作物的营养成分。转基因微生物性食品主要改造有益微生物,主要有转基因酵母、食品发酵用酶等。

目前被批准商品化生产的转基因食品中 90% 以上为转基因植物及其衍生产品，主要包括转基因玉米、转基因水稻、转基因大豆、转基因西红柿、转基因土豆、转基因油菜、转基因小麦以及以它们作为原料经过加工而得到的各种食品。

（二）转基因食品的安全性问题

虽然目前世界上确实还没有出现转基因食品安全事件，但至少从理论上讲这种危机是一定存在的。目前对转基因（植物）食品的安全性讨论主要集中在以下两个方面。

1. 食用安全性

（1）毒性问题：传统食品是与人类经过数千年形成的饮食习惯相适应的，作为新事物的转基因食品并没有经过这样被人类选择的过程。大部分转基因作物都包含来自人类极少食用的生物，如细菌、病毒和昆虫的基因，转基因食品在市场上销售也是近几年才开始的，它的风险还是未知数。虽然目前尚未有因摄入转基因物质造成人体不良反应的报道，但其安全性却不能得到完全肯定。

（2）过敏反应问题：对一种食物过敏的人，有时还对另一种过去不曾过敏的食物产生过敏反应，原因就在于蛋白质的转移。大多数转基因食品植物中都引入一种或几种蛋白质，有的从来不是人类食物的成分。这些异种蛋白有可能引起食物过敏，如 1996 年，美国的种子公司就曾经把巴西坚果中的 2S 清蛋白基因转入大豆，以使大豆的含硫氨基酸增加，结果一些对巴西坚果过敏的人就对转基因大豆产生了过敏反应。

（3）营养问题：有人认为，人为地改变了蛋白质组成的食物会因为外源基因的来源和导入位点的不同，极有可能产生基因的缺失、错码等突变，使所表达的蛋白质产物的性状、属性及部位与期望值不符，从而降低食品的营养价值，引起营养失衡。美国伦理和毒性中心的实验报告就曾指出，与一般大豆相比，耐除草剂的转基因大豆中有防癌作用的成分——异黄酮减少了。

（4）标志基因传递：如果转基因作物中的抗生素抗性标志基因通过转基因食品传递给人畜肠道的有害微生物，并在其中表达，获得抗药性，这就可能影响口服抗生素的药效，对健康造成危害。此外，转基因食品中的标志基因还有可能对人体肠道正常的微生物群带来不利影响。

另外，转基因食品中的新基因，如一些具有抗除草剂或毒杀害虫功能的基因，是否会通过食物链各个环节造成不良后果，是否会对物种进化及人类社会造成灾难，基因转入后是否产生新的有害遗传性状或不利于健康的因素，都是人们关注的安全问题。

2. 环境安全性问题

地球上的物种和生态平衡是经历千百万年演化形成的，现在人为地在很短时间内改变它的遗传特性，对生物界的平衡是否会带来影响也是人们担忧的一个问题。如转基因生物中被人为植入的基因与其他物种基因杂交产生"疯长"的物种，从而破坏生态平衡。

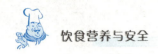

虽然有这些安全性隐患存在,但是我们必须认识到两点:① 发展基因技术是大势所趋。由于全球人口压力的不断增大、城市化程度的提高、可耕地萎缩等因素使得利用基因工程改良农作物已势在必行。② 必须在规范中求得发展。2002 年 4 月 8 日我国卫生部发布了一个专门针对"转基因加工食品"的标识办法,即《转基因食品卫生管理办法》,该《办法》规定:从 2002 年 7 月 1 日后,对"以转基因动植物、微生物或者其直接加工品为原料生产的食品和食品添加剂"必须进行标识。这是针对百姓有"知情权"的一项重大措施。

6.2 食品的化学性与放射性危害及预防

一、农药、兽药残留的危害及预防

(一)农药残留的危害及预防

案例与分析 6-6

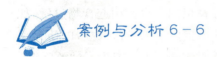

农药的是与非

农药的发明和使用在防治病虫害、去除杂草、控制人畜传染病、提高农产品的产量和质量等方面起着积极作用,但由于农药的不合理使用,食品中农药残留对人类健康的危害也日益严重。据相关资料报道,1998 年,由于食用含有残留农药的蔬菜,珠海市华夏学校学生集体中毒,23 人被送往医院治疗。据卫生部统计,1999 年我国由于农药残留引起的食物中毒有 37 起。2006 年农业部对 37 个城市 60 种蔬菜 18 523 个样品中农药残留的监测显示,平均合格率为 93.0%,其中合格率在 95% 以上的城市有 9 个。继 1983 年全面禁用六六六、滴滴涕以后,2007 年我国全面禁用甲胺磷、甲基对硫磷、对硫磷、久效磷、磷胺 5 种高毒有机磷杀虫剂品种。

案例分析:历年来的抽查检验结果表明:蔬菜农药残留量超标问题仍屡见不鲜,尤其是有机磷及多种农药残留,不仅对消费者造成慢性毒害,而且中毒事故也时有发生。在农业生产中,必须合理使用农药,不用国家禁用农药。

1. 农药的定义与分类

根据我国《农药管理条例》的定义,农药是指用于预防、消灭或者控制危害农业、林业的病、虫、草和其他有害生物,以及有目的地调节植物、昆虫生长的化学合成物或者天然物质及其制剂。

按用途可将农药分为杀(昆)虫剂、杀(真)菌剂、除草剂、杀线虫剂、杀螨剂、杀鼠剂、落叶剂和植物生长调节剂等类型。其中使用最多的是杀虫剂、杀菌剂和除草剂三大类。按化学组成及结构可将农药分为有机磷、氨基甲酸酯、拟除虫菊酯、有机氯、有机砷、有机汞等多种类型。目前世界上使用的农药原药达一千多种。我国使用的有近两百种原药和一千多种制剂。

农药使用减少农作物的损失、提高产量、提高农业生产的经济效益和增加食物供应是使用农药的最大效益。国内外资料表明,如减少农药使用量50%,则各种农作物和蔬菜水果的收获量平均减少7%～58%;完全不使用农药则收获量平均减少20%～70%。

另一方面,由于农药的大量和广泛使用,不仅可通过食物和水的摄入、空气吸入和皮肤接触等途径对人体造成多方面的危害,如急慢性中毒和致癌、致畸、致突变作用等。还可对环境造成严重污染,使环境质量恶化、物种减少、生态平衡破坏。

2. 食品中农药残留的来源

进入环境中的农药,可通过多种途径污染食品。进入人体的农药据估计约90%是通过食物摄入的。食品中农药残留的主要来源如下。

(1) 施用农药对农作物的直接污染:包括表面粘附污染和内吸性污染。其影响污染程度与下列因素有关:一是农药性质,内吸性农药(如内吸磷,对硫磷)残留多,而渗透性农药(如杀螟松)和触杀性农药(如拟除虫菊酯类)残留较少,且主要残留在农作物表面。二是剂型及施用方法,油剂比粉剂更易残留,喷洒比拌土施洒残留高。三是施药浓度、时间和次数,施药浓度高,次数频,距收获间隔期短则残留高。

(2) 农作物从污染的环境中吸收农药:由于施用农药和工业三废的污染,大量农药进入空气、水和土壤,成为环境污染物。农作物便可长期从污染的环境中吸收农药,尤其是从土壤和灌溉水中吸收农药。

(3) 通过食物链污染食物:如饲料污染农药而引起肉、奶、蛋的污染;含农药的工业废水污染江河湖海进而污染水产品等。某些比较稳定的农药、与特殊组织器官有高度的亲和力或可长期贮存于脂肪组织的农药(如有机氯、有机汞、有机锡等)可通过食物链的作用逐级浓缩。

(4) 其他来源的污染:不当的农药使用,如粮库内使用熏蒸剂对粮食造成的污染,禽畜饲养场所及禽畜身上施用农药对动物性食品的污染;粮食贮存加工、运输销售过程中的污染及事故性污染(如误食、用错品种)等。

3. 食品中常见的农药残留及其毒性

(1) 有机磷:是目前使用量最大的杀虫剂,常用的有敌百虫、敌敌畏、乐果、马拉硫磷等。此类农药的化学性质较不稳定,易于降解而失去毒性,不易长期残留,在生物体的蓄积性亦较低。有机磷属于神经毒剂,主要抑制生物体内胆碱酯酶活性,部分品种有迟发性神经毒作用。慢性中毒主要是神经系统、血液系统和视觉损伤的表现。

多数有机磷农药无明显的致癌、致畸、致突变作用。

（2）氨基甲酸酯：此类农药可用作杀虫剂（西维因，克百威、灭多威、残杀威等）或除草剂（如禾大壮、派草丹、丁草特、野麦畏等）。氨基甲酸酯类农药的优点是药效快，选择性较高，对温血动物、鱼类和人的毒性较低，易被土壤微生物分解，且不易在生物体内蓄积。其毒作用机制与有机磷类似，也是胆碱酯酶抑制剂，但其抑制作用有较大的可逆性，水解后酶的活性可不同程度恢复。

（3）有机氯：有机氯是早期使用的最主要杀虫剂。在环境中很稳定，不易降解，如双对氯苯基三氯乙烷（DDT）在土壤中消失95%的时间为3～30年（平均为10年），脂溶性强，故在生物体内主要蓄积于脂肪组织。有机氯多属低毒和中等毒性。从20世纪40年代大量使用DDT以来，有机氯对环境的污染不断增加，现在世界上几乎任何地区的环境中均可检出有机氯，甚至在从未使用过的地区（如南北极），由于气流和水流的携带，目前也可检出有机氯的污染。

由于有机氯农药易于在环境中长期蓄积，并可通过食物链而逐渐浓缩，故在许多国家已经停止使用。我国于1983年停止生产，1984年停止使用六六六和DDT等有机氯农药。

4. 食品贮藏和加工过程对农药残留量的影响

（1）贮藏：谷物在仓储过程中农药残留量缓慢降低，但部分农药可逐渐渗入内部而致谷粒内部残留量增高。蔬菜水果在低温贮藏时农药残留量降低十分缓慢。如0℃～10℃贮藏3个月，大多数农药残留量降低均不到20%。贮藏温度对易挥发的农药残留量影响很大。易挥发的敌敌畏等在温度较高时其残留量降低更快。但水果表皮残留的农药在贮藏过程中亦有向果肉渗入的趋势。

（2）加工：常用的食物加工过程一般可不同程度降低农药残留量，但特殊情况下亦可使农药浓缩、重新分布或生成毒性更大的物质。

① 洗涤：可除去农作物表面的大部分农药残留。高极性、高水溶性者容易除去；热水洗、碱水洗、洗涤剂洗、烫漂等能更有效地降低农药残留量。

② 去壳、剥皮、碾磨、清理：通常能除去大部分农药残留量。谷物经碾磨加工、去除谷皮后，大多数农药残留量可减少70%～99%。内吸性的农药经此类处理后减少不显著，如马铃薯去皮后，其甲拌磷和乙拌磷分别减少50%和35%，而非内吸性的毒死蜱和马拉硫磷几乎可完全去除。

③ 水果加工：对农药残留量的影响取决于加工工艺和农药的性质。带皮加工的果酱、干果、果脯等农药残留量较高，而果汁中的残留量一般较低，但果渣中含量较高。

④ 粉碎、混合、搅拌：由于组织和细胞破坏而释放出的酶和酸的作用可增加农药代谢和降解，但亦可产生加大毒性的代谢物。

⑤ 烹调：与农药性质、时间、温度、失水度、密封情况等有关。如白菌清在开放式烹调过程中85%～98%可挥发，而密闭烹调则50%水解进汤水中。蔬菜中农药残留量在烹调后可减少15%～70%，煮饭、烘烤面包等亦可不同程度地减少农药残留量。

5. 控制食物中农药残留量的措施

（1）加强对农药生产和经营的管理：许多国家有严格的农药管理和登记制度。如我国国务院 1997 年发布的《农药管理条例》中规定：我国实行农药生产许可制度，即生产已依法取得农药登记的农药，还必须报国务院化学工业行政管理部门批准。未取得农药登记和农药生产许可证的农药不得生产、销售和使用。

（2）安全合理施用农药：我国已颁布《农药安全使用标准（GB4286-1989）》和《农药合理使用准则（GB/T8321.8-2007）》，对主要作物和常用农药规定了最高用药量或最低稀释倍数，最多使用次数和安全间隔期，以保证食品中农药残留不致超过最大允许限量标准。

（3）制定和严格执行食品中农药残留量标准：我国目前已颁布了 33 个食物中食品农药残留限量标准（共计 79 种农药）和 24 个相应的农药残留分析方法标准（共计 52 种农药）。

（二）兽药残留及其控制

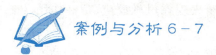

案例与分析 6-7

兽药残留的危害

有关资料显示，自 20 世纪 90 年代以来，药残超标已经使我国部分出口畜禽产品遭受退货、销毁，企业蒙受巨大损失。2002 年初，欧盟开始宣布全面禁止进口中国的虾、兔和家禽肉等动物源性食品和水产品，由此导致 2002 年上半年中国水产品出口下降 70% 以上，仅浙江省 2002 年一季度就因此减少农产品出口约 1 亿美元。2000 年广州市对待宰生猪进行抽样检查，盐酸克仑特罗（俗称"瘦肉精"）残留阳性率高达 59.4%。2002 年华中农业大学对武汉集贸市场的猪肝进行检测，发现抗菌药物残留超标率达到 46%。

案例分析：兽药在畜牧业生产中发挥着积极作用，被广泛应用于畜禽疾病防治，促进畜禽的健康与生长。但是在生产实践中，由于滥用、误用兽药的现象，使一部分畜禽产品的药残超标，产品品质受到影响，从而影响到消费者身体健康，也会造成重大经济损失。

1. 兽药的作用与种类

兽药的应用极大地促进了畜牧业的发展。从 1992 年到 2002 年十年间，全球兽药销售额增加了近 50%。近十几年我国畜牧业迅猛发展，肉类总产量持续多年居世界第一，畜牧业产值占农业总产值的 31.4%。兽药的用量也是逐年增加。

（1）兽药在畜牧业的作用：① 防治疾病，控制饲养过程中各种疾病的发生。

② 提高养殖生产效率，如提高单位舍饲面积上载畜量，也有利于提高动物增重率和饲料转化率。③ 控制人畜共患疾病，如兽药控制口蹄疫、囊虫病发生等。

(2) 兽药种类：根据其作用分为：① 抗生素类：用于预防、治疗动物感染类的疾病，如青霉素、链霉素、庆大霉素、四环素、金霉素、土霉素等。② 抗寄生虫类：用于预防、治疗动物寄生虫病。③ 激素类：可加速促肥、提高胴体的瘦肉与脂肪比例等。

2. 兽药残留的发生

(1) 兽药残留概念：联合国粮食与农业组织和世界卫生组织（FAO/WHO）食品中兽药残留联合立法委员会对兽药残留定义为：兽药残留指动物产品的任何可食部分所含兽药的母体化合物及/或代谢产物，以及药物有关的杂质。

(2) 兽药残留引起的原因：① 不正确地应用药物，如用药剂量、给药途径、用药部位、用药动物等不符合用药标签说明，延长了药物在体内残留时间，从而需要增加休药天数。② 在休药结束前屠宰动物。③ 屠宰前用药掩饰动物临床症状，逃避屠宰前安全卫生检查。④ 以未经批准或禁止使用的药物作为添加剂喂食动物。

3. 食品中兽药残留对人体健康的危害

兽药残留对人体健康带来一些不利的影响，主要表现在过敏反应、毒性作用、细菌产生耐药性、"三致"作用和激素样作用。

(1) 过敏反应：有关资料显示，青霉素、链霉素、新生霉素等容易产生过敏反应。过敏反应轻者出现瘙痒、红疹、头痛等症状，重者引起组织器官损害危及生命。

(2) 毒性作用：人长期摄入含兽药残留的食物后，药物在体内蓄积，当达到一定浓度后产生毒性作用。

(3) 致畸、致突变、致癌作用：如兽医临床上使用广谱抗蠕虫药苯并咪唑类药物，可残留在肝脏内具有潜在致畸、致突变作用。许多致突变物亦具有致癌活性，人们长期食用含有致癌活性物质的食物，它们经过体内代谢转化有活性亲核物质后，可能与核酸、DNA 大分子结合从而引起突变、癌变。

(4) 产生耐药性：抗生素饲料添加剂长期、低浓度使用是耐药菌株增加的主要原因。经常食用含药物残留的动物性食品，一方面引起人畜共患疾病的病原菌耐药性增加，另一方面带有药物抗性的耐药因子可传递给人类病原菌，当人体发生疾病时，给临床治疗带来困难。

(5) 激素样作用：人们长期食用含低剂量的激素动物性食品，由于积累效应，可能干扰人体正常的激素水平和正常生理机能，特别是类固醇激素。激素样作用主要表现为潜在致癌、发育毒性（儿童早熟）及儿童发育异常等作用。

4. 食品中兽药残留控制的基本原则和措施

兽药残留控制是一项复杂的系统工程，包括药物及制剂的研制、使用、监测、分析等多个环节。从理论与技术的角度讲，建立最高残留限量和分析方法是最基本的前提。

(1) 制定最高残留限量：最高残留限量（MRL）是指允许在食品表面或内部残留的药物或化学物的最高量（浓度），单位用 mg/kg 表示。1999 年我国农业部颁发了

《动物性食品中兽药最高残留限量》,规定了109种兽药在畜禽产品中的最高残留限量。2002年参考美国、欧盟、食品法典委员会(CAC)等发达国家和组织的标准,修订颁布了240种兽药在动物性食品中的最高残留限量标准。

(2) 加强兽药使用管理:① 加强对兽药和饲料添加剂的管理,从审批、注册、生产、销售和使用等各个环节进行控制。② 建立动物性食品中兽药残留的常规检测制度,凡是兽药残留超过最高残留限量的动物性食品都属于不符合食品卫生标准的食品,上市前进行兽药残留常规检测。③ 严格规定兽药的休药期,为保障人民健康,凡是供食品动物应用的药物和其他化学物质均需制定休药期,生产中必须严格遵守执行休药期的规定。④ 淘汰不安全的兽药品种,严格限制饲料药物添加剂品种。⑤ 开展多种形式的宣传教育,提高群众对食品动物安全生产的整体意识,保证畜牧业的健康发展和人体健康。

二、工业毒物及其控制

(一) 重金属毒作用及其控制

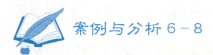

案例与分析6-8

重金属毒作用

1955年,日本富山县神通川流域发生了一种奇怪的疾病,患者全身非常疼痛,终日喊痛不止,取名"骨痛病"。患者多年腰痛,逐渐变为极度骨痛,进而发生骨软化,伴有多发性骨折和步态蹒跚。最后通常由于肾功能衰竭而死亡。

1953—1960年,一种奇怪的病使111人严重残废,43人死亡。患者大多是日本九州岛海岸城市水俣渔民家庭成员,所以称为"水俣病"。患者倦怠、易激动,并诉说头痛、四肢麻木以及吞咽困难。视觉模糊,视野缩小,听力下降,肌肉反应失调,口内金属味,齿龈发炎,普遍腹泻。最后并发感染或逐渐营养不良而死亡。

1955年,日本发生"森永奶粉事件",有27个府县陆续出现病因不明的患儿,症状是发热、腹泻、肝肿大、皮肤发黑。全国共发现12 131名患儿,死亡130人。

案例分析:"骨痛病"是因位于上游的一个开采铅锌的矿,排放出的含镉烟气和微粒被带到下游地区,沉积在稻田中,从而导致该病的发生。

"水俣病"是因一座用氯乙烯和乙醛生产塑料的工厂把含汞废水排入水俣湾,后来排入水俣河。这些水域中的鱼含汞量为27~102 mg/kg。

"森永奶粉事件"是因森永奶粉德岛工场在加工奶粉过程中以磷酸氢二钠作为稳定剂,但该稳定剂不是纯品,含有砷酸钠等杂质。

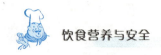

环境中80余种元素可以通过食品、饮水摄入,以及呼吸道吸入和皮肤接触等途径进入人体,其中一些金属元素在较低摄入量的情况下对人体即可以产生明显的毒性作用,如铅、镉、汞等,常称之为有毒金属。

1. 汞(Hg)

(1) 食品中汞污染的来源:汞及其化合物广泛应用于工农业生产和医药卫生行业,可通过废水、废气、废渣等污染环境而进入食品。含汞的废水排入江河湖海后,其中含有的金属汞或无机汞可以在水体(尤其是底层污泥)中某种微生物的作用下转变为毒性更大的有机汞(主要是甲基汞),并可由于食物链的生物富集作用而在鱼体内达到很高的含量。故由于水体的汞污染而导致其中生活的鱼贝类含有大量的甲基汞,是影响水产品安全性的主要因素之一。

除水产品外,汞亦可通过含汞农药的使用和废水灌溉农田等途径污染农作物和饲料,造成谷类、蔬菜水果和动物性食品的汞污染。

(2) 食品汞污染对人体的危害:食品中的金属汞几乎不被吸收,无机汞吸收率亦很低,90%以上随粪便排出。而有机汞的消化吸收率很高,如甲基汞90%以上可被人体吸收。吸收的汞迅速分布到全身组织和器官,但以肝、肾、脑等器官含量最多。甲基汞的亲脂性和与巯基的亲和力很强,可通过血脑屏障、胎盘屏障和血睾屏障,在脑内蓄积,导致脑和神经系统损伤,并可致胎儿和新生儿的汞中毒。

(3) 食品汞污染控制:① 食品中汞的允许限量:我国食品卫生标准(GB2762-1994)规定食品中汞容许限量为:鱼和其他水产品≤0.3 mg/kg(其中甲基汞≤0.2 mg/kg),肉、蛋≤0.05 mg/kg,粮食≤0.02 mg/kg,蔬菜、水果、薯类、牛奶≤0.01 mg/kg。② 食品中汞的去除,烹饪方法一般不能去除食品中的汞,但汞可转移至汤汁中,故弃汤有一定效果。

2. 镉(Cd)

(1) 食品中镉污染的来源:镉在工业上的应用十分广泛,故由于工业三废尤其是含镉废水的排放对环境和食物的污染也较为严重。一般食品中均能检出镉,含量范围在0.004~5 mg/kg之间。但镉也可通过食物链的富集作用而在某些食品中达到很高的浓度。如日本镉污染区稻米平均镉含量为1 041 mg/kg(非污染区为0.08 mg/kg);污染区的贝类含镉量可高达420 mg/kg(非污染区为0.05 mg/kg)。我国报告镉污染区生产的稻米含镉量亦可达5.43 mg/kg。一般而言,海产食品、动物性食品(尤其是肾脏)含镉量高于植物性食品。

许多食品包装材料和容器也含有镉。因镉盐有鲜艳的颜色且耐高热,故常用作玻璃、陶瓷类容器的上色颜料,并用作金属合金和镀层的成分,以及塑料稳定剂等,因此使用这类食品容器和包装材料也对食品造成镉污染。尤其是用作放酸性食品时,可致其中的镉大量溶出,严重污染食品,导致镉中毒。

(2) 食品镉污染对人体的危害:镉进入人体的主要途径是通过食物摄入,主要蓄积于肾脏,其次是肝脏。镉中毒主要损害肾脏、骨骼和消化系统,尤其是损害肾脏近曲小管上皮细胞,使其重吸收功能障碍。临床上出现蛋白尿、氨基酸尿、糖尿和高钙尿,导致体内出现负钙平衡,并由于骨钙析出而发生骨质疏松和病理性骨折。

(3) 食品中镉的允许限量:我国食品卫生标准(GB15201-1994)规定食品中镉容许限量为:大米≤0.2 mg/kg,面粉≤0.1 mg/kg,杂粮和蔬菜≤0.05 mg/kg,肉、鱼≤0.1 mg/kg,蛋≤0.05 mg/kg,水果≤0.03 mg/kg。

3. 铅(Pb)

(1) 食品中铅污染的来源:铅及其化合物广泛存在于自然界。植物可通过根部吸收土壤中的铅,动物性食品一般含铅较少。食品的铅污染主要来源于:

食品容器和包装材料:以铅合金、马口铁、陶瓷及搪瓷材料制成的食品容器和食具等常见含有较多的铅。在一定的条件下(如盛放酸性食品时),其中的铅可溶出而污染食品。

工业三废和汽油燃烧:生产和使用铅及含铅化合物的工厂排放的废气、废水、废渣可造成环境铅污染,进而造成食品的铅污染。环境中某些微生物可将无机铅转化为毒性更大的有机铅。汽油中常加入有机铅作为防爆剂,故汽车等交通工具排放的废气中含有大量的铅,可造成公路干线附近农作物的严重污染。

含铅农药(如砷酸铅等)的使用:可造成农作物的铅污染。

含铅的食品添加剂或加工助剂:如加工皮蛋时加入的黄丹粉(氧化铅)和某些劣质食品添加剂等亦可造成食品的铅污染。

(2) 食品中铅污染对人体的危害:进入消化道的铅约5%～10%被吸收,吸收入血的铅大部分(90%以上)与红细胞结合,随后逐渐以磷酸铅盐形式沉积于骨中。在肝、肾、脑等组织亦有一定的分布并产生毒性作用。

铅对造血系统、神经系统和肾脏的损伤尤为明显。食品铅污染所致的中毒主要是慢性损害作用,临床上表现为贫血、神经衰弱、神经炎和消化系统症状,儿童对铅较成人更敏感,过量铅摄入可影响其生长发育,导致智力低下。

(3) 食品中铅的允许限量:我国食品卫生标准(GB14935-1994)规定食品中铅容许限量为:粮食、薯类≤0.4 mg/kg,豆类≤0.8 mg/kg,蔬菜、水果≤0.2 mg/kg,肉类、鱼虾类≤0.5 mg/kg,蛋类≤0.2 mg/kg,鲜奶≤0.05 mg/kg,奶粉≤0.5 mg/kg。

4. 砷(As)

(1) 食品中砷污染的来源:砷是一种非金属元素,但由于其许多理化性质类似于金属,故常将其归为"类金属"之列。砷及其化合物广泛存在于自然界,并大量用于工农业生产中,故食品中通常有微量的砷。食品中的砷污染主要来源于:

含砷农药的使用:无机砷农药由于毒性大,已很少使用。有机砷类杀菌剂用于水稻纹枯病有较好的效果,但由于使用过量或使用时间距收获期太近等原因,可致农作物中砷含量明显增加。

工业三废的污染:尤其是含砷废水对江河湖海的污染以及灌溉农田后对土壤的污染,均可造成对水生生物和农作物的砷污染。水生生物,尤其是甲壳类和某些鱼类

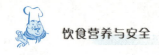

对砷有很强的富集能力。

食品加工过程中的污染：由于食品加工过程中使用的原材料、化学物和添加剂的砷污染和误用等原因可造成加工食品的砷污染。

(2) 食品砷污染对人体的危害：食品中砷的毒性与其存在的形式和价态有关。元素砷几乎无毒，砷的硫化物毒性亦很低，而砷的氧化物和盐类毒性较大。As^{3+}的毒性大于As^{5+}，无机砷的毒性大于有机砷。

急性砷中毒主要是肠胃炎症状，严重者可致中枢神经系统麻痹而死亡，并可出现七窍出血等现象。慢性砷中毒主要表现为综合征，皮肤色素异常（白斑或黑皮症），皮肤过度角化和末梢神经炎症状。日本已将慢性砷中毒列为第四号公害病。

(3) 食品中砷的允许限量：我国食品卫生标准(GB4810-1994)规定食品中砷容许限量为：粮食 0.7≤mg/kg，蔬菜、水果、肉类、淡水鱼、蛋类、酒类 0.5≤mg/kg，鲜奶 0.2≤mg/kg。

（二）二恶英的毒性及其控制

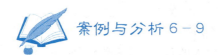

案例与分析 6-9

二恶英污染食品事件

1976年7月11日下午12点37分，瑞士霍夫曼——拉罗什化工厂设在意大利米兰塞韦索生产2、4、5-三氯苯酚的 ICMESA 工厂发生意外爆炸事故造成二恶英的污染事件。事故发生后，在工厂附近的植物、鸟类和庭院动物（狗、猫、松鼠和鸡等）受到严重影响，许多动植物死亡；儿童发生严重的皮肤损害——氯痤疮，以及肝功能改变和周围神经病改变；随后出现孕妇自发性流产增加和婴儿出生缺陷（包括畸形）。

1999年，比利时生产的鸡饲料中被发现含有高浓度致癌物质二恶英，遭污染的饲料涉及荷兰、法国和德国，世界各国纷纷作出反应，禁止进口、销售，甚至销毁上述四国的相关产品。这是继英国"疯牛病"之后，欧洲发生的又一次因饲料问题而引发的全球食品安全大恐慌。这次查出的比利时鸡饲料中二恶英含量高达 741 ppm，鸡蛋中高达 250~680 ppm，超出限量标准几百倍之多。

案例分析：虽然以上都是在发达国家发生的二恶英污染问题，但是我国也不能忽视。长江流域血吸虫流行区广泛使用的五氯酚钠含有相当多的二恶英。此外，造纸厂使用氯气进行纸浆漂白，很可能对我国食品造成污染。

氯代二苯-对-二恶英(PCDDs)和氯代二苯并呋喃(PCDFs)一般通称为二恶英(PCDD/Fs)，为氯代含氧三环芳烃类化合物，有200余种同系物异构体。其他一些卤代芳烃化合物,如多氯联苯、氯代二苯醚等的理化性质和毒性与二恶英相似,亦称为二恶英类似物。

1. 二恶英理化性质

(1) 热稳定性:PCDD/Fs 对热十分稳定,在温度超过 800℃时才开始降解,而在 1 000℃以上才会大量破坏。

(2) 脂溶性:PCDD/Fs 的水溶性很差而脂溶性强,故可蓄积于动植物体内的脂肪组织中,并可经过食物链富集。

(3) 在环境中的半衰期长:PCDD/Fs 对理化因素和生物降解有较强的抵抗作用,且挥发性很低,故可长期存在于环境中,其半衰期约为 9 年。在紫外线的作用下 PCDD/Fs 可发生光降解。

2. 环境和食品中二恶英的来源

作为除草剂和落叶剂的 2、4、5-T 和 2、4-二氯酚中可含有较大量的 PCDD/Fs,其他许多农药如氯芬、菌螨酚、六氯苯和氯代联苯醚除草剂等也不同程度的含有 PCDD/Fs。

垃圾焚烧可产生一定量的 PCDD/Fs,尤其是在燃烧不完全时以及含大量聚氯乙烯塑料的垃圾焚烧时可产生大量的 PCDD/Fs。此外,医院废弃物和污水、木材燃烧、汽车尾气、含多氯联苯的设备事故,以及环境中的光化学反应和生物化学反应等均可产生 PCDD/Fs。

食品中的 PCDD/Fs 主要来源于环境的污染,尤其是经过生物链的富集作用,可在动物性食品中达到较高的浓度。如英国、德国、瑞士、瑞典、荷兰、新西兰、加拿大和美国等对奶、肉、鱼、蛋类食物的检测结果表明,多数样品中均可检出不同量的 PCDD/Fs。此外,食品包装材料中 PCDD/Fs 污染的迁移以及意外事故等,也可造成食品的 PCDD/Fs 污染。

3. 毒性和致癌性

(1) 一般毒性:PCDD/Fs 大多数具有较强的急性毒性,其急性中毒主要表现为体重极度减少,并伴有肌肉和脂肪组织的急剧减少。皮肤接触或全身染毒大量二恶英物质可致氯痤疮,表现为皮肤过度角化和色素沉着。

(2) 肝毒性:PCDD/Fs 对动物有不同程度的肝损伤作用,主要表现为肝细胞变性坏死,微转氨酶活性升高,单核细胞浸润等。

(3) 免疫毒性:PCDD/Fs 对体液免疫和细胞免疫均有较强的抑制作用,动物实验表明,能引起胸腺的严重萎缩,并可抑制抗体的生成,降低机体的抵抗力。

(4) 生殖毒性:PCDD/Fs 物质属于环境内分泌干扰物,具有明显的抗雌激素作用,引起性周期的改变和生殖功能异常。

(5) 致畸性、致癌性:PCDD/Fs 对多种动物有致畸性,尤以小鼠最为敏感。有流行病学研究表明,PCDD/Fs 的接触与人类某些肿瘤的发生有关。1997 年国际癌症研究机构(IRAC)已将 PCDD/Fs 确定为Ⅰ类对人有致癌性的致癌物。

4. 预防二恶英类化合物危害的措施

（1）控制环境 PCDD/Fs 的污染：这是预防二恶英类化合物污染食品及对人体危害的根本措施。如减少含 PCDD/Fs 的农药和其他化合物的使用；严格控制有关的农药和工业化合物中杂质（尤其是各种 PCDD/Fs）的含量，控制垃圾燃烧（尤其是不完全燃烧）和汽车尾气对环境的污染等。

（2）加强环境和食品中 PCDD/Fs 含量的监测，并制定食品中的允许限量标准，从而对防止 PCDD/Fs 的危害起到积极作用。

三、烹饪加工造成的危害及预防

（一）N-亚硝基化合物产生及其控制

N-亚硝基化合物是一类对动物有较强致癌作用的化学物质，迄今已研究的 300 多种亚硝基化合物中，90% 以上对动物有不同程度的致癌性。

1. 分类、结构及理化性质

按其分子结构，N-亚硝基化合物可分为 N-亚硝胺和 N-亚硝酰胺二大类。

（1）N-亚硝胺的基本结构为：

$$\begin{array}{c} R_1 \\ {\diagdown} \\ N\!-\!N\!=\!O \\ {\diagup} \\ R_2 \end{array}$$

式中 R_1、R_2 可以是烷基或环烷基，也可以是芳香环或杂环化合物。

低分子量的亚硝胺（如二甲基亚硝胺）在常温下为黄色油态液体，而高分子量的亚硝胺多为固体。二甲基亚硝胺可溶于水及有机溶剂，而其他亚硝胺均不能溶于水，只能溶于有机溶剂。N-亚硝胺在中性和碱性环境中较稳定，在一般条件下不易发生水解，但在特殊条件下也可发生分解反应、转亚硝基作用和氧化—还原反应。

（2）N-亚硝酰胺的基本结构为：

$$\begin{array}{c} R_1 \\ {\diagdown} \\ N\!-\!N\!=\!O \\ {\diagup} \\ R_2CO \end{array}$$

式中 R_1 和 R_2 可以是烷基或芳香烃基，R_2 也可以是 NH_2、NHR、NR_2 或 RO 基团。亚硝酰胺的化学性质活泼，在酸性和碱性条件下均不稳定，易分解。

2. N-亚硝基化合物的来源

环境和食品中的 N-亚硝基化合物系由亚硝酸盐和胺类在一定的条件下合成，而作为 N-亚硝基化合物前体物的硝酸盐、亚硝酸盐和胺类物质，广泛存在于环境和食品中。

（1）蔬菜中的硝酸盐和亚硝酸盐：硝酸盐和亚硝酸盐广泛存在于人类生存的环

境中,是自然界最普遍的含氮化合物。土壤和肥料中的氮在微生物(硝酸盐生成菌)的作用下可转化为硝酸盐。而蔬菜等农作物在生长过程中,从土壤中吸收硝酸盐等营养成分,在植物体内酶的作用下硝酸盐还原为氨,并进一步与光合作用合成的有机酸生成氨基酸和蛋白质。当光合作用不充分时,植物体内可积蓄较多的硝酸盐。新鲜蔬菜中硝酸盐含量主要与作物种类、栽培条件(如土壤和肥料的种类)以及环境因素(如光照等)有关。蔬菜中亚硝酸盐含量通常远远低于其硝酸盐含量。蔬菜的保存和处理过程对其硝酸盐和亚硝酸盐含量有很大影响。表6-1和表6-2分别列出了部分蔬菜和食物中的硝酸盐和亚硝酸盐含量水平。

表6-1 部分蔬菜中硝酸盐的平均含量

蔬 菜	含量(mg/kg)	蔬 菜	含量(mg/kg)
菠 菜	2 464	藕	126
莴 苣	1 954	生 菜	2 164
油 菜	3 466	小白菜	743
芹 菜	3 912	紫菜头	784
白 菜	1 530	茄 子	275
黄 瓜	125	扁 豆	157
苦 瓜	91	豌 豆	99
南 瓜	330	柿子椒	93
冬 瓜	288	小辣椒	110
西葫芦	137	西红柿	88

数据来源:孙长颢,《营养与食品卫生学》,人民卫生出版社2003年版。

表6-2 部分食物中亚硝酸盐的平均含量

食物种类	含量(mg/kg)	食物种类	含量(mg/kg)
柿子椒	0.06	紫菜头	0.22
苦 瓜	0.09	腌菜叶	96.0
芥菜叶	3.9	卤黄瓜	9.0
白菜叶	0.05	酸米汤	22.4
酸白菜	7.3	谷 子	2.0
小麦粉	3.8	黄豆粉	10.0
全麦粉	10.0	苹果汁	0.7
红 薯	0.13	木耳菜	0.14

数据来源:孙长颢,《营养与食品卫生学》,人民卫生出版社2003年版。

单元6 影响食品安全的危害因素及预防

(2)动物性食物中的亚硝酸盐:在鱼、肉等动物性食品加工中,用亚硝酸盐作防腐剂和护色剂可抑制许多腐败菌的生长,可使腌肉、腌鱼等保持稳定的红色,从而改善此类食品的感官形态。虽然使用亚硝酸盐作为食品添加剂有产生N-亚硝基化合物的可能,但目前尚无更好的替代品,故仍允许限量使用。我国规定肉制品中亚硝酸盐残留量(以亚硝酸钠计)不得超过 30 mg/kg,肉罐头不得超过 50 mg/kg。

3. 食品中的 N-亚硝基化合物

(1)鱼、肉制品:肉、鱼等动物性食品中含有丰富的蛋白质、脂肪和少量的胺类物质。在其腌制、烘烤等加工处理过程中,尤其是在油煎、油炸等烹调过程中,可产生较多的胺类化合物。腐烂变质的鱼肉类,也可产生大量的胺类,包括二甲胺、三甲胺、腐胺、脂肪族聚胺、精脒、精胺、吡咯烷等。这些胺类化合物能与亚硝酸盐反应生成亚硝胺。鱼、肉制品中的亚硝胺主要是吡咯烷亚硝胺和二甲基亚硝胺。由于腌制、保藏和烹调方法的不同,各类鱼肉制品中亚硝胺的含量有一定差异,见表 6-3。

表 6-3 部分鱼肉制品中亚硝胺的含量水平

鱼肉制品	国家或地区	亚硝胺	含量($\mu g/kg$)
咸 肉	中国	二甲基亚硝胺	0.4~7.6
熏 肉	中国	二甲基亚硝胺	0.3~6.5
炸五香鱼罐头	中国	吡咯烷亚硝胺	33.4
干鱿鱼	日本	二甲基亚硝胺	300
鱼 干	日本	二甲基亚硝胺	15~84
熏火腿	荷兰	二甲基亚硝胺	0.4
牛肉香肠	美国	哌啶亚硝胺	50~60

数据来源:孙长颢,《营养与食品卫生学》,人民卫生出版社 2003 年版。

(2)乳制品:某些乳制品(如干奶酪、奶粉、奶酒等)含有微量的挥发性亚硝胺,其含量多在 0.5~5.0 $\mu g/kg$ 范围内。

(3)蔬菜水果:蔬菜和水果中含有的硝酸盐、亚硝酸盐和胺类长期贮藏和加工处理过程中,可发生反应,生成微量的亚硝胺,其含量在 0.01~6.0 $\mu g/kg$ 范围内。

4. N-亚硝基化合物的毒性

目前已有大量的研究结果表明,N-亚硝基化合物对多种实验动物有很强的致癌作用,人类接触 N-亚硝基化合物及其前体物,可能有与某些肿瘤的发生有一定关系。

(1)急性毒性:各种 N-亚硝基化合物的急性毒性有较大的差异,对于对称性烷基亚硝胺而言,其碳链越长,急性毒性越低。

(2)致癌作用:N-亚硝基化合物对动物的致癌性已得到许多实验的证实,至今尚未发现有一种动物对 N-亚硝基化合物的致癌作用有抵抗力。N-亚硝基化合物致癌的靶器官以肝、食道、胃为主,但总体上说,N-亚硝基化合物可诱发动物几乎所有组织和器官的肿瘤,呼吸道吸入、消化道摄入、皮肤接触 N-亚硝基化合物都可诱发肿瘤。N-亚硝基化合物可通过胎盘对婴儿致癌,且动物在胚胎期对其致癌作用的敏感性明显高于出生后或成年期。

5. 亚硝基化合物危害的预防措施

(1) 防止食物被微生物污染：由于某些细菌等微生物可还原硝酸盐为亚硝基盐,而且许多微生物可分解蛋白质,生成胺类化合物,或有酶促亚硝基化作用,因此防止食品霉变或被细菌污染对降低食物中亚硝基化合物含量非常重要。在食品加工时,应保证食品新鲜,并注意防止微生物污染。

(2) 控制食品加工中硝酸盐或亚硝酸盐用量：这可以减少亚硝基化前体的量从而减少亚硝胺的合成。在加工工艺可行的情况下,尽可能使用亚硝酸盐的替代品。

(3) 增加维生素 C 等亚硝基化阻断剂的摄入量：维生素 C 有较强的阻断亚硝基化的作用。许多流行病学调查也表明,在食管癌高发区,维生素 C 摄入量很低,故增加维生素 C 摄入量可能有重要意义。

(4) 控制食品中亚硝基化合物含量：目前我国已制订出海产品和肉制品中 N-二甲基亚硝胺和 N-二乙基亚硝胺的限量卫生标准(GB9677-1998),以及啤酒中 N-二甲基亚硝胺的限量标准(GB2758-81)。其中规定,海产品中 N-二甲基亚硝胺≤4 ug/kg,N-二乙基亚硝胺≤7 ug/kg,肉制品中 N-二甲基亚硝胺≤3 ug/kg,N-二乙基亚硝胺≤5 ug/kg,啤酒中 N-二甲基亚硝胺≤3 ug/kg。在制定标准的基础上,还应加强对食品中 N-亚硝基化合物含量的检测,严禁食用 N-亚硝基化合物含量超过标准的食物。

(二) 多环芳烃的产生及其控制

多环芳烃(PAH)化合物是一类具有较强致癌作用的食品化学污染物,目前已鉴定出数百种,其中苯并(a)芘[B(a)P]系多环芳烃的典型代表。

1. 结构及理化性质

苯并(a)芘是由 5 个苯环构成的多环芳烃,分子式 $C_{20}H_{12}$,分子量 252。在常温下为浅黄色的针状结晶,沸点 310℃～312℃,熔点 178℃,在水中溶解度仅为 0.5～6 ug/L,稍溶于甲醇和乙醇,易溶于脂肪、丙酮、苯、甲苯、二甲苯及环己烷等有机溶剂,在苯溶液中呈蓝色或紫色荧光。苯并(a)芘性质较稳定,但阳光下发生光氧化反应,氧也可使其氧化。

2. 毒性

大量研究资料表明,B(a)P 对多种动物有肯定的致癌性。并可经胎盘使子代发生肿瘤,可致胚胎死亡,或导致仔鼠免疫功能下降。

人群研究表明,食品中 B(a)P 含量与胃癌等多种肿瘤的发生有一定关系。如在匈牙利西部一个胃癌高发地区的调查表明,该地区居民经常食用家庭自制的含 B(a)P

较高的熏肉是胃癌发生的主要危险因素之一。拉脱维亚某沿海地区的胃癌高发被认为与当地居民吃熏鱼较多有关。冰岛也是胃高发国家，其胃癌死亡率亦较高，据调查当地居民食用自己熏制的食品较多，其中所含有多环芳烃或 B(a)P 明显高于市售同类制品。用当地农民自己熏制的羊肉喂大鼠，亦可诱发出胃癌等恶性肿瘤。

3. 食品中多环芳烃污染途径

多环芳烃主要有各种有机物如煤、柴油、汽油、香烟等物质的不完全燃烧产生。食品中的多环芳烃和 B(a)P 污染途径主要有：① 食品在用煤、炭和植物燃料烘烤或腌制时直接受到污染。② 食品成分在高温烹调加工时发生热解或热聚反应所形成，这是食品中多环芳烃的主要来源。③ 植物性食品可吸收土壤、水和大气中污染的多环芳烃。④ 食品加工中受机油和食品包装材料等的污染，在柏油路上晒粮食使粮食受到污染。⑤ 污染的水可使水产品受到污染。⑥ 植物和微生物可合成微量多环芳烃。

由于食品种类、生产加工、烹调方法的差异以及距离污染源的远近等因素的不同，食品中 B(a)P 的含量相差较大。其中含量较多者主要是烘烤和腌制食品。烤肉、烤香肠中 B(a)P 含量一般为 0.68～0.7 ug/kg，炭火烤的肉可达 2.6～11.2 ug/kg。冰岛家庭自制熏肉中 B(a)P 含量为 23 ug/kg。生红肠的 B(a)P 含量为 1.5 ug/kg，松木熏者可高达 88.5 ug/kg。工业区生产的小麦中 B(a)P 含量较高，而非工业区则很低，农村生产的蔬菜中 B(a)P 的含量较在城市附近生产的低。

4. 防止苯并(a)芘危害的措施

(1) 改良食品加工烹调方法：① 熏制、烘烤食品及烘干粮食等加工应改进燃烧过程，避免使食品直接接触炭火，使用熏烟洗净器或冷熏液。② 食品生产加工过程中要防止润滑油污染食品。

(2) 去毒：用吸附法可去除食品中的一部分 B(a)P。活性炭是从油脂中去除 B(a)P 的优良吸附剂，在浸出法生产的菜油中加入 0.3%～0.5% 活性炭，在 90℃ 下搅拌 30 分钟，并在 140℃、93.1 kPa 真空条件下处理 4 小时，其所含 B(a)P 即可去除 89%～95%。此外，用日光或紫外线照射食品也能降低其 B(a)P 含量。

(3) 控制摄入量：我国的卫生标准(GB7104-1994)规定，烧烤或熏制的动物性食品，以及稻谷、小麦、大麦中 B(a)P 含量应≤5 ug/kg，食用植物油中 B(a)P 含量应≤10 ug/kg。

(三) 杂环胺的产生及其控制

杂环胺类化合物包括氨基咪唑氮杂芳烃和氨基咔啉两类。其中咪唑环的 α 氨基在体内可转化为 N-羟基化合物而具有致癌和致突变活性。

1. 杂环胺的毒性

杂环胺需经过代谢活化后才具有致突变性。杂环芳烃的活性代谢物是 N-羟基化合物，杂环胺可在细胞色素 P450 的作用下进行 N-氧化，经过乙酰转移酶和硫转移酶的作用，将 N-羟基代谢物转变成终致突变物。

杂环胺对啮齿动物有不同程度的致癌性，其主要靶器官为肝脏，其次是血管、肠道、前胃、乳腺、阴蒂腺、淋巴组织、皮肤和口腔等。杂环胺的 N-羟基代谢产物可直接与 DNA 结合,生成杂环胺-DNA 加合物。

2. 杂环胺的生成

食品中的杂环胺类化合物主要产生于高温烹调加工过程,尤其是蛋白质含量丰富的鱼、肉类食品在高温烹调过程中更易产生。影响食品中杂环胺形成的因素主要有以下两方面。

(1) 烹调方式:加热温度是杂环胺形成的重要影响因素,当温度从 200℃ 升至 300℃时,杂环胺的生成量可增加 5 倍。烹调时间对杂环胺的生成亦有一定的影响,在 200℃ 油炸温度时,杂环胺主要在前 5 分钟生成,在 5~10 分钟生成减慢,进一步延长烹调时间则杂环胺的生成量不再明显增加。而食品中的水分是杂环胺形成的抑制因素。因此,加热温度越高、时间越长、水分含量越少,产生的杂环胺越多。故烧、烤、煎、炸产生的杂环胺的数量远远大于炖、焖、煨、煮及微波炉烹调等。

(2) 食物成分:一般而言,蛋白质含量较高的食物产生杂环胺较多,而蛋白质的氨基酸构成则直接影响所产生杂环胺的种类。

现在认为,美拉德反应与杂环胺的产生有很大关系,该反应可产生大量杂环物质(可多达 10 余种),其中一些可进一步反应生成杂环胺。如美拉德反应生成的吡嗪和醛类可缩合为喹恶啉;由于不同的氨基酸在美拉德反应中生成杂环物的种类和数量不同,故最终生成的杂环胺也有较大差异。

正常烹调食品中多含有一定量的杂环胺,但不同食品中检出的各种杂环胺含量并不完全一致。市面上一些烹调食品中环丙烯酰胺的含量见表 6-4。

表 6-4 部分烹调食品中丙烯酰胺的含量检测结果(ug/kg)

食品名称	平均含量	检出范围	食品名称	平均含量	检出范围
油 条	41	11~144	油 果	22	3~97
烧 饼	18	13~37	方便面	27	3~86
麻 花	104	3~350	油面筋	42	13~100
锅 巴	67	3~183	油炸薯片	559	489~628
雪 饼	7	3~23	椒盐花生	13	3~71

数据来源:周宇,《11 种油炸及烘烤食品中丙烯酰胺含量检测》,载《中国食品卫生杂志》,2008,20(1)。

3. 防止杂环胺危害的措施

(1) 改变不良烹调方式和饮食习惯:杂环胺的生成与不良烹调加工有关,特别是过高温度烹调食物。因此,应注意不要使烹调温度过高,不要烧焦食物,并应避免过多食用烧烤煎炸的食物。

(2) 增加蔬菜水果的摄入量:膳食纤维有吸附杂环胺并降低其活性的作用,蔬菜、水果中的某些成分有抑制杂环胺的致突变性和致癌性的作用。因此,增加蔬菜水

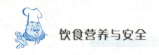

果的摄入量对于防止杂环胺的危害有积极作用。

(3) 去毒处理：次氯酸、过氧化酶等处理可使杂环胺氧化失活，亚油酸可降低其诱变性。

(4) 加强监测：建立和完善杂环胺的检测方法，如加强食物中杂环胺含量检测，深入研究杂环胺的生成及其影响条件、体内代谢、毒性作用及其阈剂量等，尽快制定食品中允许限量标准。

(四) 油脂劣变物的产生及其控制

食用油脂在存放以及加热过程中均会不同程度地发生氧化、水解反应，导致酸败变质，失去食用价值。高温下长时间使用，还会生成脂肪酸的聚合物和环状化合物，对人体健康带来危害。

1. 油脂酸败的产生及其控制

(1) 油脂的酸败：油脂或含油脂较高的食品，在加工、贮运和销售过程中，由于受氧、紫外线、微生物和生物酶等作用，使油脂色泽、气味发生改变，导致质量下降或失去食用价值，这种油脂品质劣化的现象，称为油脂酸败。

油脂在有水的情况下，可水解脂肪分子为脂肪酸和甘油。脂肪酸会使酸味增加，一些低分子脂肪酸如丁酸、己酸、辛酸还具有特殊的气味和苦涩的滋味，使油脂出现异味。另一些不饱和脂肪酸，如油酸、亚油酸，会吸收空气中的氧，进行自动氧化反应。初期形成过氧化物，这些过氧化物不稳定，进一步分解成醛、酮、醇、烃、内酯及低级脂肪酸，使油脂带有较强毒性。

(2) 油脂酸败毒性作用：油脂酸败产生有毒物质，自动氧化产生的聚合物，特别是二聚体，能够被人体吸收，但人体又不能代谢它们，在体内聚集，产生中毒。例如，酸败油脂对机体的琥珀酸氧化酶和细胞色素氧化酶等几种重要的酶系统有损害作用。长期食用这种油脂，出现中毒现象，轻者呕吐、腹泻，重者肝脏肿大。而且，自动氧化的自由基对功能蛋白，甚至基因都有影响。在实验中已经观察到长期摄入酸败的油脂，动物出现体重减轻和发育障碍等现象。

日本发生过因食用油脂酸败方便面引起中毒事件。我国北京、天津等地区都曾发生过酸败油脂炸油饼食物中毒，症状是头晕、发烧和腹胀。油脂氧化酸败产物与肿瘤的关系也已引起人们的重视，但尚需进一步证实。

(3) 油脂酸败的控制：油脂酸败受环境条件影响较大，一般采取以下措施防止酸败的发生：① 避光。贮存油脂时，避免光照。油脂或含油脂丰富的食品，宜用有色或遮光容器包装。② 隔氧。贮存油脂时，应尽量避免与空气接触。所以，容器应该有盖，开口应该小些；容器宜装满油脂，排出空气。烹饪中提倡油脂分装成小容器，以减少与空气直接接触的机会与时间。③ 低温。贮存油脂时，应尽量避开高温环境。④ 选择适当材料的容器和工具来处理和加工油脂。特别是不要选铜质材料的容器来储存、加工油脂。⑤ 适当炼制生油。对于毛油和生油，适当的加热可以使脂肪氧化酶失去活力，还能把血红素等除去。⑥ 添加抗氧化剂。可在油脂中添加香料和合成抗氧化剂来延长油脂的储存期。例如添加花椒、丁香等，既丰富了油脂的风味，又增大了抗氧化能力。⑦ 操作中，不要反复利用陈油脂；加热油脂的温度不要太高，时间不宜太长。

植物油中含有维生素E等抗氧化物质，较易保藏。油脂中维生素E含量高低依次是：豆油＞棉籽油＞芝麻油＞菜籽油＞玉米油＞花生油＞猪油＞牛油。

2. 油脂高温下聚合物的生产及其控制

（1）油脂高温下质量劣变：油脂在高温条件下易发生热分解和热聚合等反应。油脂随着煎炸时间的增加，温度升高，油脂分子被分解，部分生成小脂肪酸、醛类物质变成烟而挥发。油脂分子间发生聚合反应，使油脂的黏度增加，极易粘附在煎炸锅的表面，形成聚合油。

油脂的热聚合是脂肪酸分子聚合成环状物。这种聚合可以是同一分子甘油酯中的脂肪酸聚合，也可以是一个油脂分子中脂肪酸与另一油脂分子中脂肪酸相互聚合。两分子或两分子以上的脂肪酸相互聚合，形成大分子物质二聚体、三聚体、多聚体。

豆油在124℃下炸油条2小时，就有二聚体产生，炸10小时，二聚体含量21.1%。随后二聚体含量下降，而多聚体含量急剧增加。随着煎炸时间的延长，聚合体总量会不断增加。

油脂使用时间、次数不同，油脂的品种的不同，生成聚合体的速度也不一样，葵花籽油的生成速度高于豆油。含不饱和脂肪酸多的油脂更易发黏，更易生成聚合体。

（2）油脂劣变毒性：油脂的热聚合产物有：环状单聚体、二聚体、三聚体、多聚体。环状单聚体即同一油脂分子中的脂肪酸合成环状物，如己二烯环状化合物，实验表明，它可引起动物死亡，也可以引起脂肪肝，影响生长发育。

二聚体和三聚体虽对人体有一定的毒性，但低于环状单聚体。这是由于其分子较大，吸收程度较低的缘故。多聚体因分子更大，相对来说不易吸收，也不出现毒性。

（3）高温下油脂劣变的控制：为了防止高温下油脂劣变，采取以下预防措施：① 应控制煎炸油的温度在170℃～200℃。煎炸时，要使食物受热均匀，切忌局部加温过高，可以使用油温自动控制设备。② 应尽量减少反复使用煎炸油的次数，凡炸过3次的油，不再用于油炸食物。油炸食物时间较长时，应及时添加新油，以起稀释作用。③ 减少食物含水量，预先去除部分水分以减少油脂高温下的水解、聚合反应。

四、放射性污染物及控制

（一）放射性核素的概述

核素是具有确定质子数的一类原子或原子核。质子数相同而中子数不同者称为同位素。能放出射线的核素叫做放射性核素或放射性同位素。放射性核素释放射线的现象叫做核素的衰变或蜕变，衰变是一种原子核转变为另一种原子核的过程。核素的核素数目减少一半所需的时间称为该核素的半衰期。不同的放射性核素半衰期

单元6 影响食品安全的危害因素及预防

不同,如^{209}Bi(铋)的半衰期长达2.7×10^{17}年,而^{135}Cs(铯)的半衰期只有2.8×10^{-10}秒。由于半衰期长的放射性核素在食物和人体内的存在时间长,因此,从安全性角度出发应关注半衰期长的放射性核素对食品的污染。

放射性核素放出能使物质发生电离的射线称作电离辐射,电离辐射包括α射线、β射线、x射线、γ射线等。射线穿透物质的能力大小依次是γ＞x＞β＞α。

(二) 食品中的天然放射核素

环境天然放射本底是指自然界本身固有的、未受人类活动影响的电离辐射水平。由于生物体与其生存的环境之间存在物质交换过程,因此,绝大多数的动物性、植物性食品中都含有不同量的天然放射性物质,亦即食品的天然放射性本底。但由于不同地区环境的放射性本底值不同,因此,不同地区食品中的天然放射性本底值可能有很大差异。

食品中的天然放射性核素主要是^{40}K和少量的^{226}Ra(镭)、^{210}Po(钋)以及天然钍和天然铀等。

(三) 环境中放射性核素污染及其向食品中的转移

1. 环境中放射性核素污染

环境中放射性核素污染主要来源于几方面:① 意外事故产生的放射性核素泄漏主要引起局部性环境污染,如英国温茨盖尔原子反应堆事故和前苏联切尔诺贝利的核事故都造成了严重的环境污染。② 核工业生产中的采矿、冶炼、燃料精制、浓缩、反应堆组件生产和核燃料再处理过程均可通过三废排放等途径污染环境。③ 核武器爆炸时可产生大量的放射性物质,对环境可造成严重的放射性核素污染。

2. 放射性核素向食品转移的途径

环境中的放射性核素可通过水、土壤、空气向植物性食品转移,通过与外环境接触和食物链向动物性食品转移。如水生藻类对放射性核素有很强的浓集能力,鱼通过摄入低等水生植物或动物而富集放射性物质,最后通过食物链进入人体。

(四) 食物放射性污染对人体的危害

电离辐射对人体的影响可分为外照射和内照射两种形式。

人体暴露于放射性污染的环境(主要指大气环境),电离辐射直接作用于人体体表,称为外照射。外照射主要引起皮肤的损伤甚至导致皮肤癌。穿透性强的γ射线也可造成全身性的损伤,引起多器官和组织的疾病。由于摄入被放射性物质污染的食品和水,电离辐射作用于人体内部,对人类产生影响称为内照射。

食品放射性污染对人体的危害主要是由于摄入食品中放射性物质对体内各种组织、器官和细胞产生的低剂量长期内照射效应。主要表现为免疫系统、生殖系统的损伤和致癌、致畸、致突变作用。

(五) 控制食品放射性污染的措施

预防食品放射性污染及其对人体危害的主要措施分为两方面:一方面防止食品受到放射性物质的污染,即加强对放射性污染源的管理;另一方面防止已经污染的食品进入体内,应加强对食品中放射性污染的监督。

我国 1994 年颁布的《食品放射性物质限制浓度标准》(GB14882-1994)中规定了粮食、薯类、蔬菜及水果、肉、鱼虾类和鲜奶等食品中人工放射性核素 ^{3}H、^{89}Sr、^{90}Sr、^{131}I、^{137}Cs、^{147}Pm、^{239}Pu 和天然放射性核素 ^{210}Po、^{226}Ra、^{228}Ra、天然钍和天然铀的限制浓度,并同时颁布了相应的检测方法标准(GB14883-1994)。

思考与练习

一、解释基本概念

菌落总数　大肠菌值　转基因食品　霉菌毒素　兽药残留　农药　致畸作用　油脂酸败　天然放射性本底

二、问答题

1. 可采取哪些措施防止食物腐败变质?
2. 哪些措施可以预防和控制霉菌性危害?
3. 针对甲肝病毒的防控措施有哪些?
4. 转基因食品存在哪些安全问题?
5. 如何防止和减少重金属物的污染?
6. 如何防止亚硝酸盐对食品的污染?

三、综合训练题

1. 从食品营养与饮食安全视野分析生食蔬菜的利与弊。
2. 观察某种腐败变质的食品,总结鉴别该种食品腐败变质的简易方法。
3. 举出一种有害微生物或寄生虫的感染特性,指出人体免受其生物性危害的预防措施。
4. 2008 年 12 月 15 日,农业部接到江苏省兽医部门报告,在对家禽实行例行监测时,在海安县、东台市个别农户饲养的蛋鸡中监测到 H5N1 禽流感病原学阳性样品。目前上述地区未发现禽流感疫情。经专家初步分析,检测到的禽流感病毒与我国南方地区流行毒株有一定差异。家禽带毒可能与迁徙候鸟传播病毒有关。接到报告你认为应该采取哪些防控措施?
5. 熟悉并掌握本单元内容后,结合实际,如何理解世界卫生组织将"油炸、烧烤食品"定为垃圾食品?
6. 一家饭店常将橘汁装在镀锌的铁皮桶里冷藏贮存。在客人需要时,服务员把桔汁分装在玻璃杯内送给客人。试分析这样做法不安全之处在哪里?并指出改善建议。
7. 烹饪加工过程中,不当加工方法会产生哪些对身体健康有害的物质?举例说明如何防止这些有害物质对消费者的危害。

四、客观题

(一) 单项选择题

1. 放射线污染属于( )。

　　A. 化学性污染　　　　　　　　B. 物理性污染
　　C. 生物性污染　　　　　　　　D. 杂物污染

2. 菌落总数( )。

　　A. 是判断食品清洁状态和预测食品的耐保藏性的标志
　　B. 是判断食品是否腐败的标志
　　C. 是判断食品是否可以使用的标志
　　D. 以上均不正确

3. 提高氢离子的浓度可以( )。

　　A. 检验食品是否腐败变质　　　B. 预防食品腐败变质
　　C. 加快食品腐败变质　　　　　D. 以上均不正确

4. 黄曲霉毒素耐热,在( )时开始发生分裂。

　　A. 200℃　　　　　　　　　　B. 280℃
　　C. 350℃　　　　　　　　　　D. 180℃

5. 食品中的哈喇味的主要化学成分是( )。

　　A. 不饱和脂肪酸　　　　　　　B. 醛、酮等羧基化合物
　　C. 二甲胺　　　　　　　　　　D. 甲基吲哚

6. 一般粮食的水分在( )以下,不容易发生霉变。

　　A. 18%　　　　B. 13%　　　　C. 5%　　　　D. 30%

(二) 多项选择题(至少选择两项)

1. 食品腐败变质的控制措施有( )。

　　A. 低温控制　　　　　　　　　B. 高温灭菌防腐
　　C. 脱水与干燥　　　　　　　　D. 提高渗透压
　　E. 添加化学防腐剂和辐射

2. 评价细菌污染,常用( )来衡量其卫生学意义。

　　A. 环境　　　　　　　　　　　B. 温度
　　C. 菌落总数　　　　　　　　　D. 大肠菌群
　　E. 湿度

3. 细菌性污染防治的要点有( )。

　　A. 加强食品污染的宣传教育
　　B. 进行细菌学监测
　　C. 生产、销售的各个环节保持清洁卫生,防止食品的污染
　　D. 合理储藏食品、抑制细菌生长繁殖
　　E. 采取合理的烹调方法,彻底杀灭细菌

4. 生物性污染包括（　　）。
   A. 寄生虫污染　　　　　　　　B. 微生物染污
   C. 小动物污染　　　　　　　　D. 昆虫污染
   E. 杂物污染
5. 被黄曲霉污染最严重的食品有（　　）。
   A. 花生油　　B. 牛奶　　C. 玉米　　D. 黄鱼
   E. 花生
6. 下列属于化学性污染的是（　　）。
   A. 工业三废污染　　　　　　　B. 农药污染
   C. 滥用食品添加剂　　　　　　D. 放射线污染
   E. 细菌毒素污染
7. 影响脂肪酸败的因素有（　　）。
   A. 脂肪酸的饱和程度　　　　　B. 紫外线
   C. 氧　　　　　　　　　　　　D. 氢
   E. 水分

（三）判断题

1. 较好地控制水分、温度、湿度，并有良好的通风可大幅度地降低霉菌污染的机会，减少危害。（　　）
2. 提高食品的氢离子浓度，使食品的pH值维持在一定的酸度范围内，以抑制微生物的生长，可以达到防腐保藏的目的。（　　）
3. 自1983年起，我国全面禁止生产六六六和滴滴涕。（　　）
4. 1955年，日本富山县神通川流域发生了一种奇怪的疾病，患者全身非常疼痛，终日喊痛不止，取名"骨痛病"，该病是由于砷污染所致。（　　）
5. 日本曾经发生的"水俣病"是由于汞造成污染所导致。（　　）
6. 城市固体垃圾焚烧、汽车尾气排放等，特别是含氯废物如聚乙烯塑料袋的焚烧可产生大量的二恶英类化合物。（　　）
7. 改进烹调加工方法，注意烹调温度不可过高是餐饮业预防杂环胺生成的有效措施。（　　）
8. 脱水保藏是将食品中的水分降低到微生物生长繁殖所必需的含量以下的一种保藏食品的方法。（　　）

单元 7 食物中毒及预防

知识目标

- 了解食物中毒的原因及食物中毒的流行病学特点。
- 掌握沙门氏菌、葡萄球菌、副溶血性弧菌与肉毒梭菌毒素等中毒特点及预防措施。
- 掌握霉变甘薯、赤霉病麦中毒原因及预防措施。
- 掌握河豚、贝类、毒蕈等动植物中毒原因及预防方法。
- 掌握亚硝酸盐、农药残留、砷化物等中毒的特点及防控措施。

能力目标

- 通过患者出现的症状,能够初步分析判断发生了食物中毒及食物中毒的类型。
- 能够运用食物中毒基础知识,采取有效措施控制各类食物中毒事件发生。

7.1 食物中毒概述

一、食物中毒的分类

食物中毒在我国食品卫生国家标准《食物中毒诊断标准及技术处理总则》中定义为:"指摄入了含有生物性、化学性有毒有害物质的食品或把有毒有害物质当作食品摄入后所出现的非传染性急性、亚急性疾病"。食物中毒属于食源性疾病范畴,而食源性疾病是指由于摄入食物中所含的致病因子引起的,通常具有感染性质或者中毒性质的一类疾病。根据引起食物中毒的病原物质分类,常见的食物中毒有以下几种。

(一)细菌性食物中毒

这是最常见的食物中毒类型,包括沙门氏菌属食物中毒、副溶血性弧菌食物中毒、变形杆菌食物中毒、葡萄球菌肠毒素食物中毒、肉毒梭菌毒素食物中毒等。

（二）真菌性食物中毒

某些真菌天然含有的有毒成分和某些霉菌繁殖过程中产生的霉菌毒素引起的食物中毒。如赤霉病变、霉变甘蔗引起的中毒。

（三）有毒动植物性食物中毒

1. 动物性食物中毒

某些动物性食品本身含有的有毒成分或动物组织分解产生的有毒成分引起的食物中毒。如河豚、有毒贝类因含毒素引起的中毒等。

2. 植物性食物中毒

指某些植物性食品本身含有的有毒成分引起的食物中毒。如毒蕈、木薯、四季豆引起的中毒等。

（四）化学性食物中毒

因某些化学毒物污染食品或食品加工制作过程中误用某些化学毒物引起的食物中毒。如重金属、非金属及其化合物、农兽药、化学致癌物等对食品的污染造成的食物中毒。

二、食物中毒的流行病学特点

食物中毒的特点因中毒种类不同而有所不同，一般具有以下共同的特点。

（一）发病呈暴发性

由于没有个人与个人之间的传染过程，所以导致发病呈暴发性，潜伏期短，来势凶猛，短时间内可能有多数人发病，发病曲线呈突然上升的趋势。

（二）临床症状相似

中毒病人常常出现恶心、呕吐、腹痛、腹泻等消化道症状。这些病人进食的是同一种中毒食品，病源相同，因此患者的临床症状也基本相同，由于个体差异，其临床症状可能有些差异。大多数的细菌性食物中毒以急性胃肠道症状为主要表现。

（三）发病与食物有关

患者在近期内都食用过同样的食物，发病范围局限在食用该类有毒食物的人群，停止食用该食物后发病很快停止，发病曲线在突然上升之后呈突然下降趋势。

（四）不具有传染性

食物中毒病人对健康人不具有传染性。停止食用有毒食物后，不再出现新患者，流行曲线常于发病后突然急剧上升又很快下降，形成一个高峰，没有传染病所具有的尾端余波。

上述特点，对于集体爆发性食物中毒相对比较明显，而在个体散发性病例就不太明显，因此个体散发性病例易被忽略，故在实际工作中需要引起注意。

单元 7　食物中毒及预防

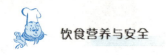

7.2 细菌性食物中毒

案例与分析 7-1

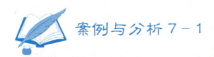

2005年10月13日10时30分左右,某市卫生监督所接到城西区医院电话报告:该院收治4名腹泻、腹痛的病人,怀疑是食物中毒,要求派人前往处理。接报后,市卫生监督所、市疾病预防控制中心立即组织相关人员到城西医院进行调查处理。经调查,4名病人均是家庭成员。10月12日6时至13时4人先后出现腹泻、腹痛等肠道症状,当时认为是普通"肠胃炎",均自行服药治疗未见好转,才于13日上午一起入院治疗。一家4口均发病,罹患率100%;男性2人,女性2人;最大年龄35岁,最小年龄10岁;最早发病是12日6时,最迟发病是12日13时30分。以11日晚餐时间为标准,发病潜伏期最短是12小时,最长19时30分。发热(2人)、恶心(3人)、腹痛(4人)、腹泻(4人);腹痛均表现为脐周阵痛,腹泻以黄色水样便为主,腹泻次数最多达每天15次,最少每天6次。病人经医院治疗,病情得到有效控制,预后良好,无死亡病例发生。

调查人员调查发病前72小时进食情况,该家庭成员每餐都是在家里自行烹任共同进餐。调查9日、10日进餐食物均未见可疑;11日晚餐食物有可疑食物,当餐食谱为:鸡肉、木瓜、莲藕汤、咸鱼。鸡肉是在市场购买的水盘鸡,是本次中毒事故的高度可疑食物。由于无当餐所剩食物和无法采集到病人呕吐物,现场只采集到病人肛试样品4份送检验室检验。经检验,有3份肛试样品检出沙门氏菌。根据流行病学调查、临床症状分析、检验室检验结果,认定这是一起由沙门氏菌引起的细菌性食物中毒。

案例分析:造成本次食物中毒的主要原因是由于进食未经充分煮熟的鸡肉,导致沙门菌感染发病。因此,深刻认识细菌性食物中毒的流行病学特点、中毒表现,掌握其预防措施对保证饮食安全、维护人类健康具有重要意义。

一、概述

细菌性食物中毒是人们食入被致病性细菌或细菌产生的毒素所污染的食品而引起的一种急性食源性疾病。细菌性食物中毒按发病机理可分为感染型、毒素型、混合型三种类型:

(1)感染型:病原菌污染食物后,在食物中大量繁殖,人体摄入这种含有大量活菌的食物后引起消化道感染而造成的中毒称为感染型食物中毒。如各种血清型沙门菌感染是典型的细菌性食物中毒。除胃肠道综合征（急性胃肠炎症状）外，多伴有发热症状。

（2）毒素型：食品中污染了病原菌后，这些细菌在食物中繁殖并产生毒素，因食用这种食物而引起的中毒，称为毒素型食物中毒。常见的毒素型细菌性食物中毒有金黄葡萄球菌食物中毒、蜡样芽孢杆菌食物中毒等。毒素型细菌性食物中毒，通常以上消化道综合征（以恶心、呕吐为突出症状）为主，发热症状较少见。

（3）混合型：由毒素型和感染型两种协同作用所致的食物中毒称为混合型食物中毒。

（一）细菌性食物中毒的原因

① 畜禽肉在屠宰及运输、贮藏、销售等过程中被致病菌污染。② 由于食品被致病性微生物污染后，在适宜的温度、水分、pH 值和营养条件下，微生物大量繁殖或产生毒素。③ 被污染的食品食用前不经加热或加热不彻底，致病菌未被杀死；或熟食品因交叉污染而感染大量活的致病菌或其产生毒素。④ 食品从业人员如患有肠道传染病或者是带菌者污染食品。

（二）细菌性食物中毒的流行病学特点

细菌性食物中毒是发病率较为高的一类食物中毒，但病死率低。常见的沙门菌、变形杆菌、葡萄球菌等大多数细菌性食物中毒的病程短、恢复快、预后好、病死率低。但李斯特菌、肉毒梭菌等引起的中毒病死率通常较高，要严密加以防范。

引起细菌性食物中毒的食品以动物性食品最多见，其中畜肉类及其制品高居首位，其次为变质的禽肉、鱼、奶、蛋也占一定比例。植物性食品，如剩饭、糯米凉糕、豆制品、面类发酵食品，也会引起细菌性食物中毒。

细菌性食物中毒全年皆可发生，但在夏秋季节发生较多，以 5~10 月较多。这与夏秋季节气温较高、微生物容易生长繁殖有关。在各种食物中毒中，细菌性食物中毒占有较大的比重，约占食物中毒事件总数的 30%~90%，中毒人数占食物中毒总人数的 60%~90%，因此预防细菌性食物中毒是我国餐饮业卫生管理工作的重点。

二、沙门氏菌食物中毒

（一）病原

沙门菌属为需氧或兼性厌氧革兰氏阴性杆菌，是肠杆菌科中的一个重要属。沙门氏菌在自然环境中分布很广，人和动物均可带菌。主要污染源是人和动物肠道的排泄物。沙门菌属种类繁多，其中引起食物中毒的主要有鼠伤寒沙门菌、猪霍乱沙门菌、肠炎沙门菌等。生长温度为 10℃~42℃，最适温度为 37℃，最适 pH 值为 6.8~7.8，对外界环境抵抗力较强，在水中能存活 2~3 周，在粪便或冰水中可活 1~2 个月，冰冻土壤中可越冬，在蛋及蛋制品和含盐 12%~19% 的肉中可存活数月。

（二）中毒表现

沙门氏菌属食物中毒的潜伏期一般为 12~36 小时。短者为 6 小时，长者为 48~

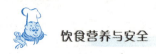

72小时。中毒初期表现为头痛、恶心、食欲不振，以后出现呕吐、腹泻、腹痛、发热，重者可引起痉挛、脱水、休克等。体温可达 38℃～40℃。腹泻一日数次至十余次，或数十次不等，主要为水样便，少数带有黏液或血。一般病程 3～5 天，预后良好，严重者尤其是儿童、老人及病弱者如不及时救治，可导致死亡。

（三）流行病学特点

1. 季节性

沙门菌食物中毒全年均有发生，但以 6～9 月份夏秋季节多见。

2. 引起中毒的食物及中毒机制

引起中毒的食品主要是动物性食品，如病死的牲畜肉、酱或卤肉、熟内脏等，也可由蛋类、家禽、水产类、乳类及制品等引起。

沙门菌食物中毒是由于大量活菌进入消化道，附着于肠黏膜上生长繁殖并释放内毒素引起急性胃肠炎等症状。由于沙门菌不分解蛋白质，不产生靛基质，食物被污染后感官性状无明显变化，因此危害性较大。对久储的肉类，即使没有腐败变质，也应注意彻底加热灭菌。

（四）预防措施

1. 防止污染

要采取积极措施，控制沙门菌性病畜肉进入食品加工业；要加强肉食品的加工、运输等卫生管理工作；生熟分开；防止带菌者从事烹饪、食品加工等工作。

2. 控制繁殖

低温储藏食品是一项重要措施。加工后的熟制品要尽快降温、摊开晾透，尽可能缩短储存时间。

3. 杀灭病原菌

这是防止食物中毒的关键措施。肉块的内部温度要达到 80℃以上至少 12 分钟，才能保证杀灭沙门菌。因此，要求煎、炒、油炸等方式加热的食物体积要小，加热时间要足够长。禽蛋必须彻底煮沸 8～10 分钟，才能保证杀灭蛋内沙门菌。剩饭菜及长时间存放的熟食食用前必须彻底加热，以确保食用安全。

三、金黄色葡萄球菌肠毒素食物中毒

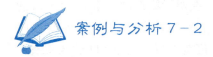

案例与分析 7-2

天津经济技术开发区的一起食物中毒

1999 年 3 月 12 日下午 6 时左右，天津经济技术开发区医院收治了一些均因恶心、呕吐等胃肠道症状就诊的患者,经询问患者为该开发区怡园小区工程建筑工地工人,共计12人,他们均在食用该工地临时食堂做的午餐后1～3小时内相继出现上述症状。

经现场调查发现:该工地食堂为临时搭建小屋,顶部用石棉瓦搭成,四面通风,无门,无下水及照明设施,更无冷藏、防蝇、防尘等设施。经询问得知该组采购员于3月11日中午以每斤1.50元的便宜价格购得"血脖肉"3斤,当日中午炒菜仅用去一半,在没有冷冻的情况下,次日(3月12日)中午又将剩余生肉烹制食用,12人在食用后全部发病。该12名工人一日三餐均在这个小食堂就餐,在发病前72小时内无在外就餐史,邻近的另一组工人不在此吃饭的无一人出现中毒症状。

根据流行病学调查、临床表现及实验室诊断,确定为金黄色葡萄球菌肠毒素所致。12人在医院经抗菌、对症等治疗后,于次日凌晨治愈全部出院,无死亡病例,病程1～2天。

案例分析:12名工人因误食变质猪肉炒的菜而导致了一起食物中毒。认识金黄色葡萄球菌肠毒素食物中毒的流行病学特点,掌握其预防措施对人类健康具有重要意义。

(一)病原

葡萄球菌属中,能够引起食物中毒的菌种主要为金黄色葡萄球菌。金黄色葡萄球菌广泛分布于人及动物的皮肤、鼻咽腔、指甲下、灰尘等自然界中。该菌对外界环境抵抗力较强,在干燥状态下可生存数日,70℃加热1小时方能杀灭。其产生的毒素在100℃下加热30分钟不被破坏,在100℃欲破坏食物中存在的肠毒素需加热2小时以上。

化脓部位常常是金黄色葡萄球菌食物中毒的病原地。如疖疮、痈、痘、急性呼吸道感染,口腔鼻腔炎症的患部,患有乳房炎的乳牛的乳,带有化脓性感染的牲畜的肉,操作人员在工作中不经意抓骚、掏鼻、抠耳后,未经消毒直接接触入口食品,易造成病菌传播,食品被污染。

(二)中毒表现

葡萄球菌肠毒素食物中毒起病急,潜伏期短,一般在2～5小时,多在4小时内,最短1小时,最长不超过10小时。中毒表现为典型的胃肠道症状,表现为恶心、剧烈而频繁地呕吐(严重者可呈喷射状,呕吐物中常有胆汁、黏液和血)、腹痛、腹泻(水样便)等。体温大多正常或略高。年龄越小对葡萄球菌肠毒素的敏感性越强,因此儿童发病较多,病情较成人严重。病程较短,1～2天痊愈,很少死亡。

(三)流行病学特点

1. 季节性

全年皆可发生,以夏秋季多见。

2. 引起中毒的食物与中毒机制

引起葡萄球菌肠毒素食物中毒的食物主要有乳、肉、蛋、鱼及其制品。我国主要是乳及乳制品、含乳糕点、荷包蛋、糯米凉糕、剩饭、米酒等。产生毒素的条件与温度、时间及营养成分有关：一般37℃需12小时或者18℃需3天才能产生足够中毒量的肠毒素而引起食物中毒；在20%～30%的二氧化碳环境中和糖类、蛋白质、水分的存在下，有利于肠毒素的产生。

金黄色葡萄球菌肠毒素作用于胃肠黏膜，引起充血、水肿，甚至糜烂等炎症变化及水与电解质代谢紊乱等，出现腹泻、呕吐等症状。

（四）预防措施

葡萄球菌肠毒素食物中毒的预防包括防污染和防肠毒素形成两个方面。

1. 防止葡萄球菌污染食物

防止带菌人群对各种食物的污染，定期对食品加工人员、餐饮从业人员、保育员进行健康检查，患有化脓性咽炎、口腔疾病及手指化脓的工作人员应调换工作；要加强畜、禽、蛋、奶等食品卫生质量管理等。

2. 防止肠毒素形成

食物应冷藏或置阴凉通风的地方，放置时间不应超过6小时，不仅能防止细菌生长，而且能防止肠毒素的形成。食用前要彻底加热。

四、致病性大肠杆菌食物中毒

案例与分析 7-3

大肠杆菌 O157∶H7 感染事件

2008年9月，美国俄克拉何马州一小镇发生大肠杆菌O157∶H7感染事件。该州东北部洛克斯特格罗夫小镇的一家餐馆被怀疑是感染源。感染人群中，一名26岁的感染者在这家餐馆就餐后一个星期，因感染大肠杆菌死亡。在这个仅有1500人的小镇已有206人感染大肠杆菌，其中包括53名儿童，大多数人都报告称发病前不久曾在这家餐馆就餐。近年来，该类食物中毒在美国、日本、英国、加拿大、澳大利亚不断发生。特别是1996年5～8月份，日本发生由O157∶H7污染萝卜苗及牛肉而导致的集体食物中毒事件，波及东京、大阪、京都等40多个都府县，患者累计达9000多名儿童感染，11人死亡，其规模之大创下了最高纪录。我国目前尚未发现大肠杆菌食物中毒暴发流行，但多次于山东、江苏等地的腹泻患者中检测出O157∶H7，故应引起足够重视。

案例分析：只要弄清楚致病性大肠杆菌病原与流行性特点，就能正确采取防控措施，避免食物中毒给身体造成伤害。

(一) 病原

大肠杆菌为 G-短小杆菌,主要存在于人和动物的肠道中,随粪便分布于自然界。大肠杆菌在自然界生存能力较强,在土壤、水中可存活数月。普通大肠杆菌是肠道正常菌。不仅无害,还能合成维生素 B、K 及叶酸供给人体,它产生的大肠杆菌素可抑制某些病原微生物在肠道的繁殖。而大肠杆菌菌属中的致病性大肠杆菌,当人体抵抗力降低时,或食入大量活的致病性大肠杆菌污染的食物时,则可引起食物中毒。在致病性大肠杆菌中,毒力较强的是肠出血性大肠杆菌,如大肠杆菌 O157:H7。

(二) 中毒表现

致病性大肠杆菌食物中毒分为肠炎型和菌痢型两种,潜伏期为 2~20 小时,通常为 2~6 小时,突然发病,食欲不振,有时恶心,很少呕吐,大便多呈水样便、软便、黏液便。

(三) 流行病学特点

1. 季节性

全年可发生,以 5~10 月多见。

2. 引起中毒的食物与中毒机制

受污染的食品多为动物性食品,如肉、奶等,也可污染果汁、蔬菜、面包。中毒食品以熟肉和凉拌菜居多。

大肠杆菌 O157:H7 污染食物能产生强毒素,造成肠出血。

(四) 预防措施

要从强化肉品检疫、控制生产环节污染、加强对从业人员健康检查等经常性卫生管理入手,减少食品污染几率。预防措施同沙门菌食物中毒。

五、副溶血性弧菌食物中毒

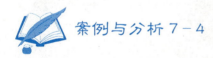

案例与分析 7-4

食物中毒主要元凶——副溶血性弧菌

2010 年 9 月,江苏省食品药品监督管理局召开的"餐饮服务食品安全宣传周"的新闻发布会通报:今年 4~8 月,江苏共发生食物中毒事件 19 起,中毒人数 465 人,死亡 1 人。从致病原因看,细菌性食物中毒 9 起,其中有三起确定为副溶血性弧菌引起的食物中毒。

5 月 12 日徐州市某幼儿园有 72 名幼儿集体出现恶心、呕吐、腹泻等症状,经调查是一起由沙门氏菌和副溶血性弧菌引起的食物中毒事故。中毒食品为午餐菜品中的

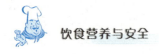

油焖大虾,原因为原料冻虾解冻后未清洗干净、加工时中心温度不够导致中毒。

8月11日,南通某机械公司360余名职工在公司食堂进食中餐、晚餐后,陆续有59人发生呕吐、腹泻等症状,最终判定该群体性腹泻事件是一起细菌性食物中毒,致病因子为奇异变形杆菌和副溶血性弧菌。事发原因是该公司食堂因装修引起管理上的疏忽和混乱,食堂工作人员操作不规范,生、熟食品容器混用而导致交叉污染。

8月20日,南通市崇川区某纺织品公司400余职工在食堂进食中餐、晚餐后,陆续有52人出现腹痛、腹泻症状,最终判定为一起由副溶血性弧菌引起的细菌性食物中毒事故。引发原因主要是公司食堂工作人员将中午剩余的凉拌海带未冷藏,晚上加热不彻底又给工人继续食用。

案例分析:副溶血性弧菌食物中毒以海产品多见。主要是在烹饪过程中消毒不彻底或没有消毒,或出现交叉感染造成。

(一)病原

副溶血性弧菌是嗜盐弧菌,在温度37℃,含盐量在3‰~3.5‰的环境中能极好地生长。对热敏感,55℃加热10分钟,75℃加热5分钟,90℃加热1分钟可将其杀灭。对酸也敏感,在食醋中能立即死亡。副溶血性弧菌广泛存在于温热带地区的近海海水、海底沉积物和鱼贝类等海产品中。

(二)中毒表现

潜伏期为2~40小时,一般为14~20小时。发病初期症状为腹部不适,上腹部阵发性绞痛或胃部痉挛性疼痛,脐部及回盲肠部亦有疼痛。继而腹泻,一般每天5~6次,多的达20多次。大便为水样便;重症病例多为黏液血样病,易被误诊为急性痢疾,同时出现恶心呕吐,少数患者在腹泻前出现呕吐。患者可有发热,体温一般为37.5℃~39.5℃。重症患者严重腹泻、呕吐,可出现脱水、休克、意识障碍,类似霍乱症状。病程一般2~4天,预后良好。

(三)流行病学特点

1. 季节性

副溶血性弧菌食物中毒大多发生在夏秋季节。

2. 引起中毒的食物与中毒机制

引起中毒的食物主要是海产食品和盐渍食品,如海产鱼、虾、蟹、贝、咸肉、禽、蛋类以及咸菜和凉拌菜等。食品中副溶血性弧菌主要来自于近海海水及海底沉积物对海产品及海域附近塘、河水的污染,使该区域淡水产品也受到污染。

中毒机制主要为感染型,由大量的活菌侵入肠道所致。摄入一定数量的致病性副溶血性弧菌,数小时后,即可出现急性胃肠道症状。

(四)预防措施

为有效预防此类食物中毒的发生,应从防止污染、控制生长繁殖和杀灭细菌三个环节入手。低温保存海产食品及其他食品是一种有效的办法,因为副溶血性弧菌在温度4℃时可逐渐死亡,从而可以大大减少其引起食物中毒的机会。烹调加工各种海产食品时一定煮熟煮透,加热到100℃并持续30分钟。不吃生的海产食品。生食海蜇等凉拌菜时,用食醋浸泡10分钟或100℃沸水中漂烫数分钟杀菌。

六、肉毒梭菌毒素食物中毒

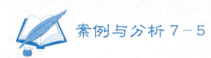

新疆发生肉毒梭菌毒素食物中毒

2003年2月3日新疆霍城县某镇发生一起家庭食物中毒事故。该镇居民一家有2人先后于午餐、晚餐食用了臭豆腐。次日11:00此2人先后出现头晕、恶心、乏力、腹胀、视网膜模糊等症状。发病后服用自购的氟哌酸等药物,症状无明显改善,有加重趋势。2名病人于2月5日晚住进县医院治疗,临床诊断为食物中毒。当晚县疾控中心接到报告后立即组织人员对该起中毒事故进行调查处理,发现该家庭自制臭豆腐程序如下:买新鲜豆腐蒸煮10分钟以上,随后密封发酵。在发酵过程中,温度约在20℃～30℃;密封不够理想;发酵时间较短,按传统方法制作一般需10天以上,而他们食用时还不到7天,且食用前未进行高温灭菌。臭豆腐样品送检检出肉毒毒素,确定其毒素型别为B型。两患者因病情加重转至伊犁州友谊医院抢救治疗,后注射B型肉毒抗毒素,7天后痊愈出院,无后遗症。

案例分析:肉毒梭菌毒素是一种强烈的神经毒素,毒性比氰化钾强1万倍。食物中毒潜伏期短,死亡率高,生活中绝不可忽视此类中毒事件的发生。

(一)病原

肉毒梭菌广泛分布于土壤,江、河、湖、海淤泥沉积物,尘土及动物粪便中,并可借助食物、鸟类等传播到各处。肉毒梭菌为厌氧的粗大杆菌,生长繁殖和产生毒素的最适温度为18℃～30℃。当pH值低于4.5或大于9.0、温度低于15℃时,该菌不繁殖,不产生毒素。该菌芽孢抵抗力强,干热180℃、5～10分钟可将其杀死,湿热100℃、5小时可将其杀死,高压蒸汽121℃、30分钟才能将其杀死。肉毒毒素是强烈的神经毒素,是目前已知的化学毒物与生物毒素中毒性最强烈的一种。肉毒毒素不耐热,在80℃～100℃经10～20分钟则可完全被破坏,在pH值大于9.0的碱性溶液中也易破坏。

(二)中毒表现

肉毒梭菌毒素经消化道吸收后进入血液循环,主要作用于中枢神经系统,引起肌

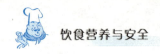

肉麻痹和神经功能不全。肉毒梭菌毒素潜伏期为6小时~10天，一般为1~4天，一般无食物中毒的呕吐、腹泻等症状，主要以中枢神经系统症状为主，早期有全身乏力、头晕、食欲不振，以后逐渐出现视力模糊、眼睑下垂、复视、瞳孔散大等神经麻痹症状；重症患者则出现呼吸困难、头下垂、运动失调、心力衰竭等。病死率较高，但治愈后一般无后遗症。

（三）流行病学特点

1. 季节性

一年四季均可发生，尤以冬春季节最多。

2. 引起中毒的食物及其被污染的原因

引起中毒的食物多为家庭自制谷类或豆类发酵制品，如臭豆腐、豆酱、面酱、豆豉等，据新疆统计由豆类发酵食品引起的中毒占80%以上；在日本90%以上由家庭自制鱼类罐头食品或其他鱼类制品引起。

食物中肉毒梭菌主要来源于带菌的土壤、尘埃及动物粪便，尤其是带菌的土壤可污染各类食品的原料。加工过程中，加热的温度和时间不能杀死肉毒梭菌的芽孢；食品食用前未加热，其毒素未被破坏。发酵温度较高、食品含盐量低于8%或pH值为4.7~7.6。

（四）预防措施

为了防止肉毒梭菌中毒，适当的卫生、冷藏以及将食品煮透是基本措施。虽然这种毒素相对不耐热，但细菌芽孢却高度耐热，破坏它们需要强烈的热处理。

7.3 真菌性食物中毒

案例与分析7-6

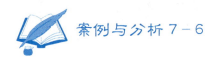

大北苏村的一起食物中毒

2004年2月河北省邢台市宁晋县大北苏村发生了一起食物中毒事件。共有5人中毒，发病者3男2女，年龄最大的20岁，最小的4岁，其中1人死亡。流行病学调查表明：5名中毒者全部食用了有明显霉变症状的甘蔗，且死亡者食用量最大。事发后，宁晋县防疫站协同食品卫生监督部门立即追回并封存了市场上销售的霉变甘蔗9吨。除死亡之外的其余4名中毒者都已经康复出院，身体状况良好。

案例分析：霉变甘蔗中毒属真菌性食物中毒。真菌性食物中毒在我国已多次发生，给人们生命及财产造成巨大损失。因此，应该深刻认识真菌性食物中毒的病原、流行性特点及预防措施具有重要意义。

由真菌产生的毒素引起的中毒称为真菌性食物中毒。易引起中毒的食品主要是富含糖类、水分含量适宜、霉菌易生长繁殖的粮谷类、甘蔗等食品。有些发霉谷类食品，如玉米、大米、面点等，即使霉粒、霉斑、霉点被去除，但毒素还存在于食品中，也可能引起食物中毒。常见的有麦角中毒、赤霉病麦中毒、霉变甘蔗中毒、霉辣变甘薯中毒。这里主要向大家介绍一下霉变甘蔗中毒、赤霉病麦中毒。

一、霉变甘蔗中毒

（一）病原

霉变甘蔗：外观光泽及手按硬度差，外皮及断端有白色絮状或绒毛状霉菌菌丝体，组织结构象糠萝卜，气味难闻，有酸馊霉坏味或酒糟味及呛辣味。毒性物质为节菱孢霉及其产生的毒素 3-硝基丙酸。长期贮藏的变质甘蔗是节菱孢霉发育、繁殖、产毒的良好培养基。甘蔗节菱孢霉产生的毒素 3-硝基丙酸是一种神经毒，主要损害中枢神经系统。

（二）中毒表现

1. 潜伏期

10 分钟～17 小时，大多为食后 2～8 小时。

2. 症状

多先头晕、视物模糊、腹痛、腹泻，继而下肢无力、不能睁眼、眩晕、不能站立，较重者呕吐剧烈、大便呈黑色、血尿、发热、神智恍惚、阵发性抽搐、牙关紧闭、出汗、流口水、意识丧失，严重者中枢神经系统损伤及昏迷中出现呼吸衰竭而死亡，存活者留有极似乙型脑炎样的后遗症，并终身丧失生活能力。

（三）流行病学特点

1. 季节性

发病季节多在 2～4 月份。变质甘蔗中毒多发生在北方。发病年龄多为 3～10 岁儿童，且重症病人和死亡者多为儿童。

2. 中毒食物被污染的原因

甘蔗霉变主要是由于在不良条件下经过冬季长期储存所致结果。甘蔗一般于 11 月份运来北方，置地窖、仓库或庭院堆放过冬，次年春季气温回升，微生物大量繁殖，堆放的甘蔗变质，食后引起中毒。

（四）预防措施

甘蔗必须成熟后收割，因不成熟的甘蔗容易霉变；甘蔗应随割随卖，不要存放；甘蔗在贮存过程中应防止霉变，存放时间不要过长，并定期对甘蔗进行感官检查，已霉变的甘蔗禁止出售。

二、赤霉病麦中毒

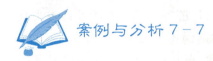

面粉疙瘩汤食物中毒

2000年8月28日,黑龙江省克东县干丰镇兴国村一村民用自产小麦加工面粉90公斤,晚餐用该面粉做疙瘩汤全家6口人食用,20分钟后6人先后出现中毒症状。3~4小时后,症状相继缓解,次日早餐,用面粉做成面跳,全家食用,又都出现中毒症状。食用者6人全部发病,较重者2人,潜伏期为20~40分钟,均出现恶心、呕吐、腹痛、腹泻、头晕、全身乏力和体温升高等症状。流行病学调查符合食用者发病的食物中毒特征。经克东县卫生防疫站调查,原麦中赤霉病麦含量达80%左右。用剩余的面粉做汤喂狗和猪,30分钟后均出现呕吐等急性中毒症状。临床资料及流行病学调查确定中毒原因为赤霉病麦。

案例分析：麦类赤霉病是粮食作物的一种重要病害。麦类赤霉病一方面造成大麦和小麦的大量减产,同时人畜食赤霉病麦后也可引起赤霉病麦中毒,危害着人类的生命及身体健康。

(一) 病原

麦类、玉米等谷物被镰刀菌菌种侵染引起的赤霉病是一种世界性病害,谷物赤霉病的流行除造成严重减产外,谷物中存留镰刀菌的有毒代谢产物——赤霉病麦毒素,可引起人畜中毒。

(二) 中毒表现

赤霉病麦中毒潜伏期一般为10~30分钟,长的可延至2~4小时,主要症状有恶心、呕吐、腹痛、腹泻、头昏、头痛、嗜睡、流涎、乏力,少数病人有发烧、畏寒等,症状一般在1天左右,慢的一周左右自行消失,预后良好。

(三) 流行病学特点

麦类赤霉病每年都会发生,我国麦类赤霉病每3~4年有一次大流行,每流行一次,就发生一次人畜食物中毒,一般多发生于麦收以后吃了受病害的新麦,也有因误食库存的赤霉病麦或霉玉米引起中毒的。

(四) 预防措施

预防赤霉病粮中毒的关键在于防止麦类、玉米等谷物受到霉菌的侵染和产毒。主要措施有:加强田间和贮藏期的防菌措施,包括选用抗霉品种;降低田间水位,改善田间小气候；使用高效、低毒、低残留的杀菌剂；及时脱粒、晾晒，降低谷物水分含量至安全水分；贮存的粮食要勤翻晒，注意通风；去除或减少粮食中病粒或毒素。

7.4　有毒动植物食物中毒

有毒动植物食物中毒是指食入动物性或植物性有毒食品（有些动植物内含天然毒素或储藏时产生毒性物质）而引起的食物中毒。

一、河豚鱼中毒

案例与分析 7-8

误食河豚鱼送了命

2008 年 5 月 10 日，家住辽宁省法库县经济开发区南门村的老张来到龙山农贸市场。在一鱼摊处，称了两条青鱼和两条类似蛤蟆样的鱼。下午 3 时，老张拎着鱼兴冲冲地赶回家，朋友老刘正好来串门。"老伴呀，把鱼炖上，弄点酒，我和老刘喝两盅。"石大妈十分利索地把鱼收拾干净，然后将鱼和豆腐、粉条炖下锅。老刘和老张吃完"蛤蟆鱼"不久，便先后出现了不良反应，先是恶心、呕吐，然后出现麻木和运动障碍等症状。慌了手脚的石大妈连忙找人将两人送往医院。虽然经过抢救，但是对中毒较重的老张于事无补，不久便停止了呼吸。老刘中毒较轻转危为安。

5 月 11 日，沈阳市产品质量和食品安全领导小组办公室下发了文件，要求立即对水产批发市场进行检查，加强市场河豚鱼监管。5 月 12 日，法库县卫生防疫站在关于法库县南门村居民误食河豚鱼中毒事件报告中认定："疑似河豚鱼中毒。"5 月 14 日，法库县卫生监督所再次对老张的死亡情况进行了调查，认定该起食物中毒为：家庭误食河豚鱼中毒。

案例分析：河豚鱼中毒是动、植物食物中毒中的典型一种，病死率高，目前尚无特效解救药物。应加强市场出售河豚鱼监管，切勿"拼死吃河豚"。

河豚（气泡鱼），是一种味道鲜美但含有剧毒物质的暖水性海洋底栖无鳞鱼类，江浙一带流传一句俗话即"拼死吃河豚"。河豚鱼产于我国沿海、长江及珠江中下游、日本沿海。河豚鱼身体浑圆，头部大，腹尾部小，背上有鲜艳的斑纹或色彩，体表无鳞，光滑而有细刺,在受到威胁时腹部能膨气。在每年2～5月份前后多由海中逆流游至入海口河中产卵。

(一)病原

河豚所含有毒成分为河豚毒素,毒素性质稳定,煮沸、盐腌、日晒均不被破坏,在100℃加热7小时,200℃以上加热10分钟才被破坏,是目前已知的毒性最强的低分子量非蛋白类神经毒素。鱼体卵巢与肝的毒力最强,肾、肠、脾、脑、髓次之,肌肉一般无毒,在每年的生殖产卵期含毒素最多,易发生中毒。

(二)中毒表现

河豚毒素主要作用于神经系统,阻断神经肌肉间的传导,发病很快且剧烈。先感觉手指、口唇、舌尖麻木或有刺痛感,然后出现恶心、呕吐、腹痛、腹泻等胃肠道症状;进而四肢肌肉麻痹、行走困难,甚至全身麻痹成瘫痪状;严重者眼球运动迟缓,瞳孔散大,随之言语不清、体温下降、呼吸困难,最后呼吸衰竭引致死亡。病死率40%～60%。致死时间最快可在发病后10分钟。目前无特效解毒药,一般预后不良。

(三)流行病学特点

每年春季是河豚鱼的产卵季节,这时鱼的毒性最强,所以,春天是河豚鱼中毒的高发季节。

(四)预防措施

水产部门必须严格执行《水产品卫生管理办法》,严禁出售鲜河豚鱼,并且加工干制品必须严格按规定操作程序操作。加强宣传教育,宣传河豚鱼的毒性及危害,不擅自吃沿海地区捕捞或捡拾的不知名或未吃过的鱼。提高识别能力,捕捞时必须将河豚鱼剔除。

二、毒蕈中毒

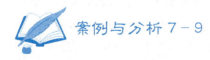

案例与分析 7-9

湖北大冶发生毒蘑菇食物中毒事件

2010年9月11日晚,江西瑞昌的6名民工在湖北大冶殷祖镇董家口村伐竹后,食用了自行采摘的野生蘑菇。当晚,6人相继出现呕吐,被连夜送到医院救治。经诊断,中毒民工的心、肝、肾等器官功能严重受损。有2人已分别于12日下午和13日中午死亡,另一人于15日凌晨2点经抢救无效死亡。其余3人正在黄石市中心医院抢救。

幸存的3人当中,除一人情况稳定、暂无生命危险之外,其余两人的病情并不乐观。其中一人因内脏器官特别是肝脏损伤严重,正在接受血液净化治疗,而另一人已经没有自主呼吸,只能靠呼吸机维持。

案例分析: 毒蘑菇食物中毒事件在我国发生频率很高,不熟悉的野生蘑菇绝不可擅自采摘食用。

蕈类通称蘑菇,是大型真菌。蘑菇在我国资源很丰富,自古被视为珍贵食品。我国目前已鉴定的蕈类中可食蕈近300多种,有毒蕈类180多种,能威胁人类生命的有20余种,含极毒能使人致死的有10多种。

(一) 病原及中毒表现

毒蕈的有毒成分比较复杂,往往一种毒素含于几种毒蕈中或一种毒蕈可能含有多种毒素。几种有毒成分同时存在时,有的互相拮抗,有的互相协同,因而症状较为复杂。一般按临床症状将毒蕈中毒分为五型:

1. 胃肠毒型

毒素可能是类树脂成分,其中毒粉褶菌、土生红褶菇、内缘菌、变黑蜡伞、毒红菇、虎斑蘑、橙红毒伞、黄韧伞等可致死。误食含有其他毒素的毒蕈,亦可出现一过性胃肠炎症状,但不是主要症状。

误食含有胃肠毒素的毒蘑菇后表现以胃肠道症状为主。潜伏期一般为0.5~6小时,发病时表现为恶心、呕吐、腹痛、腹泻等症状、一般不发热。

2. 神经毒型

含有神经毒型毒素的毒蘑菇较多,其有毒成分主要有毒蝇碱、腊子树酸、光盖伞素以及致幻素等。

误食含有毒蝇碱的毒蘑菇表现为副交感神经为主的症状,表现为流涎、呕吐、腹泻、大汗、面色苍白、流泪、瞳孔缩小等症状,严重者呼吸困难,有时出现幻觉。误食含有光盖伞素等毒素的毒蘑菇中毒表现为幻听、幻视、唱歌、狂躁等症状。误食橘黄裸伞与牛肝属中的某些毒蘑菇中毒时,还有特有的小人国幻觉。

3. 溶血毒型

含有溶血毒型毒素的毒蘑菇主要有马鞍蕈(又称鹿花蕈)类。马鞍蕈内含有鹿花蕈素,系甲基联氨化合物,它可破坏大量红细胞,有强烈的溶血作用,作用于肝和肾,毒性较强。

误食马鞍蕈毒蘑菇中毒的潜伏期6~12小时,开始表现为呕吐和腹泻,1~2天后出现头痛、无力和痉挛等症状,严重的有肝、肾疼痛,以后出现急性溶血,严重时可引起死亡。

4. 肝肾损害毒型

也称实质脏器损害型。主要有毒肽和毒伞肽两大类,为毒蕈原浆毒素。主要存在于毒伞、白毒伞、鳞柄白毒伞、纹缘毒伞及褐鳞小毒伞等蘑菇中。毒伞属毒素为剧

单元7 食物中毒及预防

毒,其毒性稳定,耐高温、耐干燥,一般烹调加工不能破坏。毒肽作用于肝细胞的内质网,大剂量时在1~2小时即可致死;毒伞肽作用于肝细胞核,作用慢,但毒性强,比毒肽强10~20倍。

此类蘑菇中毒表现为潜伏期长,病情复杂而凶险,病死率高等特点。临床上病情发展分为五期:① 潜伏期一般10~24小时,最长可达数日。② 胃肠炎期出现恶心、呕吐、腹痛、腹泻,一般多在持续1~2天后逐渐缓解,部分严重患者出现休克、抽搐、惊厥、呼吸衰竭,甚至死亡。③ 假愈期为患者症状暂时缓解或消失,约持续1~3天。此期毒素进入脏器逐渐损伤实质脏器。一定要注意假愈期的患者观察,以免误诊误治。④ 脏器损害期的患者,突然出现肝、肾、心、脑等脏器损害的症状,如肝脏肿大、肝功能异常及肾脏受损,甚至肾功能衰竭等。病死率一般为60%~80%。⑤ 经积极治疗,一般在2~3周后进入恢复期,中毒症状消失、肝功能指标逐渐好转。

5. 日光性皮炎毒型

是胶陀螺(又名猪嘴蘑)引起中毒,潜伏期一般为24小时左右,暴露于日光部位的皮肤可发生皮炎。颜面肿胀、疼痛、嘴唇肿胀外翻等。

(二) 流行病学特点

毒蕈中毒多发生在高温多雨的夏秋季节。因蕈类品种繁多,形态特征复杂以及毒蕈与食用蕈不易区别,往往由于采集野生鲜蕈时缺乏经验而误食中毒。毒蕈含有毒素的种类与多少因品种、地区、季节、生长条件的不同而异,因此,中毒症状复杂多变,通常为综合征状。

(三) 预防措施

毒蘑菇中毒的原因主要是误采、误食。由于毒蘑菇难以鉴别,因此要记住不要采集不认识的野蘑菇食用,以免发生中毒。关于毒蕈与食用蕈的鉴别,目前尚缺乏简单可靠的方法,一般肉眼鉴定时毒蕈有如下一些特征:颜色奇异鲜艳,形态特殊,蕈盖有斑点、疣点,损伤后流浆、发黏,蕈柄上有蕈环、蕈托,气味恶劣,不长蛆,不生虫,破碎后易变色,煮时能使银器变色、大蒜变黑等。但上述特征仅作参考,不是鉴别标准,有的虽不具有上述一些特征,却是毒蕈,如白毒伞、豹斑毒伞等。

三、其他动植物中毒

1. 含氰苷类植物中毒

木薯、杏、桃、李、梅、枇杷、樱桃、杨梅等果仁内均含有氰甙物,人食用后氰甙物在消化道内经自身的酶水解产生剧毒的氢氰酸。

本病潜伏期短,食后1~2小时即出现头晕、头痛、恶心、呕吐、心慌,继而出现呼吸困难、胸闷,重者出现昏迷、痉挛、瞳孔放大、休克、呼吸和心跳停止而死亡。

应禁止食用生木薯,不吃苦杏仁、苦桃仁等含氰甙物的食物;木薯烹调食用前应先削皮、切片,用清水浸泡漂洗两昼夜,再敞锅蒸煮后食用,且煮薯的汤应弃去;食用甜杏仁时必须加热炒透,以使有毒物挥发,食用时应限量,儿童更应少食。

2. 鱼类组胺中毒

一般青皮红肉的鱼,如鲐鱼、竹夹鱼、秋刀鱼、金枪鱼、鲭鱼、鲣鱼、沙丁鱼等,体内含有大量的组氨酸,当鱼体被脱羧作用强的细菌污染时,可使鱼体内组氨酸脱掉羧基形成大量组胺,从而引起组胺中毒。

组胺中毒主要引起类似过敏反应的一系列症状,如全身潮红、似酒醉状、头痛、头晕、心跳加快、呼吸窘迫、有胸闷感。多数症状较轻,恢复较快,死亡者较少。

预防措施主要是防止鱼类腐败变质,不出售腐败变质的鱼,进行冷藏和烹调时采取除胺措施。青皮红肉鱼烹调时,可适量加入雪里蕻或红果,可明显降低组胺含量。过敏体质的人最好不食用青皮红肉鱼类。

3. 贝类中毒

随着经济生活的改善,贝类中毒已越来越受到人们的关注。某些毒藻如膝沟藻类,多存在于形成"赤潮"的海域。生长在该水域的贝类摄取毒藻后,自身被毒化,毒物在贝类体内富集,贝类本身不中毒。但当人摄入这种贝类后,毒素迅速释放呈现中毒。

导致中毒的贝类包括贻贝、蛤、螺、扇贝、蛎、砂海螂、蚶子、香螺、织纹螺等。浙江、广州等地曾多次发生贝类中毒。贝类一般所带的有毒物质是石房蛤毒素,毒性强,耐高温,在116℃的条件下加热,仅能破坏其中的一半毒素,在一般烹调过程中不易将其破坏去除。该毒素进入人体后,主要是阻断神经传导,为神经毒素,作用机制与河豚毒素相同。不同点是血压不下降,中毒患者直至临死前意识仍很清醒。死亡率为5%～18%。

对此类中毒应加强预防性监测,当发现赤潮或贝类生长的水域出现大量毒藻时,要测定捕捞贝所含毒素量;食用前应清洗漂养,或在烹调前采用水煮捞肉弃汤的方法,以使人体的毒素摄入量降至最低程度。

4. 发芽土豆中毒

土豆中含有龙葵碱,其含量为0.005%～0.01%,当土豆发芽后,其幼芽和芽眼部分龙葵碱的含量可高达0.3%～0.5%。达到此含量就有发生中毒的可能。龙葵碱可麻痹呼吸中枢,溶解红细胞并引起脑水肿和充血。食后10分钟至数小时,口腔有烧灼感,恶心、呕吐、腹痛、腹泻。过多食用引起昏迷、抽搐、呼吸困难,重者因心力衰竭、呼吸中枢麻痹而死亡。

预防中毒最主要方法是土豆应储藏在低温、干燥、避免阳光直射的地方以防止发芽;已发芽或皮色变黑绿的马铃薯不能食用;发芽不多的马铃薯食用前应彻底剔去芽及芽基,削净皮;烹调时要加热充分,使其熟透,最好加醋以破坏龙葵碱。

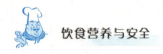

7.5 化学性食物中毒

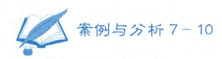

2004—2008年国内化学性食物中毒文献分析

根据2004—2008年食物中毒文献资料,化学性食物中毒事件共报道191起,中毒3 029人,死亡49人,分别占同期食物中毒报道总数的25.03%、11.50%和47.5%。化学性食物中毒是食物中毒死亡人数最多的中毒种类,且病死率最高,达1.62%。

对有关化学性食物中毒事件的城乡分布、场所分布、中毒因子及发生原因等方面进行统计和分析。结果化学性食物中毒的主要中毒因子依次为亚硝酸盐(49.74%)、农药(21.99%)和鼠药(13.61%);误食、污染、投毒、违禁或过量使用添加剂是导致化学性食物中毒的主要原因。中毒场所以家庭为主(52.88%),农村发生频数高于城市,且中毒死亡人数大都集中在农村(93.88%)。

引自《实用医药杂志》,2010年,27(3):254~256。

案例分析: 目前,化学性食物中毒事件较为突出,且致死率最高。以亚硝酸盐、有机磷农药、毒鼠强中毒为主,通过加强此类化学品的监管,提高全民的道德法制观念及食品安全意识,完善污染物监测预警系统与制度,正确认识化学中毒物质的中毒原因、表现及预防措施,是减少化学性食物中毒事件的有效途径。

化学性食物中毒是指食入被化学性毒物污染的食品而引起的食物中毒。化学性食物中毒主要包括亚硝酸盐、化学农药、金属毒物、假酒、鼠药及化学添加剂等引起的中毒。该类食物中毒不受季节性、地区性影响,但发病率和致死率高。

一、亚硝酸盐中毒

 案例与分析 7-11

亚硝酸盐食物中毒

2003年3月18日中午,山东省莱芜市发生一起食物中毒事件。5名中毒者,潜伏期最短8分钟,最长2小时,均以口唇、指尖、舌尖及全身皮肤紫绀为主,并伴有恶心、呕吐、头晕、头痛等症状,其中一名严重者浑身发紫,晕倒在地。医护人员根据病人特有的中毒表现,及时使用亚硝酸盐中毒的特效药物亚甲蓝、维生素C等治疗抢救,症状明显减轻。5天后病人痊愈出院。

5人发病前72小时内就餐史中,市场购买的凉拌海白菜为共同食源。卫生监督人员对中毒者食剩的海白菜及病人呕吐物进行采样,依据GB/T5009133-1996食品中亚硝酸盐与硝酸盐的测定方法,分别检出亚硝酸盐含量为12 126 g/kg、0.109 g/kg。可见,这是一起典型的误食亚硝酸盐引起的食物中毒。

经调查,3月18日在加工海白菜时,售菜者将盛放于塑料袋中的亚硝酸盐误当食盐拌入菜中。此亚硝酸盐是售菜者曾用之加工过肉制品的。

案例分析:较严重亚硝酸盐中毒事件往往是误食或肉食品加工添加过量引起的。摄入亚硝酸盐 $0.2 \sim 0.5$ g就可以引起食物中毒,3 g可导致死亡。化工行业对亚硝酸盐食品添加剂包装标志应明显,以避免混淆、误用。同时应按食品添加剂使用卫生标准进行监督监测,严格控制其使用量和残留量,减少对人体的潜在危害。

(一)中毒原因

亚硝酸盐中毒一般是因食入含有大量亚硝酸盐或硝酸盐的蔬菜,或误将亚硝酸盐当作食盐食用而引起的急性食物中毒。中毒原因主要有:① 蔬菜储存过久或发生腐烂,或煮熟的蔬菜放置太久,蔬菜中硝酸盐被还原菌转化成亚硝酸盐。② 腌制蔬菜时间较短,当加盐量少于12%、气温高于20℃时,7~15天亚硝酸盐含量达到高峰易引起中毒,20天消失。③ 肉制品过量加入作为发色剂的硝酸盐或亚硝酸盐。④ 用苦井水(硝酸盐含量高)煮粥或食物并放置过久。⑤ 亚硝酸盐误当食盐食用。⑥ 体内生成:对于胃肠功能紊乱者,肠道硝酸盐还原菌增多,过量摄入含硝酸盐多的蔬菜时,被还原为亚硝酸盐。

(二)中毒表现

亚硝酸盐进入人体血液,可使血液中血红素的 Fe^{2+} 氧化成 Fe^{3+},发生以高铁血红蛋白症为主的急性中毒。血红蛋白失去结合氧的能力,从而使组织缺氧出现青紫症状。中毒轻者表现为口唇、舌尖、指尖青紫等缺氧症状,重者眼结膜、面部及全身皮肤青紫。自觉症状有头晕、头痛、无力、心率快等。

(三)预防亚硝酸盐中毒的措施

① 加强亚硝酸盐的保管,避免误作食盐或面碱食用,同时加强集体食堂的安全管理,防止坏人投毒。② 应妥善储存蔬菜,保持蔬菜的新鲜,切勿过久存放蔬菜,不吃腐烂的蔬菜。③ 苦井水勿用于煮粥和做菜。④ 饭菜要现做现吃,不吃存放过久的熟菜。⑤ 现腌的菜,最好马上就吃,不能存放较久;若腌菜时间长,要腌透,腌20天以上再吃。⑥ 搞好厨房卫生,特别是锅和容器必须洗刷干净,不饮用过夜的

温锅水,也不用过夜的温锅水做饭。⑦ 严格遵守国家卫生标准控制肉制品中亚硝酸盐的添加量。

二、砷化物中毒

砷的化合物多数为剧毒。常见的为三氧化二砷,俗称砒霜。纯品为无臭、无味的白色粉末或块状化合物。

(一) 中毒原因

① 误把砒霜当成食碱、食盐或淀粉,或误食含砷农药拌的种粮。② 滥用含砷杀虫剂喷洒果树及蔬菜,造成蔬菜、水果残留量过高,喷药后不洗手而进食。③ 盛放过砷化物的容器用来盛装食品造成污染。④ 食品工业用原料或添加剂中含砷量过高。

(二) 中毒表现

砷化物中毒能直接腐蚀消化道,使细胞酶蛋白失去活性,造成中枢神经发生功能紊乱,并能引起实质性脏器的损害。

潜伏期为数分钟至数小时。开始口腔有金属味,口咽部及食道有灼烧感。继有恶心、呕吐和腹痛、腹泻。可出现严重脱水和电解质失衡、体温下降、血压下降,甚至休克。重症患者,可出现神经系统症状,有剧烈头痛、烦躁不安、惊厥、昏迷等。当肾脏损害时,可出现尿闭、蛋白尿、血尿、尿中毒,还可造成肝脏、心肌损害,砷化物中毒还可严重地引起皮肤黏膜的损伤。

(三) 预防措施

① 严格保管农药,实行专人专管、领用登记,砷化物农药包装上应有明显的"有害"标志。② 使用含砷农药拌种的容器、用具必须专用并作明显标记;砷中毒的家畜禽,应深埋销毁,严禁食用。③ 含砷农药用于水果、蔬菜时,应遵守安全间隔期。④ 食品工业所用的化学物质如添加剂、碱等,含砷量不得超过国家标准。

三、农药中毒

农药污染食品引起的危害是全世界共同面临的一个食品安全问题。有机磷农药大多为油状液体,是我国目前应用最广泛的杀虫剂。可分为高毒性、中等毒性及低毒性三类,如甲胺磷、甲基对硫磷、敌敌畏、敌百虫、乐果等。甲胺磷是一种剧毒有机磷农药,农业主管部门曾三令五申禁止将其用于蔬菜和水果杀虫,但少数菜农违反规定,以致用甲胺磷喷洒蔬菜致使残留量过高引起的中毒事件较多。

(一) 中毒原因

中毒的主要原因是污染食物引起:① 用装过农药的空瓶装酱油、酒、食用油等。② 农药与食品混放污染。③ 国家禁用于蔬菜、水果的高毒农药在蔬菜、水果成熟期喷洒残留等,这是我国目前最主要的农药中毒问题。

(二) 中毒表现

有机磷农药进入人体后与体内胆碱酯酶迅速结合,使胆碱酯酶活性受到抑制,结果使大量乙酰胆碱在体内蓄积,导致以乙酰胆碱为传导介质的胆碱能使神经处于过度兴奋状态,从而出现中毒症状。

一般急性中毒多在 12 小时内发病,若是吸入、口服高浓度或剧毒的有机磷农药,可在几分钟到十几分钟内出现症状以致死亡。有机磷类农药中毒早期或轻症可出现头痛、恶心、呕吐、多汗、视物模糊、乏力等;病情较重者瞳孔缩小、肌肉震颤、意识恍惚、行路蹒跚、心动过缓等;重症病例常有心动过速、血压升高或下降、昏迷、四肢瘫痪、呼吸困难等,可因呼吸麻痹或伴循环衰竭而死亡。

(三) 预防措施

① 要广泛宣传安全使用农药知识及对人体的毒害作用。② 要专人专管,不能与食品混放。③ 严禁用装农药的容器装食品。④ 要严格执行国家农药安全使用标准。⑤ 喷洒农药及收获蔬菜、水果等食品,须遵守安全间隔期。⑥ 蔬菜、水果食用前要洗净,用清水浸泡后再烹制或食用。

 思考与练习

一、解释基本概念

食物中毒　食源性疾病　细菌性食物中毒　霉变甘蔗　化学性食物中毒

二、问答题

1. 食物中毒有哪些类型？其流行病学特点有哪些？
2. 细菌性食物中毒的原因与流行病学特点有哪些？
3. 各种致病菌易污染的食物有哪些？如何预防？
4. 如何预防河豚鱼食物中毒？
5. 如何预防亚硝酸盐食物中毒？

三、综合训练题

1. 在餐饮工作中如何预防细菌性食物中毒？请根据餐饮加工过程举例进行逐步分析。

2. 案例：(1) 2007 年 4 月 17 日晚,辽宁省某市有 4 人因进食韭菜馅饺子,出现疑似食物中毒症状。发病的 4 人为一家人。韭菜是 16 日在市场花 2 元钱购买的,17 日中午包的韭菜馅饺子。饺子馅里又加了 1 个鸡蛋和 5 个鸭蛋。下午 2 点 40 分两个女儿、父亲和小孩一同进餐,姑爷因事回来晚了,只吃 2 个饺子。3 点左右除姑爷外 4 人相继发病,17 时 15 分到市医院急诊,小孩因病重转到上一级医院抢救。另外,摘下来的韭菜根喂了鸭子,鸭子食后死亡。患者中毒表现：恶心、呕吐、腹痛、头痛、头晕、心悸、口干、多汗、流涎、血压升高、肌束震颤、肺水肿、抽搐、昏迷、瞳孔缩小、大小便失禁等。

(2) 2005年8月,石家庄市卫生防疫站接到群众举报,称在某饭店就餐后,6人先后出现腹痛、腹泻症状。流行病学调查:8月19日晚8:00,6人一同在某饭店聚餐,食用的海鲜火锅,次日凌晨2:00首例病人出现腹痛、腹泻,至20日中午11:00,6人相继出现腹泻症状。因20日早餐6人未在一起食用,故认为19日晚餐引起疾病的可能性较大。患者症状以腹痛、腹泻为主,其中4人大便为黄糊状,2人为黄水样,次数5～8次不等,2人伴有发热,体温37.2℃～37.9℃,均未呕吐。

(3) 2008年6月12日,杭州市余杭区发生一起食物中毒事件。当地卫生监督所调查情况如下:6月12日下午2点30分至6月12日22时30分,瓶窑镇居民李某家(4人)、田某家(4人)及蒋某共9人先后出现中毒症状为:呕吐、恶心及腹痛、腹泻,呕吐多者达10次,也有全身无力或呼吸困难者。9例中无发热。潜伏期最长6小时,最短的是2小时,平均为3小时。经前2天3户家庭9人的食谱回忆调查,食物品种较多,但板鸭是9人唯一的共同食物。经进一步调查,该板鸭是李某、田某在该镇农贸市场同一家卤味熟食店中购买的。而蒋某作为田某的朋友被田某请去吃饭的,食用该板鸭后也发病。根据对卤味熟食店业主调查,该板鸭是熟食店业主6月11日剩余未卖出的,带回家后放在蓝色塑料筐内未采取冷藏措施,到次日(6月12日)卖完。对该卤味店进行卫生学调查,加工场所物品、工具、容器存放杂乱,卫生状况较差。另外,业主在6月10日左手食指因刀伤缝合3针后用医用纱布包扎着。

请分别分析以上三个案例最可能是什么类型的食物中毒?引起中毒的原因是什么?如何防止此类事件的发生?

3. 我国几乎每年都有到野外采摘新鲜蘑菇因误食毒蘑菇发生食物中毒的事件。请以2～3人为一小组,根据文献或网络收集相关彩色图片和资料,尽可能归纳、总结鉴别食用蘑菇与毒蘑菇的方法,提出预防毒蕈中毒的措施,以PPT形式在课堂上讲解。

四、客观题

(一) 单项选择题

1. 下列细菌性食物中毒中,主要由食用海产品引起的是(   )。
   A. 沙门氏菌食物中毒
   B. 葡萄球菌食物中毒
   C. 致病性大肠杆菌食物中毒
   D. 副溶血性弧菌食物中毒

2. 食用霉变甘蔗中毒的毒素为(   )。
   A. 伏马菌素   B. T-2毒素
   C. 3-硝基丙酸   D. 脱氧雪腐镰刀烯醇

3. 不属于食物中毒的病原菌是(   )。
   A. 伤寒杆菌   B. 沙门氏菌

C. 变形杆菌　　　　　　　　　　D. 副溶血性弧菌

4. 下列是嗜盐原菌食物中毒的为（　　）。

A. 沙门氏菌　　　　　　　　　　B. 大肠杆菌

C. 葡萄球菌　　　　　　　　　　D. 副溶血性弧菌

5. 下列细菌性食物中毒属于典型的毒素型食物中毒的是（　　）。

A. 沙门菌食物中毒

B. 变形杆菌食物中毒

C. 葡萄球菌食物中毒

D. 副溶血性弧菌食物中毒

6. 植物性食物（如剩饭、米粉）引起的食物中毒最可能由（　　）引起。

A. 沙门菌属　　　　　　　　　　B. 副溶血性弧菌

C. 葡萄球菌肠毒素　　　　　　　D. 变形杆菌

三、多项选择题（至少选择两项）

1. 河豚毒素毒性相对较强的器官有（　　）。

A. 肝脏　　　B. 眼睛　　　C. 皮肤　　　D. 卵巢

E. 血液

2. 食物中毒的主要特点有（　　）。

A. 潜伏期短　　　　　　　　　　B. 流行呈暴发性

C. 症状相似　　　　　　　　　　D. 有传染性

E. 同时发病者有共同饮食史

3. 按病原物质分类，将食物中毒分为（　　）。

A. 细菌性食物中毒　　　　　　　B. 真菌及其毒素食物中毒

C. 动物性食物中毒　　　　　　　D. 有毒植物中毒

E. 化学性食物中毒

4. 食物中含有（　　）可能会引起食物中毒。

A. 旋毛虫　　　　　　　　　　　B. 河豚鱼毒素

C. 葡萄球菌肠毒素　　　　　　　D. 霍乱弧菌

E. 副溶血性弧菌

5. 下列不属于食物中毒的有（　　）。

A. 长期饮用被污染水而引起的重金属中毒

B. 服用药物不当而引起的中毒

C. 冒险食用河豚鱼引起的中毒

D. 细菌性痢疾

E. 毛蚶引起的甲型肝炎暴发

四、判断题

1. 引起葡萄球菌食物中毒的污染源常为带有化脓性病灶的部位。　　　（　　）

2. 副溶血性弧菌最适生长的含盐浓度为 7.5%。　　　　　　（　）
3. 肉毒梭菌毒素主要侵犯血循环系统。　　　　　　　　　　（　）
4. 在我国,引起肉毒梭菌中毒最常见的食品是自制发酵食品。（　）
5. 木薯中毒是由氢氰酸引起的食物中毒。　　　　　　　　　（　）
6. 肉毒梭菌食物中毒的致病因素主要是细菌产生致呕吐毒素。（　）

单元 8 食品原料卫生与安全

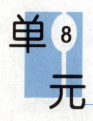

知识目标

- 掌握畜禽类、水产品类、蛋类动物性原料鲜度的感观判定标准。
- 掌握粮食、豆类、果蔬植物性原料的品质鉴定。
- 了解乳类、酒类、调味品的卫生要求,掌握滥用食品添加剂的危害及防治措施。

能力目标

- 能够感观判定动物性原料的鲜度与腐败情况,且能科学合理地选择食物原料。
- 能够进行植物性原料的品质鉴定,且能科学合理地选择食物原料。
- 能够在膳食工作中科学合理地选择、使用食品添加剂。

8.1 动物性原料卫生与安全

一、畜肉类原料卫生与安全

案例与分析 8-1

瘦肉精中毒

2004年9月4日,浙江省金华市连续发生两起因食用含"瘦肉精"(盐酸克伦特罗)的猪内脏引起的食物中毒事故。患者出现腿脚震颤、心跳加快、头晕、胸闷、口渴、恶心呕吐、视力轻微模糊等症状。实验室检验结果:采集剩余猪肺样品送金华市有关实验室检测,猪肺中盐酸克伦特罗含量为 6.65 mg/kg。

2006 年 9 月 13 日开始,上海市发生多起因食用猪内脏、猪肉导致的疑似瘦肉精食物中毒事故,截至 9 月 16 日已有 300 多人到医院就诊。9 月 17 日上海市食品药品监管部门确认中毒事故为瘦肉精中毒。

案例分析: 瘦肉精是一种平喘药,添加到饲料里,可提高猪的瘦肉率,现我国已禁用。如果瘦肉精含量过高出现上述症状,长期食用会诱发癌症。

(一)在固有酶的作用下生畜肉品质的变化

1. 尸僵

刚屠宰完的畜肉呈中性或弱碱性(pH 值为 7.0~7.4),随着血液循环和氧气供应停止,肉中糖原在无氧条件下酵解而产生乳酸使肉的 pH 值下降,从 7.2 降至 5.6~6.0 之间,当乳酸生成到一定量时,分解糖原的酶失活,而 ATP 酶活性增强,分解 ATP 产生次黄嘌呤和磷酸,磷酸的产生使肉的 pH 值下降至 5.4(肌凝蛋白的等电点)时,使肌凝蛋白凝固、肌纤维硬化,肌肉僵直,畜肉的这个阶段称为尸僵。处于僵硬期的肉,肌肉纤维粗硬,肌肉蛋白质保水性差,肉汤浑浊,有不愉快气味,制熟后,滋味较差,为非烹饪理想用料。

2. 成熟

僵直后,肉内糖原继续分解为乳酸,使 pH 值进一步下降,肌肉结缔组织变软并具有一定的弹性,此时肉松软多汁、滋味鲜美,表面因蛋白凝固形成一层干膜,可以阻止微生物侵入,该过程称为成熟。一般在 4℃时 1~3 天可完成成熟过程,温度越高成熟速度越快。烹饪上可利用肉的成熟作用提高肉的风味和嫩度,此阶段的肉最适合作烹饪原料。

此外,肌肉中形成的乳酸具有一定的杀菌作用,如患口蹄疫的病畜肉经后熟过程,即可达到无害化的目的。畜肉处于僵直和成熟阶段为新鲜肉。

3. 自溶

成熟阶段的肉,若保藏不当可进入自溶阶段,主要是组织蛋白酶分解蛋白质引起组织自体分解。内脏中组织酶较肉丰富,故内脏在存放时比肌肉类更易发生自溶。自溶阶段组织蛋白酶作用的程度大,可将肌肉中复杂物质进一步分解为可溶性的简单物质。

自溶阶段的肉,肌肉松弛,缺乏弹性,无光泽,带有一定气味,呈强烈的酸性反应,硫化氢反应阳性。自溶阶段的肉滋味比成熟阶段逊色很多,而且必须立即食用,不宜长期保存。若自溶阶段肉发展到具有强烈难闻气味、发黏、发绿时,腐败肉含有的蛋白质和脂肪分解产物,如吲哚、硫化物、硫醇、粪臭素、尸胺、醛类、酮类和细菌毒素等可导致人体中毒,应禁止食用。

(二)微生物污染、寄生虫疾病与化学性污染

1. 微生物对生畜肉的污染

动物的皮肤、蹄毛、肠道及其排泄物带有大量细菌,它们是引起肉污染腐败的主

要原因。除有病(受感染)动物肉外,肌肉组织一般无细菌存在。新暴露的肉块切口表面带有大量的污染微生物。新切口的细菌数一般为 $10^3 \sim 10^5$ cfu/cm^2。这些微生物多从肉块的外表面和内脏转移而来,也可来自刀具、其他用具、工作台等。淋巴组织一般都带菌。当细菌数量太多或侵袭性太强时,它们继续繁殖,使淋巴结肿胀。应摘除病变淋巴结,否则细菌可能会向肌肉组织中转移。

环境适宜时,微生物大量繁殖,导致肉复杂的分解过程。首先是需氧性细菌污染肉表面,然后兼性厌氧菌取代上述细菌,最后完全变为厌氧菌沿着结缔组织向深层扩散,特别是靠近关节、骨骼和血管的部位最易腐败。

2. 人畜共患的寄生虫病

人畜共患的寄生虫病主要有囊虫病、旋毛虫病、蛔虫病等。这些寄生虫病会对人体造成极大的危害,进食病畜肉及其产品是引起这些疾病的重要途径。因此,必须加强卫生监督与检验,畜肉须有兽医卫生检验合格印戳才允许销售;养成肉食一定要烧熟煮透后方进食的饮食习惯;对于病畜肉,要根据情况进行销毁或无害化处理。

3. 化学物质残留

在牲畜饲料中过量或违禁使用抗生素和激素时,抗生素和激素会随食物进入人体,进而引发人的中毒。抗生素残留最大的潜在危害是产生细菌耐药性,使致病菌难以被有效控制。如果为了提高瘦肉产量而使用"瘦肉精",添加于饲料中会在家畜的肌肉,特别是内脏大量蓄积,人食用这种家畜肉后,会出现头痛、眩晕、恶心、呕吐、心率加快、肌肉震颤等中毒反应,严重的可因心律失常而危及生命。

(三) 生畜肉鲜度的判定

生猪肉,生牛肉、羊肉、兔肉鲜度判定方法分别见表 8-1、表 8-2。

表 8-1 生猪肉鲜度判定

项 目	鲜 猪 肉	次 质 肉	劣 质 肉
色 泽	肌肉有光泽,红色均匀,脂肪乳白色	肉色稍暗,脂肪无光泽	肌肉无光泽,脂肪灰绿色
弹 性	纤维清晰,有坚韧性,指压后凹陷立即恢复	指压后凹陷恢复慢,不全恢复	指压后凹陷不能恢复
黏 度	外表湿润,不黏手	外表略湿,略黏手	黏手
气 味	具有鲜猪肉固有的气味,无异味	略有氨或酸味	有臭味
肉 汤	澄清透明,脂肪团聚于表面,味香	稍浑浊,脂肪滴浮于表面,稍有异味	浑浊,有絮状物和臭味

单元 8 食品原料卫生与安全

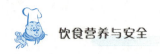

表 8-2 生牛肉、羊肉、兔肉鲜度判定

项　目	鲜牛肉、羊肉、兔肉
色　泽	肌肉有光泽,红色均匀,脂肪白色或微黄色
黏　度	外表微干或湿润,不黏手,切面湿润
组织状态	纤维清晰,有坚韧性
气　味	具有鲜牛肉、羊肉、兔肉固有的气味,无臭味,无异味
弹　性	指压后凹陷立即恢复
肉　汤	澄清透明,脂肪团聚于表面,具有香味
TVBN/mg·100 g^{-1}	≤20

煮沸后肉汤的检查方法:称取 20 g 切碎的样品,置于 200 ml 烧杯中,加水 100 ml,用表面皿盖上,加热至 50℃~60℃,开盖检查气味,继续加热煮沸 20~30 分钟,检查肉汤的气味、滋味和透明度,以及脂肪的气味和滋味。

骨髓和腱的变化也可作为带骨肉感官检验的参考判断指标。新鲜肉骨内充满骨髓,骨髓结实、呈黄色或白色、折断处有光泽、不陷入骨的折断边缘内;腱有弹性、结实,关节表面光滑、有光泽,关节液呈透明状。腐败时则骨腔内骨髓不充满,质地柔软,以手指摸时呈烂泥状,色泽常呈污灰色,腱湿润,关节表面附有大量黏液,关节液如血浆状。

二、禽肉类原料卫生与安全

(一) 固有酶对生禽肉品质的影响

1. 尸僵

一般禽类放血后 1~2 小时或者更短时间出现僵硬。禽类出现尸僵的时间比畜肉早。尸僵部位先胸肌,然后是肢和翅膀。

2. 成熟

禽肉的成熟速度与肌肉中结缔组织含量有关,结缔组织少的,成熟速度快,如幼禽和禽胸肌部成熟速度相对较快。

3. 自溶

禽贮存不当,尸僵、成熟后则向自溶发展。如果尸僵、成熟不彻底,禽未彻底冷却即行堆放,即容易造成禽的变黑现象,并散发一种特殊酸味,脂肪变成赤铜色。这种禽放在通风处,散除其酸臭气味后仍可食用。

(二) 微生物污染与生禽肉的腐败

1. 微生物性污染

在活禽的羽毛、足、肠部位隐匿有大量不同类型的微生物。洗烫去除羽毛的过程,一般在有热水(大约55℃)的大容槽中进行,洗烫约30分钟。由于洗涤作用,可以减少微生物的数量,并能消灭热敏性细菌(嗜冷菌)。

机械性脱毛,实际上会增加禽类皮肤表面的细菌数量,还会引起交叉污染。去除脏器的过程还可能使粪便中的细菌扩散到表皮上,并引起传播。

禽肉一般在冷空气中作冷却放置。冷却可使禽肉表皮干燥,从而延缓嗜冷菌的生长。经初步冷却后,鸡皮表面的细菌数约为 $5\times10^3 \sim 1\times10^5 \mathrm{cfu/cm^2}$,而胴体内侧常低于 $1\times10^4 \mathrm{cfu/cm^2}$。

2. 禽肉的腐败变质

禽肉的腐败往往从肉尸内部开始。如果发现光禽两翅肋际皮下有污绿色暗斑,则意味着已经腐败。

(三)禽肉鲜度判定

生禽肉鲜度判定见表8-3。

表8-3 生禽肉鲜度判定

项 目	良 质 肉
眼 球	眼球饱满、平坦或凹陷
色 泽	皮肤有光泽,肌肉切面有光泽,并有该禽固有色泽
黏 度	外表微干或微湿润,不黏手
弹 性	有弹性,肌肉指压后的凹陷立即恢复
气 味	具有该禽固有的气味
煮沸后肉汤	透明澄清,脂肪团聚于表面,具固有香味
TVBN/mg·100 g^{-1}	≤20

禽新鲜度感官检验还可检查头、皮肤、翅和肢及腔内状况。禽喙有霉菌生长或不快气味、口腔黏膜无光泽、皮肤有霉斑或稍有霉味、皮肤呈灰黄色,都应认为是鲜度下降。同时还应注意口角黏液的腐败气味和内脏、浆膜、腹壁肌肉是否有腐败现象。

三、水产品类原料卫生与安全

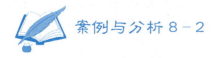

案例与分析8-2

"吃药"的大闸蟹与多宝鱼

2006年11月17日,上海市公布了对30件冰鲜或鲜活多宝鱼的抽检结果,30件

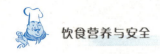

样品中全部被检出硝基呋喃类代谢物,部分样品还被检出环丙沙星、氯霉素、红霉素等多种禁用鱼药残留,部分样品土霉素超过国家标准限量要求。据了解,人体长期大量摄入硝基呋喃类化合物,存在致癌的可能性。而且,蟹体内有大量的抗生素药物残留,会使食用者产生耐药性,降低此类药物的临床效果。

案例分析:近几年,一些水产品养殖企业为了提高水产品的质量和数量,滥用添加剂或违法使用违禁药品的现象较为严重。不仅危害人体健康,也会对我国渔业的健康发展带来不利影响。应禁止使用国家禁用的饲料添加剂及药品,或按有关规定使用。

(一) 鱼类鲜度变化与化学污染

1. 固有酶对鲜鱼品质的影响

鱼类出水垂死时,出于保护性反应,从皮肤腺分泌出黏液,覆盖整个体表。而后发生尸僵、自溶的变化。随着这个变化的进行,鱼体分泌的黏液由透明状变为浑浊,严重者有臭味。

(1) 尸僵:鱼死后十几分钟至 4~5 小时,鱼体呈僵硬状态。尸僵期的鱼体,处于最新鲜的状态。尸僵期后,鱼体肌肉弹性增高而进入成熟阶段。与畜肉不同,鱼体成熟期相当短暂。

(2) 自溶:鱼体组织蛋白酶活性比畜肉要高,所以自溶发生的速度相对要快些。降低温度、盐腌可阻止或延缓自溶过程的进行;红肌含量较多的鱼类比白肌含量较多的鱼类自溶作用强。自溶阶段的鱼肉,应立即食用,不能冷冻贮存。

2. 微生物污染与鲜鱼的腐败

(1) 微生物污染:健康鱼的肉和体液本来是无菌的,而皮肤、鳃、内脏等与外界接触的部位有许多细菌生存。处于自溶期时,细菌透过血管或直接侵入肌肉及体液中,经大量繁殖,最终引起腐败。

(2) 鲜鱼的易腐性:水生动物含酶丰富,含水量高,pH 值比畜肉高,加上供销环节复杂,与异物接触频繁,所以比其他动物性食品更易腐败。

(3) 鲜鱼的腐败:当细菌繁殖到一定程度,其产生的酶类就会分解鱼体组织,产生一些低级分解产物,使鱼体产生明显的腐败臭味和其他变质特征。眼部的变化:眼球逐渐下陷,鱼角膜变混浊。鳃部的变化:鳃色发生变化,变成灰白色。鱼鳞的变化:鱼鳞很容易脱落,而呈残缺不全的状态。肌肉的变化:腐败时鱼体细胞晶体组织已被破坏,弹性就完全消失。鱼腹部的变化:肠内容物会发酵产气,而呈现膨胀现象。

3. 鱼的化学污染

由于工业"三废"等的污染,使水产品体内含有较多的重金属(如汞、镉、铬、砷、铅等)与农药等。通过生物富集作用,使其体内的有毒物质的浓度远远高于环境。另外,为了提高水产品的质量和数量,滥用添加剂或违法使用违禁药品也会危害人体健康,使用渔用饲料添加剂应当符合《饲料和饲料添加剂管理条例》和农业部《无公害食品渔用饲料安全限量》的要求。

(三) 鲜鱼的鲜度判定

鲜鱼的新鲜度检验包括感官检验、理化检验和微生物检验。由于鱼类微生物污染受环境条件影响,微生物检验差异很大,故以前两者为主,见表8-4。

表8-4 鲜鱼的鲜度判定

项 目	淡 水 鱼	海 水 鱼
体 表	有光泽、鳞片较完整不易脱落,黏液无浑浊,肌肉组织致密有弹性	鳞片较完整,不易脱落,体表黏液透明无异臭味,具有固有光泽
鱼 鳃	鳃丝清晰,色泽红或暗红,无异臭味	鳃丝较清晰,色鲜红或暗红,黏液不浑浊,无异臭味
眼 睛	眼球饱满,角膜透明或稍有浑浊	眼球饱满,角膜透明或稍有浑浊
肛 门	紧缩或稍有凸出	
肌 肉		组织有弹性,切面有光泽,肌纤维清晰
TVBN/mg·100 g^{-1}	≤20	≤30

(三) 虾、蟹鲜度的判定

1. 鲜虾的鲜度判定

(1) 头胸节与腹节连接程度:在虾体头胸节末端存在着被称为"虾脑"的胃和肝脏,虾体死亡后易腐败分解,并影响着头胸节与腹节处的组织,使节间的连接变得松弛。

(2) 体表色泽:虾体甲壳下真皮层内散布着各种色素细胞,含有以胡萝卜素为主的色素质,常以各种方式与蛋白质结合在一起。当虾体变质分解时,即与蛋白质脱离而产生虾红素,使虾体泛红。

(3) 伸曲力:虾体处在尸僵阶段时,体内组织完好,细胞充盈着水分,膨胀而有弹性,故能保持死亡时伸张或圈曲的固有状态,即使用外力使之改变,一到外力停止,仍恢复原有姿态,当虾体发生自溶以后,组织变软,就失去这种伸曲力。

(4) 体表干燥状况:鲜活虾体外表洁净,触之有干燥感。但当虾体将近变质时,甲壳下一层分泌黏液的颗粒细胞崩解,大量黏液渗到体表,触之就有滑腻感。

鲜虾的鲜度判定见表8-5

2. 鲜蟹的鲜度判定

(1) 河蟹:活河蟹动作灵活好爬行,善于翻身,腹面甲壳轻硬,肉多,黄足,脐盖与蟹壳之间凸起明显。垂死者精神委顿,不愿爬行,将其仰卧时,不能翻身。我国《水产品卫生管理办法》规定,对死河蟹禁止生产经营。

表 8-5　鲜虾的鲜度判定

项　目	河　虾	海　虾
感官指标	虾体具有各种河虾固有的色泽,外壳清晰透明,虾头与虾体连接不易脱落,尾节有伸展性,肉质致密无异臭味	体表:虾体完整,体表纹理清晰有光泽 肢节:头胸节与体节间连接紧密,允许稍松弛,壳允许有轻微红色或黑色 眼球:眼球饱满突出,允许稍萎缩 肌肉:肌肉纹理清晰,呈玉白色,有弹性不易剥离 气味:具有海虾的固有气味,无任何异味
TVBN/mg·100 g^{-1}	≤20	≤30

(2)海蟹:海蟹离开海水就会迅速死亡,这类蟹常称作死鲜蟹,但它们在保藏过程中极容易发生腐败。其鲜度判定可从下列几方面入手。肢与体连接程度:在肢与体相连的可转动处,会明显呈现松弛现象,以手提起蟹体,可见肢体(步足)向下松垂现象。蟹黄凝固状态:蟹体内被称为蟹黄的物质,是多种内脏和生殖器官所在,当蟹体在尸僵阶段时,蟹黄呈凝固状态,但当蟹体自溶以后,即呈半流动状。到蟹体变质时,可感到壳内呈流动状。海蟹的鲜度判定见表 8-6。

表 8-6　海蟹鲜度判定

项　目	鲜　海　蟹
感官指标	具有海蟹的固有气味,无任何异味;体表纹理清晰,有光泽,脐上部无胃印;步足与躯体连接紧密,提取蟹体的步足不松弛下垂,鳃丝清晰,白色或微褐色;蟹黄凝固不流动;肌肉纹理清晰,有弹性,不易剥离
TVBN/mg·100 g^{-1}	≤25

(四)水产类原料的保藏

1. 鱼的冷却

由于鱼类具有极易腐败的特性,为了保持鱼的质量,延长其僵硬期,必须将鱼体温度迅速降至接近其肌肉汁液的冻结点(-0.5℃~2℃)以抑制和降低鱼体内微生物和酶的作用,延长保藏期限。

冷却后的体温降至 0℃~4℃左右,可做短期保存。鱼冷却的方法有两种,一种为碎冰冷却法,此法冷鱼体温度只能降至 1℃,达不到 0℃,一般可贮存 8~10 天。另一种为盐水冷却法,一般用循环或淋浇式盐水冷却鱼体,鱼体温度可降至 0℃~0.5℃,但盐水冷却的鱼,鱼体发白,影响感官性状。

2. 鱼的冻结

冷却后的鱼,虽然体内微生物活动受到一定抑制,但它们仍在生长繁殖,不能长期保藏。若要长期保藏,必须将鱼体冻结。冻结前鱼体应先在 3℃~4℃的水中清洗,清洗完后,在-18℃以下的冻结间冻结,当鱼体温度降至-18℃以下时,冻结即结束,此时鱼体组织中80%的水分变成冰晶,可贮存6个月以上。

四、蛋类卫生与安全

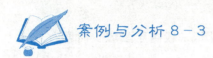
案例与分析 8-3

"红心鸭蛋"

2006年11月12日,某电视台播报了一种产自河北的含有苏丹红Ⅳ号的"红心鸭蛋"正在北京市场销售;随后,北京、广州等地有关部门下发紧急通知,暂停销售"红心鸭蛋";14日,河北省下发紧急通知,要求全面清查有害"红心鸭蛋";农业部、国家质检总局、卫生部等均下发查处"红心鸭蛋"的紧急通知。

一般是放养于滩涂等地的蛋鸭食用的鱼虾、胡萝卜等饲料富含类胡萝卜素,可以产出颜色较深的真正红心鸭蛋。一些不法经营者向饲料中添加了苏丹红色素牟取暴利。

案例分析: 苏丹红Ⅳ号是三类致癌物,我国《食品添加剂使用卫生标准》禁止苏丹红作为添加剂使用。膳食生活中,应重视蛋与蛋制品的食用安全问题。

(一)蛋的污染

1. 微生物性污染

生殖器中的病原微生物可在蛋液形成过程中进入蛋内。蛋在产后受到污染,微生物通过壳中的裂缝进入蛋内最为普通。蛋壳表面有一层防水性表皮,它对微生物经过蛋壳的孔(即气孔)侵入,则具有选择作用。穿过壳后有两层膜,它们可使细菌的进一步侵入受到限制,但对霉菌菌丝的侵入可能起不到屏障作用。

蛋黄因有多种营养成分,又无抑菌物质存在,因此,入侵的微生物可能会快速地在蛋黄中生长繁殖,并导致鲜蛋的腐败。

霉菌侵入壳内繁殖,严重霉变时,透视时蛋壳和蛋白内部均有黑色或粉红色斑点,打开后,蛋的壳内膜和蛋液内均有霉斑,或蛋白呈胶冻样霉变。

2. 化学污染

饲料含有的重金属汞和铅、激素、抗菌素、霉菌毒素、农药等有害物质会造成蛋的污染。如棉饼中的棉酚可向蛋内转移。

(二)蛋在保藏过程中品质的变化

1. 蛋的破损

蛋在运输、贮存过程中,由于蛋壳薄而脆很易破损。如蛋壳裂纹、硌窝、损坏以至

单元8 食品原料卫生与安全

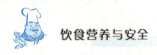

蛋白流至壳外。

2. 蛋的散黄

蛋在保藏中,如果存放时间过长,细菌或霉菌经蛋壳气孔侵入蛋体内,破坏了蛋黄膜结构而造成散黄;或因蛋黄中渗入的水分过多,使蛋黄膜表面的张力减小而失去弹性,一旦受到震动时就会造成蛋黄膜破裂,也会使鸡蛋散黄。

3. 蛋的黏壳

黏壳是指蛋黄黏贴在蛋壳上的现象。粘壳的原因,一般由于蛋较长时间存放于容器内,中途又未经翻动所致。

(三)蛋的鲜度判定与卫生检验

1. 感官检验

新鲜蛋的蛋壳上有一层霜状粉末,蛋壳完整而清洁,色泽鲜明,呈粉红色或洁白色,无裂纹,无凸凹不平的现象;轻磕时,有清脆的咔咔声(如石子相撞),在手中掂动有沉甸感。陈蛋的蛋表皮粉霜脱落,皮色油亮或乌灰,碰撞响声空洞,在手中掂动有轻飘感。劣质蛋的外壳常呈灰白色;孵化或漂洗的蛋,外壳异常光滑,气孔明显。

2. 灯光透视检验

将蛋的大头紧贴照蛋器的照蛋孔上,使蛋的纵轴与照蛋器约成30度倾斜。观察气室和蛋内容物。新鲜蛋气室小而固定,蛋内完全透光,呈微红色或淡橘红色,蛋白浓厚色于蛋黄周围,蛋黄位于中央偏钝端,呈朦胧暗影或不见,蛋内无斑点和斑块。

3. 蛋的鲜度判定

(1) 新鲜蛋:新鲜蛋蛋壳清洁完整;灯光透视时整个蛋呈微红色,蛋黄不见或略见阴影;打开蛋后,蛋黄凸起完整,系带有韧性,蛋白澄清透明,稀稠分明。

(2) 劣质蛋:包括裂纹蛋、硌窝蛋、流清蛋、血圈蛋、血筋蛋,前三者是鲜蛋受压形成的,后两者是受精蛋在温热条件下形成的。它们应在短时间内用完。

(3) 次质蛋:包括血环蛋、重流清蛋、轻度粘壳蛋、散黄蛋、红粘壳蛋、轻度霉蛋。次质蛋须先经高温处理后使用。如经85℃以上高温处理3~5分钟。

(4) 变质蛋:包括泻黄蛋(蛋黄、蛋白全部变稀且相混浊,有恶臭味)、黑腐蛋、重度霉蛋、重度黑粘壳蛋。对变质蛋应禁止加工和使用。

五、乳及乳制品卫生与安全

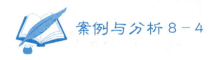

案例与分析 8 - 4

"有 抗 奶"

兽医药理学专家、北京农学院的吴国娟教授,就"有抗奶"对人体造成的危害作了如下分析：①过敏反应：奶中青霉素、磺胺类药物残留可使对这类药物过敏的食用者发生过敏性反应。英国有过报道，对青霉素高度敏感的人食用有青霉素残留的商品牛奶后发生了过敏反应。②对胃肠道菌群的影响：正常人与动物体内寄生着大量菌群，如果长期与动物性食品中残留的抗菌类药物接触，就会抑制或杀灭敏感菌、耐药菌或条件性致病菌，使体内微生物平衡遭到破坏。③细菌耐药性增加：由于奶中抗菌类药物浓度低于有效抑菌或杀菌浓度，使细菌耐药性不断加强，而且很多细菌已由单一耐药发展到多重耐药。机体长期与低剂量药物接触，会导致人体内耐药菌增加，且病原菌的耐药基因可以在人和动物之间互相传递。

案例分析： "有抗奶"是奶或奶制品中残留有抗生素。由本案例可知"有抗奶"对人体健康是有危害的，在生产加工中应加强管理，在应用抗菌类药物期间和停药后5天内的乳汁不得供食用。

（一）致病菌对乳的污染

牛乳的致病菌主要是人畜共患传染病的病源体，除了加强兽医卫生检验工作外，对于已被污染的乳品尤其要慎重，处理原则如下：

（1）牛型结核：有明显结核症状奶牛的乳，不应供人食用，如仅对结核菌素反应呈阳性的奶牛的乳，经70℃、30分钟消毒后可制成乳制品。

（2）布氏杆菌病：患有布氏杆菌病的病牛的乳，应立即煮沸5分钟，然后再经巴氏消毒后出售，如奶场无消毒设备，应煮沸后送消毒站消毒。

（3）口蹄疫：口蹄疫病毒对酸和热的抵抗力差，只有饮用病牛的生乳才会感染。所以患口蹄疫病牛的乳，挤出后，应立即煮沸5分钟或经80℃加热30分钟后出场，在消毒站再经巴氏消毒后方可食用。

（4）乳房炎：乳房炎主要由葡萄球菌及放线菌等引起，当有严重化脓症状时，挤出的乳应予销毁，如仅为轻度感染，而乳的性状又无异常时，挤出的乳应及时消毒，以防止葡萄球菌产生耐热的肠毒素而引起食物中毒。

（5）炭疽：患炭疽的奶牛泌乳量显著下降，而且只有在患病后期才由乳里排出炭疽杆菌，且乳中常带血液，故一般不会被人饮用。

（二）乳类生产供销系统的卫生

1. 奶牛场的环境卫生

奶牛场应设在城镇郊区、距居民区1千米外的下风向和地下水位较低的地区。场内应设牛舍、牛运动场、饲料贮存室、冷藏室、消毒室、兽医卫生检验室和病牛隔离室等部门。大多数牛舍，既是牛的居住地，又是挤乳的场所，故牛舍的清洁卫生十分重要。牛舍应经常清扫，保持室内空气流通，寝床要干燥，防止粪便粘在排污沟的铁栅上，溅在墙角上，重要的是定期消毒，彻底铲除细菌繁殖的温床。尤其是夏季高温季节，牛体力下降，更应注意环境的净化，开启南北门户，使室内热气及时散发出去，换进新鲜空气；靠近晒太阳处，牛体温高，要牵到户外阴凉处用水冷却，时间30分钟。

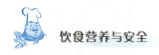

2. 挤乳与储乳卫生

挤乳时容易发生牛乳的污染,人手、乳房外皮和作业机械是主要污染源。挤乳作业时,人、牛和机械应相互协调,操作要谨慎。

(1) 挤乳:作业人员双手用流水洗净,这样能洗去手上 75% 细菌。用温水洗乳房,用于乳房消毒的消毒液,使用次数不能超过三次,否则因其效力下降,若继续使用,达不到消毒目的,反而把前头牛的细菌污染下头牛。一边擦拭乳房,一边挤去头乳,确认无异常时,开始刺激挤乳,双手专门作挤乳用,不能兼做其他工作。挤乳结束后,直接用浸渍液消毒乳头,清洗和消毒挤乳机,待用。

(2) 挤乳机卫生:80℃~85℃热水清洗挤乳机,乳杯橡皮每使用 1 000 次定时更换。经常检查真空泵的稳定性,在挤乳过程中,真空度应在一指定数值,若真空度下降 5 mmHg 以上时,表明真空泵不正常,需立即检修。禁止使用非食品级之乳管或挤乳器。

(3) 储乳槽:储乳槽清洗不当,冷却功能不足,会造成细菌繁殖。建议乳汁进入乳槽 1 小时内温度应降至 10℃,第 2 小时应降至 5℃ 以下;新乳加入储乳槽,温度不得上升超过 10℃。

3. 乳牛保健

(1) 控制疫病:防范疯牛病,只要销毁被感染的牲口和杜绝动物骨肉粉作饲料,加强配种和粪便处理的管理,就能达到控制疫情的目的。食用牛奶及各种含牛奶制品是安全的,只有牛肉制品才有可能是疯牛病病原体的携带者。

虽然口蹄疫病毒可以在高温下被杀死,但其传播途径很多,甚至可以通过空气传播。口蹄疫要采取相应的隔离措施,不但对牲口本身,而且还包括接触过病源的运输工具、饲具、人员、水源和饲料等。

(2) 隐性乳房炎监测与控制乳房感染的措施:要定期检查牛乳体细胞数,检查奶牛是否已有潜在的乳房炎。应用 PL-测试仪,测定凝集反应的程度,牛乳呈阳性(凝集反应+)以上时,表明乳房炎相当严重的。在干乳期及时对乳房炎进行检查与治疗是十分重要,可减少分娩后的乳房炎的发病率。注意畜舍卫生,防止乳头的外伤,减少乳房炎的发生。

(3) 营养代谢疾病监控:健康牛乳腺细胞活性强,能阻止细菌繁殖或杀灭细菌,也就是牛自身活力胜过细菌的活力,抑制了乳房炎。然而,处于亚健康或体弱多病奶牛抵抗力弱,细菌活动猖獗,在乳房和乳头局部产生异常,最后导致乳房炎。

保证粗饲料的最低需要量。牛消化道内能合成多种维生素,但没有合成维生素 A、D_3 和维生素 E 能力。当富含胡萝卜素的青刈饲料和青贮料少以及不能进行日光浴时,应在饲料中添加几种维生素。严禁饲喂变质饲料,尤其是食品加工的下脚料,如防止啤酒糟、豆腐渣等饲料堆放腐败变质。另外,使用搅拌机后应及时进行清洗,防止细菌滋生繁殖。

(4) 生物菌剂的应用:饲料中添加乳酸菌之类有益菌改善第一胃(瘤胃)发酵,达到改善体质和预防疾病的目的。

4. 牛乳的消毒

经过滤冷却的乳,应尽快进行消毒。消毒的目的是杀灭致病菌和一切生长型的细菌。最常见的牛乳灭菌过程(即热处理过程)包括:巴氏消毒、保持灭菌、超高温(UHT)处理等。

(1) 巴氏消毒:巴氏消毒操作方法有多种,其设备、温度和时间各不相同,但都能达到消毒目的。低温长时间(63℃~65℃,30分钟),其处理是一个间歇过程;高温短时间(72℃~75℃,15秒以上),通常在板式热交换器中进行,广泛用于饮用牛奶的生产,通过此方式获得的产品仍含有微生物,储存与处理的过程中需要冷藏;快速巴氏杀菌(90℃以上,数秒至数分钟),主要用于生产酸奶乳制品。

(2) 保持灭菌:保持灭菌是为了杀死所有的微生物(115℃~121℃、20~30分钟),所获得的产品是商业无菌的,即达到:① 不含毒素;② 不含致病菌;③ 不含在正常的储存和配送条件下有繁殖能力的微生物。因此,其储存和运输销售不需要冷藏。

(3) 超高温处理:超高温(UHT)处理通过短暂高强度的加热(135℃~150℃,保持数秒),使牛奶达到商业无菌程度。在一条生产线上,将被包装物料的杀菌、包装盒成型及包装一次完成,可彻底消灭细菌,杜绝再次污染。

(4) 瓶装蒸汽消毒:将生牛乳装入瓶内,加盖后置入蒸笼内加热至80℃~85℃,维持15~20分钟,或在蒸汽上升时起,再加热10分钟即可。此法简易可靠,且可避免消毒后再污染,适用于小型牧场。

每种杀菌过程都有负面影响,产品会发生变化并因此影响其营养价值和感官特性。

加热对赖氨酸损失情况是:巴氏杀菌1%~2%、保持灭菌6%~10%、超高温(UHT)处理3%~4%。乳脂肪、矿物质、脂溶性维生素基本上不受热处理的影响,可溶性钙和磷酸盐的含量可能会降低,维生素D受到加热的轻微影响,其损失量取决于热处理的程度。热处理会导致维生素B、维生素C及叶酸的大量损失。

5. 乳在运输、储存和销售中的卫生要求

乳的运输和储存应在低温下进行,并尽可能缩短运送和储存的时间。运输乳应有专用的隔热车辆,每次用后,应用清水冲洗,经碱浸泡并用水冲洗和蒸汽消毒后方可再用。瓶装消毒乳在夏季应于6小时内送到饮用户。

(三) 乳的品质检验

乳的风味是集微甜、酸、咸、苦四种风味的混合体,其中微甜是起因于乳糖,微酸是因为含有柠檬酸和磷酸,咸味是氨基酸形成,苦味是由镁和钙形成。一般来讲,常乳只显示香味和微甜味。异常时出现酸败臭味、日晒气味、焦煮气味、异味(牛乳有很强的吸味能力)。

"无抗奶"就是用不含抗菌类药物的原料奶生产出的牛奶。乳房炎是奶牛的高发病,国内外都是用抗菌类药物来治疗,有的甚至直接在牛乳房上注射抗菌类药物。凡经抗菌类药物治疗过的乳牛,其牛乳在一定时期内仍残存着这些药物。

为了防止药物残留的危害,我国 1990 年 11 月颁布的《乳与乳制品管理办法》第四条明确规定:乳牛在应用抗菌类药物期间和停药后 5 天内的乳汁不得供食用。农业部在 2001 年度兽药残留监控计划中,将牛奶中青霉素、链霉素、磺胺类药物残留作为主要监控内容。

8.2 植物性原料卫生与安全

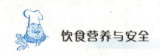

案例与分析 8-5

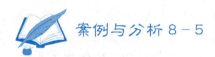

粮食中的"恐怖炸弹"

据有关资料报道,2004 年 7 月 14 日,长沙市工商部门查获 80 吨陈化粮加工而成的大米。如果这批有害大米没有被查获,将流向工地作为民工口粮和加工成米粉。长期储存的陈化粮中的油脂会发生氧化,产生对人体有害的醛、酮等物质。而且陈化粮会感染黄曲霉菌,继而产生黄曲霉毒素。黄曲霉菌毒素是目前发现的最强化学致癌物,尤其可导致肝癌,其致癌性比化学致癌物亚硝胺类强 75 倍。陈化粮中的黄曲霉菌最短能在 24 周内让一个健康的肌体发生癌变。因此把陈化粮比作粮食中的"恐怖炸弹"一点儿都不为过。

案例分析:按国家有关规定,陈化粮必须在县级以上粮食批发市场公开拍卖,确定陈化粮的用途主要用于生产酒精、饲料等。在选购大米时不要选择发黄、发霉且颗粒细碎的大米作为食用粮。

一、粮食谷物卫生与安全

(一)粮食的陈化

粮豆在贮藏过程中,随着时间的延长,其食用品质会出现不同程度降低的现象,称为自然陈化。产生自然陈化的主要机理:一是由于粮豆籽粒脱离植株后,仍然保持着生命活动,不断地进行有氧呼吸或无氧呼吸,消耗着籽粒内含的糖类物质等;二是粮豆中含有淀粉酶、脂肪酶、蛋白酶等水解酶能缓慢水解其中的营养物质,使粮豆品质逐渐下降。如脂肪水解成游离脂肪酸,进一步氧化生成醛和酮,产生异味。影响粮豆类原料陈化的主要因素是粮豆水分和环境温度,也与加工精度有密切关系。陈面粉蒸馒头发酵不良,擀面条易断糊汤。陈大米有陈腐味,影响食用。若是长期(3年以上)储藏的陈化粮,其黄曲霉菌可能超标,不能直接作为口粮食用。

(二)微生物污染与粮食的变质

无菌的粮食在自然界几乎不存在,可以说储藏粮食的同时,也储藏了微生物。粮食上的微生物包括霉菌、细菌、放线菌、酵母和病毒。它们通过多种途径,从粮食作物在田间生长期、收获期、储藏、运输和加工各个环节聚集到粮粒上,带来污染。

微生物附着于粮粒的表皮或外壳上,霉菌也可以侵入到粮粒表皮内部及胚部,从数量上看,细菌最多,其次是霉菌,放线菌和酵母菌很少。但从对粮食的危害看,霉菌最重要。

(三)昆虫和异物污染

粮食害虫主要有甲虫、螨类(粉螨)及蛾类(螟蛾)等。这些害虫常把粮食蛀蚀一空,并且还会在粮食上排泄大量粪便和各种分泌物,促使粮豆发热霉变,造成很大损失。

粮食的异物夹杂污染一般为有害植物种子与无机夹杂物(主要是砂石、泥粒和金属等)两类。

(四)粮谷原料的品质判定

感官鉴别是判定粮谷原料质量的基本方法,其鉴别指标主要包括色泽、口感、气味、水分、杂质、纯度等。

良质粮谷在加工、销售食用过程中不受任何限制。其食用品质、蒸煮品质、烘焙品质均保持良好,可放心使用。劣质粮谷则禁止食用,如霉变、运输中被毒物污染以及生虫、病害污染等的谷类应经相应处理,并改做他用。

(五)谷类的保藏

应放置于密闭、干燥容器内,并置于阴凉处。勿存放太久或置于潮湿之处,以免虫害及发霉。

二、豆及其制品卫生与安全

(一)微生物污染及腐败

豆制品含有丰富的蛋白质、脂肪、糖类等营养物质,水分含量较高,是微生物生长繁殖的理想基质。

对豆腐中细菌测定表明,刚出箱的豆腐细菌数为 440 cfu/g,屉中放置 5 小时后为 $1.4×10^4$,16 小时后为 $1×10^5$ cfu/g。当细菌数超过 $1×10^5$ cfu/g 时,其表面出现轻度的变质变化。当豆腐通风不良、散热缓慢时,加快细菌的生长繁殖。常可见到豆腐发红,由乳酸杆菌产生的红色素所致。已经发红的豆腐能闻到轻微的酸味。进一步发展,黏性物就会出现馊酸味。腐败变质时,豆腐表面出现油状、黏状物,颜色变黄,并产生难闻的酸臭味。以刀切开,可见豆腐内部有许多蜂窝状的小孔。这类豆腐应禁

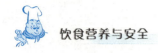

止生产经营。

(二) 微生物性腐败的控制

防止豆制品的微生物污染及腐败,要注意选料、生产、包装、运输、销售等过程中的环境卫生、器具卫生、个人卫生;另外低温冷藏可以抑制微生物大量生长繁殖,因此豆制品放在冷藏柜台出售较为理想。

(三) 豆类的保藏

干豆类应清理后保存。青豆类应清洗后沥干,放在清洁干燥的容器内。豆腐、豆腐干类用冷开水清洗后沥干放入冰箱冷藏,并应尽早用完。

三、果蔬类卫生与安全

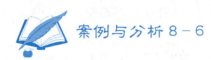

案例与分析 8-6

蔬菜农药残留

苏州市疾病预防控制中心,苏州市食品卫生监督所等部门组织了"2009年苏州市蔬菜中有机磷农药残留状况"调查活动。586件蔬菜样品中共检测出7种有机磷农药残留,分别为甲胺磷,敌敌畏,乐果,马拉硫磷,毒死蜱,久效磷及甲拌磷。残留情况比较严重的品种为包菜、花菜、韭菜、小青菜、菠菜及小白菜等。在所有蔬菜样品中,检出有机磷农药残留的件数为121件,总检出率为20.6%,超标件数为89件,总超标率为15.2%,其中甲胺磷超标率为3.75%,乐果超标率为3.24%。不合格率为:叶菜类>根茎类>瓜果类。各季度农产品有机磷农药残留情况分析表明,第三季度农药残留量最高。

案例分析:苏州市蔬菜农药污染问题不容乐观,特别是甲胺磷这种国家明令禁止使用的剧毒农药检出率较高。政府需要加大监督管理力度,制定控制措施,从而保证人民身体健康和确保农业和食品加工工业向绿色、无害、健康方向发展。实行"从田头到餐桌"全过程的安全质量管理,提高农产品质量。

(一) 固有酶对果蔬品质的影响

新鲜水果、蔬菜采摘后仍是活着的,是生命有机体。在固有酶作用下会产生呼吸蒸散和萎蔫、完熟、休眠等生命活动现象。

1. 呼吸

果蔬采摘后,水和无机盐供应全部断绝,光合作用基本停止,呼吸成了新陈代谢的主导过程。它包含两种形式,即有氧呼吸和缺氧呼吸。

有氧呼吸是将呼吸底物最终氧化成 CO_2 和 H_2O，放出大量能量的过程。缺氧呼吸的最终产物为乙醛和酒精。缺氧呼吸的产物对细胞有毒，浓度高时可杀死细胞而降低果蔬的耐藏性，所以，一般来讲，缺氧呼吸是不利或有害的。调节果蔬采摘后的呼吸形式和呼吸量是延长其贮藏期、防止腐烂的途径。

各种蔬菜的组织结构不同，产生的呼吸量也不同，以收获后的初期情况来看，叶菜初期呼吸量最大，果实类次之，根茎类蔬菜的呼吸量最小。叶菜初期的呼吸量最大，发热量也就多，所以叶菜更容易腐烂。

2. 萎蔫

植物细胞在水分充足、膨压大的情况下，显示光泽并有弹性，呈现坚挺脆嫩状态。若水分减少，细胞膨压降低，就会出现组织萎蔫、疲软、皱缩、光泽消退的现象。果蔬的蒸散和萎蔫作用影响果蔬的新鲜度，促进其败坏变质。

3. 完熟

完熟是成熟过程的后期，分解代谢旺盛，色、香、味、质都达到最适于鲜食的程度。完熟可以在植株上发生，从植物生长周期看，也应该在植株上发生，但市场的大流通以及产品贮运的要求往往使果蔬在进入完熟之前采收，使完熟阶段出现在贮藏期。显然贮藏期调节蔬果的完熟状况对改善其质量有重要意义，目前使用最多的催熟剂是乙烯及其他植物激素。值得注意的是完熟后的果蔬不宜再贮藏，否则很容易败坏变质。

4. 休眠

某些块茎、鳞茎、球茎、根茎类蔬菜及水果内含大量营养物质如淀粉、油脂、蛋白质等，结束田间生长后，原生质内部发生深刻变化，新陈代谢明显降低，生长停止而进入相对静止的状态，即休眠。"强制休眠"是贮藏蔬果的手段之一。

打破休眠而发生的萌发、抽薹变化即为春化，春化使蔬果品质降低，有时会产生一些有害物质。

5. 褐变

在多酚氧化酶作用下，水果、蔬菜中的酚类物质氧化聚合而形成红棕色素或紫褐色色素的现象，称为褐变。褐变多见于苹果、香蕉、土豆等。当其组织被碰伤或切开时，易发生褐变。

现在多用二氧化硫及亚硫酸盐等物质作为多酚氧化酶的强抑制剂加以使用。经 70℃～95℃ 约 7 秒可使大部分多酚氧化酶失去活性，也可用微波处理。

(二) 微生物与化学物质的污染

1. 微生物的污染

一般来说，土壤源性细菌的污染以长在地下的根类蔬菜最多，其次是靠近地面收割的叶菜类。从离地面一定高度收取的黄瓜、茄子、豆类等受土壤细菌的污染较轻，而被酵母、霉菌污染的机会较多。果蔬的形态结构影响着微生物的入侵。如表皮角质层越厚，保护作用就越大。

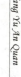

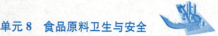

许多种水果pH值较低（<4.5），其腐败主要由真菌引起。它们能分泌果胶分解酶，软化和分解植物组织。因而果蔬真菌的生长常常导致严重的组织破裂，造成烂糊状区域。

2. 农药的污染

在蔬菜、水果的生长过程中施用农药，可造成农药的残留，进食未洗净的这些蔬菜、水果会引起农药中毒。应按要求施用农药。近年来在某些蔬菜、水果中常检出敌百虫、敌敌畏、甲胺磷、乐果、对硫磷。这些农药对人体的危害性较大，我国卫生标准明确规定蔬菜中不得检出这5种农药。

3. 工业废水的污染

工业"三废"中含有汞、镉、铅及砷等金属毒物，若不经处理而直接灌溉农田，毒物可通过蔬菜进入人体，产生危害。不同的蔬菜对重金属的富集能力差别较大，一般规律是：叶菜＞根茎＞瓜类＞茄果类＞豆类。在工业废水污染地区，应选择富集能力弱的品种栽培。

4. 硝酸盐和亚硝酸盐的污染

一般蔬菜、水果中硝酸盐与亚硝酸盐的含量很少，但在土壤长期过量施用氮肥，其含量增加，会对人体产生不利的影响。我国无公害蔬菜安全标准（GB18406.1－2001）和无公害水果安全标准（GB18406.2－2001）中规定，硝酸盐的含量瓜果类蔬菜≤600 μg/g，根茎类蔬菜≤1 200 μg/g，叶菜类≤3 100 μg/g，水果≤400 μg/g。

（三）水果与蔬菜品质判定

1. 水果品质判定

优质水果具有典型果形，表皮色泽光亮，肉质鲜嫩、清脆，有固有的清香味，无机械外伤和病虫害。次质水果表皮较干，不够丰满，光泽较暗，肉质鲜嫩度差，营养减少，清香味减退，略有小烂斑点，有少量虫蛀，去除腐烂、虫伤部分后仍可食用。变质水果严重腐烂、虫蛀、变味，不可食用。

2. 蔬菜品质判定

优质蔬菜鲜嫩，外形饱满，表面润泽光亮，无黄叶，无伤痕，无病虫害，无烂斑。次质蔬菜梗硬，外形萎蔫，失去水色光泽，老叶多，枯黄，有少量病虫害、烂斑和空心，挑选后可食用。变质蔬菜则严重霉烂，呈腐臭气味，亚硝酸盐含量增多，有毒或严重虫蛀，空心，不可食。

（四）水果与蔬菜的保藏

1. 果蔬的冷却

果蔬的热容量大，水分含量高（约90％左右），在贮存前应进行冷却，使果蔬内热量能迅速散出，延缓后熟作用和抑制微生物的生长繁殖，从而延长果蔬的保藏时间。果蔬冷却间温度一般在5℃左右或稍低，相对湿度保持在85％～95％。

2. 果蔬的贮存

果蔬的贮存主要有冷藏、窖藏、气调贮存等方法。冷藏是将冷却的果蔬放在温度为-1℃~1℃左右,相对湿度为90%的冷藏间贮存;窖藏是将果蔬放在温度为0℃~1℃的井窖、棚窖内贮存;气调贮存是用人工调节贮库内空气中二氧化碳和氧的含量,控制果蔬的呼吸作用,从而延长保藏期限。

8.3 其他食品原料卫生与安全

一、酒类食品卫生与安全

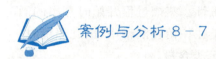

案例与分析 8-7

两起重大假酒中毒事件

1996年6月27日至7月21日,云南某县发生食用散装白酒甲醇严重超标的特大食物中毒事件。在这起利用工业酒精(主要含甲醇)制售有毒假酒致人死命特大恶性案件中,有192人中毒,其中35人死亡,6人致残。1998年2月,时值春节前后,山西省连续发生的多起重大的假酒中毒事件,有200多人中毒,并夺去了27人的生命。山西这一恶性事件同1996年在云南发生的特大假酒中毒事件如出一辙,都是因为饮用了不法之徒用工业酒精制作的假酒所致。

案例分析:工业酒精价格便宜,不法之徒利令智昏,用工业酒精兑制造假的白酒、黄酒等,给民众健康和生命财产造成巨大损失。甲醇是强烈的神经和血管毒物,对肝、肾,特别是眼球有选择性损害作用,误饮甲醇轻者可致中毒,严重者可致失明或死亡。查获的山西假酒每升含甲醇高达361 g,是国家规定量的900倍,简直同似毒液。

(一)酒的主要卫生

1. 蒸馏酒的食品卫生

蒸馏酒也称为白酒,乙醇含量一般在50度左右(即含乙醇在50%左右),其主要原料是粮食、糠麸,也有薯类(红薯、马铃薯、木薯)、甜菜做原料的。

(1) 甲醇:原料中含果胶多的,白酒中甲醇就多,如红薯干、薯蔓、薯皮中果胶含量都比其薯肉高几倍,谷类以麸皮、谷糠中含量高。除含量因素外,蒸煮料温度高,时间越长以及某些含果胶多的糖化剂(如黑曲霉)也能提高成品中甲醇含量。由于甲醇分解缓慢,有蓄积作用。视神经对甲醇的毒害作用很敏感,一般7~8 ml可引起失明,30~100 ml即可使人致死,因此蒸馏酒严格限制甲醇含量。由于薯类果胶含量比谷类高,因此我国食品卫生标准关于酒中甲醇含量以薯干为原料的,不许超过 0.12 g/100 ml;以谷类为原料的,不许超过 0.04 g/100 ml。

(2) 杂醇油:酒中碳链比乙醇长的高级醇混合物称为杂醇油。除糖类产生外,氨基酸分解也能产生杂醇油。凡比乙醇碳链长的高级醇混合物,沸点都高于乙醇,在体内分解氧化速度较慢,故毒性较乙醇高。饮用含杂醇油较高的酒类后,易出现头痛,故限量为 0.15 g/100 ml。

(3) 醛类:主要有甲醛、乙醛、糠醛、丁醛,及相应醇类氧化产物,其沸点较相应醇为低,而毒性则较高。如甲醛是一种细胞原浆毒,其毒性是甲醇的 30 倍,能使蛋白质凝固,30 mg/L 的浓度即能刺激黏膜,出现灼烧感、头晕、呕吐等,10 g 即致死。糠醛主要来自谷壳和糠麸等酿酒原料,对人体也有一定毒性。蒸馏过程开始时蒸出的酒(俗称"酒头")中的低沸点的醛含量高,而高沸点醛类往往留在酒糟中,因此蒸馏时,要掌握乙醇的沸点,去除"酒头"和"酒尾",可以降低醛类含量。

(4) 铅及其他金属:酒中的铅来自蒸馏器和贮酒容器。蒸馏时,含有机酸的高温酒蒸气对器壁的铅有强烈的溶出能力,质量低劣的蒸馏器,蒸馏酒的酒中含铅量能达到使人中毒的程度。因此要对蒸馏器严密监督。陈旧的被淘汰的含铅量高的旧蒸馏器被小企业重新使用,再加上发酵条件不稳定,就容易使铅含量高到使人中毒的程度。有些白酒厂对于发生铁混浊的白酒加高锰酸钾,使铁沉淀,结果酒中反而增加了锰的含量,我国食品卫生标准为此限定锰不得超过 2 mg/l,铅不得超过 1 mg/l。

(5) 氰化物:用木薯作原料生产的酒中含有氰化物。这是由于木薯中含有氰糖苷,蒸馏时其分解产生氢氰酸而进入酒中。氰化物毒性极强,应予以严格限制。

(6) 配制酒及食品添加剂的卫生问题:用蒸馏酒作为酒基添加允许使用的添加剂调香而得配制酒。也有的为提高酒度添加精馏酒精,禁止用药用及工业用酒精配制。有的企业乱加中药既无疗效证据又不按药酒登记,随意吹嘘宣传,混充食品酒类销售,是违反我国食品卫生法的。

2. 发酵酒的食品卫生

米酒、啤酒和黄酒是不经蒸馏的发酵酒。由于不经蒸馏,故所有成分都保留在成品酒中,黄曲霉毒素含量高的粮食造酒,黄曲霉毒素也全保留在酒中。由于这几种酒酒度都低,因而卫生标准中规定了细菌学指标。

(1) 啤酒的卫生问题:啤酒是以大麦芽为主要原料,加入少量的大米为淀粉类辅料,经液态糊化和糖化,接种啤酒酵母,在低温下液态发酵,再经发酵产生大量二氧化碳而成。配制过程中,加入啤酒花(又称蛇麻花),其中的单宁可使蛋白质沉淀,使麦芽汁澄清,并赋予成品以特异香味和爽口的苦味,提高泡沫的持久性,还有一定的防腐作用。成品为生啤酒(或称鲜啤酒),装瓶巴氏消毒后即为熟啤酒。生啤酒在煮麦芽汁时,有一次杀菌过程,此外再无杀菌过程。因此,在整个生产工艺过程中,物料接触的一切环境、容器、工具、空气等都必须充分消毒,保持清洁,而且要保持足够的低温(5℃),才能防止杂菌污染和繁殖。我国发酵酒卫生标准中规定,生啤酒每 100 ml

中,大肠菌群最近似数不许超过 10 个,熟啤酒不得检出;细菌总数在熟啤酒中每毫升不许超过 50 个。

近年来发现直接用火烘干大麦芽时,来自酪氨酸的大麦芽碱被烟气中的 NO_2 和 NO 的混合物亚硝基化而产生二甲基亚硝胺,含量最高的啤酒能达到 68PPb。因此应避免直接用火烘干大麦芽。由于啤酒是发酵酒,不经蒸馏直接饮用,其中一定的乙醇含量又可使脂溶性物质的溶解度增高,因此原料必须良好,含霉菌毒素较多的粮食不能用作啤酒原料。用霉变粮食酿造啤酒后,啤酒中黄曲霉素有的高达 20 μg/kg 以上。因此,禁止用霉变粮食酿造啤酒。

(2) 果酒的卫生问题:果酒是以葡萄、苹果和草莓等各种水果为原料的发酵酒。果汁中的糖经酒精发酵,再压榨过滤成透明的果酒。某些品种的果酒除发酵产生乙醇外,还要补加酒精以提高酒度。

用腐烂水果造酒,由于果胶酶大量分解果胶,使成品中甲醇含量增加。由于在生产过程中加入亚硫酸盐或二氧化硫处理,以净化葡萄汁并控制杂菌,其加入量应符合卫生标准的要求。各国法律都规定了葡萄酒中二氧化硫的添加量。1953 年国际葡萄栽培与酿酒会议提出参考允许量:成品酒中总二氧化硫含量(mg/l)为:干白 350、干红 300、甜酒 450;我国规定为 250。游离二氧化硫含量(mg/l)为:干白 50、干红 30、甜酒 100;我国规定为 50。

二、调味品卫生与安全

调味品在人们的日常生活中消费的数量虽然不是很大,地位却相当重要,是人们每天都不可缺少的,主要包括酱、酱油、食醋、糖、盐、味精等。

(一) 酱油的卫生

1. 酱油的加工卫生

酿造酱油的定义为:以大豆和/或脱脂大豆、小麦和/或麸皮为原料,经微生物发酵制成的具有特殊色、香、味的液体调味料。要求选用清洁、纯净、无霉变的原料。用花生饼作蛋白质代用料时,更应注意是否霉变,因为花生饼容易污染黄曲霉毒素。用棉子饼、菜子饼作蛋白质代用料时,应去除其中的有毒物质棉酚和菜油酚。水质应符合我国生活饮用水卫生标准。发酵菌种应采用中国科学院微生物研究所提供的米曲霉菌种"3.042",该菌种不产生黄曲霉毒素。但必须对它进行经常性的纯化与鉴定,防止因多次传代而发生的变异或污染。酱油要进行消毒(85℃～90℃、10 分钟,或 60℃～70℃、30 分钟),可抑制大部分微生物的生长;可加入适量的防腐剂。

2. 酱油的卫生指标

(1) 酿造酱油的感官指标:具有正常酿造酱油的色泽、气味和滋味,无不良气味,不得有酸、苦、涩等异味和霉味,不混浊、无沉淀、无霉花浮膜。

(2) 酱油的理化指标:可溶性无盐固形物(g/100 ml)≥8.00;全氮(以氮计,

g/100 ml)≥0.70;氨基酸态氮(以氮计,g/100 ml)≥0.40。

(3)酱油的细菌学指标:细菌总数(个/ml)≤50 000;大肠菌群(个/100 ml)≤30;致病菌(指肠道致病菌和致病性球菌),不得检出。

(二)酱品的卫生

酱品主要是以小麦和豆类为主要原料,经过微生物发酵而制成的半固体黏稠状的调味品。由于酱品多是直接食用,其原料要求要比酱油高。大豆和面粉应不霉变,食盐要使用精制盐。酱品的卫生要求:

(1)感官指标:具有正常酿造酱的色泽、气味和滋味,不涩,无其他不良气味,不得有酸、苦、焦糊及其他异味、异物。

(2)微生物指标:大肠菌群≤30个/100 ml;致病菌(系指肠道致病菌和致病性球菌),不得检出。

(三)食醋的卫生

1. 食醋的主要卫生问题

食醋是单独或混合使用各种含淀粉、糖的物料或酒精,经微生物发酵酿制而成的液体调味品。食醋的主要卫生问题有:

(1)黄曲霉毒素的污染:食醋的黄曲霉污染来源,主要是使用发霉变质的原料,为此必须严格执行原料的卫生质量标准。

(2)微生物污染:食醋在生产过程中,由于用水不符合卫生要求,发酵条件控制不当,会使一些杂菌在酸度偏低的食醋中保留下来,影响食醋的卫生质量。因此对低浓度的食醋一定要进行加热杀菌。

(3)其他生物污染:当醋厂卫生管理不当时,会出现醋虱和醋鳗,造成食醋的生物污染。醋虱和醋鳗都吞食醋酸菌,影响正常的醋酸发酵,使成品质量下降。为此要加强对酿造用水的卫生检验;对容器要经常清洗消毒;发酵塔的通气孔处,涂上萜烯类药剂,以防醋虱生存。在发酵中或发酵完成的醋中发现醋虱或醋鳗时,应加热醋至70℃数分钟,然后过滤除去。

(4)严禁掺杂矿酸:严禁在食醋中掺杂矿酸(如盐酸、硫酸等)。

2. 食醋的卫生指标

(1)感官指标:食醋的感官指标,具有正常食醋的色泽、气味和滋味,不涩,无其他不良气味与异味,无浮物,不混浊,无沉淀,无异物,无醋鳗、醋虱。

(2)细菌指标:细菌总数(个/ml)≤50 000;大肠菌群(个/100 ml)≤3;致病菌(指肠道致病菌和致病性球菌)不得检出。

(四)食盐的卫生

食盐系指海盐、湖盐、井盐和矿盐。食盐是人们生活中最重要的调味品。食盐含钠和氯,均为人体必需的营养素,但摄入过多的钠盐是导致高血压的危险因素之一。为保护人民的健康,应严加控制和积极整顿食盐的生产和销售,坚决杜绝质量低劣、工艺落后、污染严重、浪费资源、浪费能源的土盐、硝盐、工业废盐。决不准许工业盐冲击食盐市场,坚决阻止非碘盐进入碘缺乏地区。

食盐的卫生要求如下:白色或洁白色,味咸,无可见的外来杂物,无苦味、涩味,无异臭。

(五)味精的卫生

味精的主要成份为L-谷氨酸的钠盐,是以淀粉为原料用发酵法制得的。是人们常用的调味品。世界卫生组织规定了味精摄取的明确限量:每千克体重每天容许摄取量以不超过120 mg为宜(12周岁以下的婴幼儿不在此例)。同时,凡需经过高温烹制的菜肴,不可将味精与生菜同时下锅,以免产生致癌物质。若摄取过量味精会引起胎儿畸形及其他疾病,如骨骼及骨髓发育变异,神经异常,情绪焦躁,兴奋过度。味精的卫生指标:

(1) 感官指标:具有正常味精的色泽、滋味,不得有异味及夹杂物。

(2) 理化指标:谷氨酸钠,符合产品规格;铅(以 Pb 计,mg/kg)≤1;砷(以 As 计,mg/kg)≤0.5;锌(以 Zn 计,mg/kg)≤5。

三、食品添加剂卫生与安全

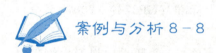

案例与分析 8-8

惨痛的教训——"三聚氰胺"事件

2008年6月28日,位于兰州市的解放军第一医院收治了首例患"肾结石"病症的婴幼儿,据家长们反映,孩子从出生起就一直食用河北石家庄三鹿集团所产的三鹿婴幼儿奶粉。

9月11日晚卫生部指出,近期甘肃、陕西、宁夏、湖南、湖北、山东、安徽、江西、江苏等地报告多例婴幼儿泌尿系统结石病例,调查发现患儿多有食用三鹿牌婴幼儿配方奶粉的历史。经相关部门调查,高度怀疑石家庄三鹿集团股份有限公司生产的三鹿牌婴幼儿配方奶粉受到三聚氰胺污染。卫生部专家指出,三聚氰胺是一种化工原料,可导致人体泌尿系统产生结石。

9月13日,卫生部指出"三鹿牌婴幼儿配方奶粉"事故是一起重大的食品安全事故。三鹿牌部分批次奶粉中含有的三聚氰胺,是不法分子为增加原料奶或奶粉的蛋白含量而人为加入的。

本次事件,总共有6个婴孩因喝了毒奶死亡,逾30万儿童患病。三鹿停产后,12月23日,石家庄市中级人民法院宣布三鹿集团破产。

案例分析: 食以安为先。本次事件中,违法者为了提高奶粉蛋白含量,弄虚作

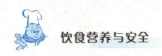

假,使用了不该使用的化工原料——三聚氰胺,对于公众的食品安全信心造成沉重打击,给我国乳制品行业的发展造成了不可估量的损失。在国际上,对中国产品的信誉产生恶劣影响。因此,使用食品添加剂,必须依有关法规及标准行事。

(一)食品添加剂的定义

《中华人民共和国食品安全法》将食品添加剂定义为:是指为改善食品品质和色、香、味,以及防腐和加工工艺需要而加入食品中的化学合成或天然物质。

随着食品工业的发展,食品添加剂的种类和数量也逐年增加。据统计,目前全世界食品添加剂种类已达25 000余种,其中直接使用的4 000~5 000种。我国至2007年已公布批准使用的食品添加剂有1 812种,其中包括食用香精。

食品添加剂按其来源分为天然食品添加剂和人工合成食品添加剂两类。天然食品添加剂的品种少、价格较高;化学合成食品添加剂品种齐全、价格低、使用量少,但是毒性往往大于天然食品添加剂。

(二)食品添加剂生产经营和使用管理

为保障食品添加剂生产技术规范与安全合理使用,以及满足公众不断增长的饮食健康需要,卫生部先后颁布了《食品添加剂使用卫生标准》1981年、1986年、1996年、2007年共四个版本,《食品添加剂使用卫生标准》(GB2760-2007)系第六次修订。

为加强食品添加剂卫生管理,我国于2002年实施新《食品添加剂卫生管理办法》,同年发布《食品添加剂生产企业卫生规范》对生产企业选址、设计与设施、原料采购、生产过程储存、运输和从业人员的基本卫生要求和管理原则,实行许可证管理制度及生产企业必须取得省级卫生行政部门发放的卫生许可证后方可从事生产。食品添加剂经营者则必须具备与经营品种、数量相适应的储存和营业场所。

针对目前食品添加剂使用不规范甚至滥用,成为危害食品安全的重要源头,《中华人民共和国食品安全法》(2009)进一步加强了对食品添加剂的监管,规定:食品添加剂应当在技术上确有必要且经过风险评估证明安全可靠,方可列入允许使用的范围。国务院卫生行政部门应当根据技术必要性和食品安全风险评估结果,及时对食品添加剂的品种、使用范围、用量的标准进行修订。同时,食品生产者应当按照食品安全标准关于食品添加剂的品种、使用范围、用量的规定使用食品添加剂;不得在食品生产中使用食品添加剂以外的化学物质和其他可能危害人体健康的物质。

(三)滥用食品添加剂存在的问题、危害及防治措施

1. 食品添加剂使用主要存在的问题

食品生产加工中某些生产经营者为了降低成本,提高食品的感官性状,延长食品的保质期,滥用食品添加剂现象比较普遍。

(1)使用国家不允许使用的品种。例如,在某些食品中添加苏丹红致癌性化工

染料,在面粉中添加"吊白块"进行漂白,在奶粉中添加三聚氰胺增加蛋白质含量。

(2) 不按国家规定的使用范围和使用量。例如,给大米着色素、加香料,枸杞子用红色素浸泡,肉制品超量使用苯甲酸防腐剂。

(3) 为掩盖食品质量问题而使用食品添加剂。例如,在不新鲜的卤菜中添加防腐剂,在变质有异味的肉制品中加香料、加色素等。

(4) 不使用国家规定的食品添加剂。例如,在面制品中添加廉价工业用碳酸氢钠,导致铅和砷含量严重超标。

(5) 不注明标志,误导消费者。食品生产单位明明在产品中使用了食品添加剂,却在产品标志上标注"不含任何添加剂"、"不含防腐剂"等语句。

2. 滥用食品添加剂的危害

(1) 过敏反应:一些食品添加剂可能引起某些人免疫系统的过敏反应或化学物质过敏症,例如,一些漂白剂、防腐剂、染色剂都很容易引发荨麻疹、哮喘以及过敏性皮炎等病症。

(2) 急、慢性中毒:食品中滥用有害添加剂可能造成急性或慢性中毒,如我国常有腌腊制品添加过量亚硝酸盐引起食物中毒的报道。

(3) 致癌作用:食品添加剂还与癌症有关,如亚硝胺的致癌性。

(4) 蓄积作用:食品添加剂摄入过量就会在人体内产生蓄积,到一定程度会引起中毒症状。

3. 滥用食品添加剂的防治措施

(1) 政府卫生管理部门应严格依据《食品添加剂卫生管理办法》,加强食品添加剂的审批、生产经营和使用、标志和说明书、卫生监督等方面的管理工作,对于违法者实施重罚;不断完善我国食品添加剂管理的法律法规标准,加强食品添加剂安全性的研究,包括食品添加剂的检测方法、生产规范、使用规范。

(2) 加强食品和餐饮企业的严格自律管理,遵守《食品安全法》、《食品添加剂使用卫生标准》的规定,强化企业的食品安全和卫生意识,从源头杜绝和减少污染。如企业应杜绝生产和使用国家禁止使用的食品添加剂以及滥用和超量使用食品添加剂,采用安全有效的替代品如使用壳聚糖、香辛料提取物等天然防腐剂替代苯甲酸和苯甲酸钠等。

(3) 应尽量避免采购和食用含有添加剂的食物,尽量不吃或少吃含高危险添加剂的食品。在购买时要注意那些颜色浓艳、夸张的食品,如牛百叶、银耳、粉丝、腐竹、米粉、海蜇等的外表过于雪白透亮,则应小心提防。

 思考与练习

一、解释基本概念

肉的成熟　陈化粮　蔬菜的后熟　食品添加剂

二、问答题

1. 畜禽肉类、鱼类和蔬菜水果主要有哪些卫生问题?
2. 如何鉴定和防止畜禽肉及鱼类腐败变质?
3. 使用食品添加剂应该坚持的原则是什么?

三、综合训练题

1. 案例:2007年1月,贵州省质监局稽查局接到举报,某食品厂生产加工劣质香肠。执法人员进入厂区,发现该厂生产环境极其恶劣,垃圾遍地、污水横流,工人没有穿戴工作衣帽、口罩、手套,用于加工的肉浸泡在暗红的血水里,已经搅拌好准备灌装的肉发出一阵阵难闻的恶臭。经现场初步调查,这家工厂根本就不具备生产条件,厂房、卫生设施等都未达到要求,也没有QS标志,未建立企业化验室。在配料库房,执法人员还发现严禁用于肉制品的着色剂——胭脂红。用于加工香肠、腊肉的猪肉没有检疫合格证明,甚至肉眼就可以看出原料肉变质。执法人员当场将待生产的原料及加工好的数百斤香肠、腊肉全部封存。

分析以上案例,总结规纳该企业在生产中存在哪些食品安全问题?应如何改进?

2. 准备新鲜猪肉和已经变质猪肉适量。观察肉的外观色泽;用手指感触肉的黏性;用手指压按肉后,观察肉弹性情况;嗅闻肉气味;将两种肉做成清汤,观察上清液的透光情况。将观察结果列于表中,比较两种肉质的区别。

3. 准备新鲜鱼和已经变质鱼各一条。观察鱼体的外观光泽情况;用手指感触鱼的黏性;用手指压按鱼后,观察肉弹性情况;适当距离嗅闻鱼体气味;观察鱼眼睛、鳃及肛孔状况,是否有不良变化。将观察结果列于表中,比较两种鱼质量的差异。

四、客观题

(一)单项选择题

1. 一种理想的农药应是(　　)。
  A. 高效,杀毒能力强　　　　　　B. 低毒,可以残留
  C. 低残留,毒性小　　　　　　　D. 高效、低毒、低残留

2. 肉类食品中允许使用的助色剂是(　　)。
  A. 苋菜红、胭脂红　B. 柠檬黄　C. 葡萄糖　D. 亚硝酸钠

3. 去市场购买(　　)时,应见有兽医卫生检验印章。
  A. 猪肉　　B. 蔬菜　　C. 水产品　　D. 谷物

4. 禁止加工被毒死的动物主要为了预防(　　)。
  A. 细菌性食物中毒　　　　　　B. 化学性食物中毒
  C. 有毒动物中毒　　　　　　　D. 霉菌毒素中毒

5. 微生物主要引起生猪肉的(　　)变化。
  A. 尸僵　　B. 成熟　　C. 自溶　　D. 腐败

6. 对散黄蛋的卫生评价应属于(　　)。
  A. 劣质蛋　B. 新鲜蛋　C. 次质蛋　D. 变质蛋

7. 下列鱼类食品中最易腐败的是（　　）。
   A. 冻鱼　　　　B. 咸鱼　　　　C. 鲜鱼　　　　D. 红烧鱼
8. 鲜猪肉的肉汤应该是（　　）。
   A. 澄清透明，脂肪团聚于表面　　　　B. 混浊
   C. 乳白色　　　　D. 脂肪分散
9. 以下因素中与食品的腐败变质无关的是（　　）。
   A. 温度　　　　B. 湿度　　　　C. 氧气　　　　D. 红外线

（二）多项选择题（至少选择两项）

1. 植物性食品的主要卫生安全问题包括（　　）。
   A. 农药残留　　　　　　　　　B. 有毒害的物质污染
   C. 仓储害虫　　　　　　　　　D. 工业污水污染
   E. 真菌和真菌毒素污染
2. 生畜肉在固有酶作用下会发生（　　）等变化。
   A. 陈化　　　　B. 尸僵　　　　C. 成熟　　　　D. 自溶
   E. 腐败
3. 引起蔬菜、水果、粮食、花生变质的主要微生物是（　　）。
   A. 细菌　　　　B. 霉菌　　　　C. 酵母菌　　　　D. 病毒
   E. 赤潮微藻
4. 鱼类之所以容易腐败的原因包括（　　）。
   A. 肌纤维疏松　　　　　　　　B. 水分含量高
   C. 不饱和脂肪酸含量多　　　　D. pH 值高
   E. 蛋白质含量高
5. 分析粮食容易霉变的原因，可能有（　　）。
   A. 水分增高　　B. 温度较高　　C. 淀粉含量较高　　D. 湿度较高
   E. 蛋白质含量高

（三）判断题

1. 宰杀的畜禽肌肉组织 pH 值变化规律是先降低再升高。　　　　　（　　）
2. 水产品受生活环境和自身组织结构等因素的影响，是烹饪原料中最容易发生腐败和被污染的原料。　　　　　（　　）
3. 粮食发生自然陈化，主要由于微生物作用，导致营养素发生分解，风味和品质发生改变。　　　　　（　　）
4. 食品添加剂可以增加食品的保藏性，防止腐败变质并可改善食品的感官性状。　　　　　（　　）
5. 食品添加剂要经过严格的毒理学安全评价，生产经营及使用食品添加剂必须符合食品添加剂使用卫生标准和管理办法的规定，即原则上尽可能不用或少用。（　　）
6. 鲜肉是指畜类屠宰加工，经卫生防疫人员检验符合市场鲜销的肉品。（　　）

模块四

餐饮安全管理与控制

单元 9　餐饮企业食品安全管理与控制

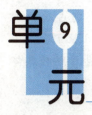

知识目标

● 理解并掌握"餐饮业和集体用餐配送单位卫生规范"的主要内容,掌握做好餐饮服务卫生管理的要求。
● 了解 GMP、SSOP 及 HACCP 的含义,掌握 GMP、SSOP 与 HACCP 三者之间的关系,掌握 HACCP 的七个基本原理及制订 HACCP 计划的方法。

能力目标

● 能够应用有关食品安全管理法规,开展餐饮业饮食安全管理。
● 能够实施餐饮业 HACCP 计划。

9.1　餐饮业食品安全管理

案例与分析 9-1

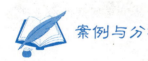

卫生部关于 2008 年全国食物中毒的通报

卫生部办公厅通过网络直报系统共收到 2008 年全国食物中毒报告 431 起,中毒 13 095 人,死亡 154 人,涉及 100 人以上的食物中毒 13 起。其主要情况报告如下:

(1) 第三季度是食物中毒报告起数、中毒人数、死亡人数最多的季度,分别占全年总数的 40.37%、38.45%、40.26%。

(2) 微生物性食物中毒的报告起数和中毒人数最多,分别占总数的 39.91% 和 58.00%;有毒动植物食物中毒的死亡人数最多,占总数的 51.95%。

(3) 发生在集体食堂的食物中毒的报告起数和中毒人数最多,分别占总数的 37.59% 和 40.49%;发生在家庭的食物中毒的死亡人数最多,占总数的 85.71%。

(4) 学生食物中毒 146 起,中毒 4 843 人,死亡 4 人。其中 108 起发生于学校集体食堂,中毒 3 796 人,死亡 2 人。

中毒情况分析:

(1) 有毒动植物引起的食物中毒主要以误食毒蘑菇等有毒植物和菜豆加热温度不够引起为主。其中,毒蘑菇中毒其死亡人数占食物中毒总死亡人数的 37.66%,多由于家庭自行采摘,同时缺乏鉴别毒蘑菇的能力,误食引起食物中毒;菜豆加热温度不够引起的食物中毒共发生 38 起,1 474 人中毒,且多发生在集体食堂。

(2) 由副溶血性弧菌、蜡样芽孢杆菌和沙门氏菌引起的微生物性中毒和菜豆加热温度不够引起的有毒动植物中毒,是集体食堂发生食物中毒的主要原因。

(3) 7~9 月气温较高,适合细菌等微生物生长繁殖,人们在夏季又经常食用凉拌生鲜蔬菜等食品,一旦食物储存、加工不当,极易引起微生物性食物中毒,因而第三季度是全年食物中毒的高发季节。

(4) 学生食物中毒发生原因,以食物污染或变质以及菜豆加热温度不够为主。

案例分析: 由本案例可知,目前我国饮食安全面临的形势不容乐观,尤其集体食堂的食物中毒事件较为突出。其原因主要有:① 一些餐饮部门往往忽视对食品安全的管理,卫生管理组织和制度不够健全,无具体实施细则和措施。② 食物原料采购渠道不正规、不固定,往往采购一些价格便宜、质量低劣的原料或"三无"产品。③ 从业人员的文化素质偏低,个人卫生习惯差,加工过程中,存在着食品未能烧熟煮透,食品生熟不分,再加热食物未能彻底加热等现象。④ 食品加工环境差,卫生控制设施缺乏,厨房布局不合理,防蝇、防尘设施不完善,食具消毒、保洁措施落实不到位等。

因此,必须进一步加强餐饮安全管理工作,国家各级卫生监督机构和餐饮企业要依法对企业开展饮食安全管理、监督和自检工作。有效的管理和监督有助于餐饮企业搞好饮食安全建设,既可以保障消费者健康,又可以避免因食品卫生问题给企业带来的经济损失及法律纠纷,也会树立起良好的企业形象。

一、餐饮安全管理

20 世纪 60 年代,卫生部、商业部曾颁发了《食品加工、销售、饮食企业卫生五四制》,在实行的几十年中,对餐饮业的卫生管理起到了积极、有效的作用。所谓"五四制"是指由原料到成品实行"四不制度"、成品(食品)存放实行"四隔离"、用(食)具实行"四过关"、环境卫生采取"四定"、个人卫生做到"四勤"。虽然它通俗易懂,能起到指导和约束作用,但因其卫生观念比较陈旧,内容涉及面小,已远远不能适应现代餐饮企业的饮食安全管理的需要。

为加强餐饮业饮食安全卫生管理,规范其生产经营行为,保障消费者身体健康,卫生部根据《中华人民共和国食品卫生法》（现修订为《中华人民共和国食品安全法》）、《餐饮业食品卫生管理办法》等相关法律法规组织制定了《餐饮业和集体用餐配送单位卫生规范》（以下简称《规范》），于2005年10月1日开始执行。由于《规范》作为当前餐饮卫生管理规范，是最全面和最具体的，而且具有可操作性，因此，应该加强对它的学习和贯彻。《规范》从加工经营场所的卫生条件、加工操作卫生要求、卫生管理、从业人员卫生要求等四方面作了详细的规定。

其中加工经营场所的卫生条件条款主要内容为：对选址卫生要求，建筑结构、场所设置、布局、分隔、面积卫生要求，设施卫生要求及设备与工具卫生要求进行了规定。而卫生管理条款对卫生管理机构与人员要求，食品卫生管理员的要求，生产经营者的要求，环境卫生管理要求，场所、设施及设备、工具卫生管理，清洗与消毒的卫生管理，杀虫剂、杀鼠剂、清洗剂、消毒剂及有毒有害物管理，食品添加剂的使用应符合《食品添加剂使用卫生标准》的规定，食品成品留样要求，生产经营者的投诉管理制度及各项记录管理做了规定。此两项条款，本书不做详细说明，可查阅本《规范》的相关资料。下面就加工操作卫生要求与从业人员卫生要求的主要内容介绍如下。

（一）餐饮业加工操作卫生要求

1. 加工操作规程的制定与执行

（1）生产经营者应按本规范有关要求，根据预防食物中毒的基本原则，制定相应的加工操作规程。预防食物中毒的基本原则如下：

① 预防细菌性食物中毒的基本原则和关键点：预防细菌性食物中毒，应根据防止食品受到细菌污染、控制细菌的繁殖和杀灭病原菌三项基本原则采取措施，其关键点主要有：

第一，避免污染。即避免熟食品受到各种致病菌的污染。如避免生食品与熟食品接触、经常性洗手、接触直接入口食品的还应消毒手部、保持食品加工操作场所清洁、避免昆虫、鼠类等动物接触食品。

第二，控制温度。即控制适当的温度以保证杀灭食品中的微生物或防止微生物的生长繁殖。如加热食品应使中心温度达到70℃以上。贮存熟食品，要及时热藏，使食品温度保持在60℃以上，或者及时冷藏，把温度控制在10℃以下。

第三，控制时间。即尽量缩短食品存放时间，不给微生物生长繁殖的机会。熟食品应尽快吃掉；食品原料应尽快使用完。

第四，清洗和消毒，这是防止食品污染的主要措施。对接触食品的所有物品应清洗干净，凡是接触直接入口食品的物品，还应在清洗的基础上进行消毒。一些生吃的蔬菜水果也应进行清洗消毒。

第五，控制加工量。食品的加工量应与加工条件相吻合。食品加工量超过加工场所和设备的承受能力时，难以做到按卫生要求加工，极易造成食品污染，引起食物中毒。

② 预防常见化学性食物中毒的措施：

单元9　餐饮企业食品安全管理与控制

第一,农药引起的食物中毒。蔬菜粗加工时以食品洗涤剂(洗洁精)溶液浸泡 30 分钟后再冲净,烹调前再经烫泡 1 分钟,可有效去除蔬菜表面的大部分农药。

第二,豆浆引起的食物中毒。生豆浆烧煮时将上涌泡沫除净,煮沸后再以文火维持煮沸 5 分钟左右,可使其中的胰蛋白酶抑制物彻底分解破坏。应注意豆浆加热至 80℃时,会有许多泡沫上浮,出现"假沸"现象。

第三,四季豆引起的食物中毒。烹调时先将四季豆放入开水中烫煮 10 分钟以上再炒,这样可使其中的皂素等完全破坏。

第四,亚硝酸盐引起的食物中毒。加强亚硝酸盐的保管,避免误作食盐使用。在腌制肉制品时,所使用的亚硝酸盐不得超过《食品添加剂使用卫生标准》(GB2760)的限量规定。

(2)加工操作规程应包括对食品采购、运输和贮存、粗加工、切配、烹调、凉菜配制、现榨果蔬汁及水果拼盘制作、点心加工、裱花操作、烧烤加工、生食海产品加工、备餐及供餐、食品再加热和工具、容器、餐饮具清洗、消毒、保洁、食品配送等各道操作工序的具体规定和详细的操作方法与要求。

(3)加工操作规程应具体规定标准的加工操作程序、加工操作过程关键项目控制标准和设备操作与维护标准,明确各工序、各岗位人员的要求及职责。

(4)应教育培训员工按照加工操作规程进行操作,使其符合加工操作、卫生及品质管理要求。

集体用餐配送单位、加工经营场所面积 2 000 平方米以上的餐馆、就餐场所有 300 座位以上或单餐供应 300 人以上的餐馆、食堂及连锁经营的餐饮业经营者宜建立和实施 HACCP 食品安全管理体系,制定 HACCP 计划和执行文件。

2. 原料采购卫生要求

(1)应符合国家有关卫生标准和规定的有关要求,并应进行验收,不得采购《食品卫生法》(现修订为《食品安全法》)中规定禁止生产经营的食品。

(2)采购时应索取发票等购货凭据,并做好采购记录,便于溯源;向食品生产单位、批发市场等批量采购食品的,还应索取食品卫生许可证、检验(检疫)合格证明等。

(3)入库前应进行验收,出入库时应登记,做好记录。

3. 食品运输工具要求

应当保持清洁,防止食品在运输过程中受到污染。

4. 贮存卫生要求

(1)贮存食品的场所、设备应当保持清洁,无霉斑、鼠迹、苍蝇、蟑螂,不得存放有毒、有害物品(如:杀鼠剂、杀虫剂、洗涤剂、消毒剂等)及个人生活用品。

(2)食品应当分类、分架存放,距离墙壁、地面均在 10 厘米以上,并定期检查,使用应遵循先进先出的原则,变质和过期食品应及时清除。

(3)食品冷藏、冷冻贮藏的温度应分别符合冷藏和冷冻的温度范围要求。

① 食品冷藏、冷冻贮藏应做到原料、半成品、成品严格分开,不得在同一冰室内

存放。冷藏、冷冻柜(库)应有明显区分标志,宜设外显式温度(指示)计,以便于对冷藏、冷冻柜(库)内部温度的监测。

② 食品在冷藏、冷冻柜(库)内贮藏时,应做到植物性食品、动物性食品和水产品分类摆放。

③ 食品在冷藏、冷冻柜(库)内贮藏时,为确保食品中心温度达到冷藏或冷冻的温度要求,不得将食品堆积、挤压存放。

④ 用于贮藏食品的冷藏、冷冻柜(库),应定期除霜、清洁和维修,以确保冷藏、冷冻温度达到要求并保持卫生。

5. 粗加工及切配卫生要求

(1) 加工前应认真检查待加工食品,发现有腐败变质迹象或者其他感官性状异常的,不得加工和使用。

(2) 各种食品原料在使用前应洗净,动物性食品、植物性食品应分池清洗,水产品宜在专用水池清洗,禽蛋在使用前应对外壳进行清洗,必要时消毒处理。

(3) 易腐食品应尽量缩短在常温下的存放时间,加工后应及时使用或冷藏。

(4) 切配好的半成品应避免污染,与原料分开存放,并应根据性质分类存放。

(5) 切配好的食品应按照加工操作规程,在规定时间内使用。

(6) 已盛装食品的容器不得直接置于地上,以防止食品污染。

(7) 加工用容器、工具应符合有关(见"15. 餐用具卫生要求")规定。生熟食品的加工工具及容器应分开使用并有明显标志。

6. 烹调加工卫生要求

(1) 烹调前应认真检查待加工食品,发现有腐败变质或者其他感官性状异常的,不得进行烹调加工。

(2) 不得将回收后的食品(包括辅料)经烹调加工后再次供应。

(3) 需要熟制加工的食品应当烧熟煮透,其加工时食品中心温度应不低于70℃。

(4) 加工后的成品应与半成品、原料分开存放。

(5) 需要冷藏的熟制品,应尽快冷却后再冷藏。

7. 凉菜配制卫生要求

(1) 加工前应认真检查待配制的成品凉菜,发现有腐败变质或者其他感官性状异常的,不得进行加工。

(2) 操作人员进入专间前应更换洁净的工作衣帽,并将手洗净、消毒,工作时宜戴口罩。

(3) 专间内应当由专人加工制作,非操作人员不得擅自进入专间。不得在专间内从事与凉菜加工无关的活动。

(4) 专间每餐(或每次)使用前应进行空气和操作台的消毒。使用紫外线灯消毒的,应在无人工作时开启30分钟以上。

(5) 专间内应使用专用的工具、容器,用前应消毒,用后应洗净并保持清洁。

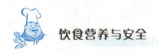

(6) 供加工凉菜用的蔬菜、水果等食品原料,未经清洗处理的,不得带入凉菜间。

(7) 制作好的凉菜应尽量当餐用完。剩余尚需使用的应存放于专用冰箱内冷藏或冷冻,食用前按本规范有关规定(见"14.食品再加热卫生要求")进行再加热。

8. 现榨果蔬汁及水果拼盘制作卫生要求

(1) 从事现榨果蔬汁和水果拼盘加工的人员操作前应更衣、洗手并进行手部消毒,操作时佩戴口罩。

(2) 现榨果蔬汁及水果拼盘制作的设备、工用具应专用。每餐次使用前应消毒,用后应洗净并在专用保洁设施内存放。

(3) 用于现榨果蔬汁和水果拼盘的瓜果应新鲜,未经清洗处理的不得使用。

(4) 制作的现榨果蔬汁和水果拼盘应当餐用完。

9. 点心加工卫生要求

(1) 加工前应认真检查各种食品原辅料,发现有腐败变质或者其他感官性状异常的,不得进行加工。

(2) 需进行热加工的应按本规范有关要求(见"6.烹调加工卫生要求")进行操作。

(3) 未用完的点心馅料、半成品点心,应在冷柜内存放,并在规定存放期限内使用。

(4) 奶油类原料应低温存放。水分含量较高的含奶、蛋的点心应当在10℃以下或60℃以上的温度条件下贮存。

10. 裱花操作卫生要求

(1) 专间内操作卫生应符合本规范有关要求(见"7.凉菜配制卫生要求(2)—(5)")。

(2) 蛋糕胚应在专用冰箱中贮存,贮存温度10℃以下。

(3) 裱浆和新鲜水果(经清洗消毒)应当天加工、当天使用。

(4) 植脂奶油裱花蛋糕储藏温度在3±2℃,蛋白裱花蛋糕、奶油裱花蛋糕、人造奶油裱花蛋糕贮存温度不得超过20℃。

11. 烧烤加工卫生要求

(1) 烧烤加工前应认真检查待加工食品,发现有腐败变质或者其他感官性状异常的,不得进行加工。

(2) 原料、半成品应分开放置,成品应有专用存放场所,避免受到污染。

(3) 烧烤时宜避免食品直接接触火焰和食品中油脂滴落到火焰上。

12. 生食海产品加工卫生要求

(1) 从事生食海产品加工的人员操作前应清洗、消毒手部,操作时佩戴口罩。

(2) 用于生食海产品加工的工具、容器应专用。用前应消毒,用后应洗净并在专用保洁设施内存放。

(3) 用于加工的生食海产品应符合相关卫生要求。

(4) 加工操作时应避免生食海产品的可食部分受到污染。

(5) 加工后的生食海产品应当放置在食用冰中保存并用保鲜膜分隔。

(6) 加工后至食用的间隔时间不得超过 1 小时。

13. 备餐及供餐卫生要求

(1) 操作前应清洗、消毒手部,在备餐专间内操作应符合本规范有关要求(见"7. 凉菜配制卫生要求(2)—(5)")。

(2) 操作人员应认真检查待供应食品,发现有感官性状异常的,不得供应。

(3) 操作时要避免食品受到污染。

(4) 菜肴分派、造型整理的用具应经消毒。

(5) 用于菜肴装饰的原料使用前应洗净消毒,不得反复使用。

(6) 在烹饪后至食用前需要较长时间(超过 2 小时)存放的食品,应当在高于 60℃或低于 10℃的条件下存放。

14. 食品再加热卫生要求

(1) 无适当保存条件(温度低于 60℃、高于 10℃条件下放置 2 小时以上的),存放时间超过 2 小时的熟食品,需再次利用的应充分加热。加热前应确认食品未变质。

(2) 冷冻熟食品应彻底解冻后经充分加热方可食用。

(3) 加热时中心温度应高于 70℃,未经充分加热的食品不得食用。

15. 餐用具卫生要求

(1) 餐用具使用后应及时洗净,定位存放,保持清洁。消毒后的餐用具应贮存在专用保洁柜内备用,保洁柜应有明显标记。餐具保洁柜应当定期清洗,保持洁净。

(2) 接触直接入口食品的餐用具使用前应洗净并消毒。

① 清洗方法。

采用手工方法清洗的应按以下步骤进行:刮掉沾在餐饮具表面上的大部分食物残渣、污垢;用含洗涤剂溶液洗净餐饮具表面;最后用清水冲去残留的洗涤剂。

洗碗机清洗按设备使用说明进行。餐具表面食物残渣、污垢较多的,应用手工方法先刮去大部分后,再进入洗碗机清洗。

② 消毒方法。

物理消毒。包括蒸汽、煮沸、红外线等热力消毒方法。煮沸、蒸汽消毒保持 100℃,10 分钟以上;红外线消毒一般控制温度 120℃保持 10 分钟以上;洗碗机消毒一般水温控制 85℃,冲洗消毒 40 秒以上。

化学消毒。主要为各种含氯消毒药物。使用浓度应含有效氯 250 mg/l(又称 250 ppm)以上,餐饮具全部浸泡入液体中,作用 5 分钟以上。化学消毒后的餐饮具应用净水冲去表面的消毒剂残留。

保洁方法。消毒后的餐饮具要自然滤干或烘干,不应使用手巾、餐巾擦干,以避免受到再次污染。消毒后的餐饮具应及时放入餐具保洁柜内。

(3) 应定期检查消毒设备、设施是否处于良好状态。采用化学消毒的应定时测

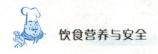

量有效消毒浓度。

(4) 消毒后餐具应符合 GB14934《食(饮)具消毒卫生标准》规定。

(5) 不得重复使用一次性餐饮具。

(6) 已消毒和未消毒的餐用具应分开存放,保洁柜内不得存放其他物品。

16. 集体用餐配送卫生要求

(1) 专间内操作卫生应符合"7. 凉菜配制卫生要求(2)—(5)"的要求。

(2) 集体用餐配送的食品不得在 10℃～60℃的温度条件下贮存和运输,从烧熟至食用的间隔时间(保质期)应符合以下要求:

烧熟后 2 小时的食品中心温度保持在 60℃以上(热藏)的,其保质期为烧熟后 4 小时。

烧熟后 2 小时的食品中心温度保持在 10℃以下(冷藏)的,保质期为烧熟后 24 小时,但供餐前应按本规范"14. 食品再加热卫生要求(3)"的要求再加热。

(3) 盛装、分送集体用餐的容器表面宜标明加工单位、生产日期及时间、保质期,必要时标注保存条件和食用方法。

(4) 运送集体用餐的容器和车辆应安装食品热藏和冷藏设备,在每次配送前应进行清洗消毒。

(二) 从业人员卫生要求

1. 从业人员健康管理

(1) 从业人员应按《食品卫生法》(现修订为《食品安全法》)的规定,每年至少进行一次健康检查,必要时接受临时检查。新参加或临时参加工作的人员,应经健康检查,取得健康合格证明后方可参加工作。凡患有痢疾、伤寒、病毒性肝炎等消化道传染病(包括病原携带者)、活动性肺结核,化脓性或者渗出性皮肤病以及其他有碍食品卫生疾病的,不得从事接触直接入口食品的工作。

(2) 从业人员有发热、腹泻、皮肤伤口或感染、咽部炎症等有碍食品卫生病症的,应立即脱离工作岗位,待查明原因、排除有碍食品卫生的病症或治愈后,方可重新上岗。

(3) 应建立从业人员健康档案。

2. 从业人员培训

应对新参加工作及临时参加工作的从业人员进行卫生知识培训,合格后方能上岗;在职从业人员应进行卫生培训,培训情况应记录。

3. 从业人员个人卫生

(1) 应保持良好个人卫生,操作时应穿戴清洁的工作服、工作帽(专间操作人员还需戴口罩),头发不得外露,不得留长指甲,涂指甲油,佩戴饰物。

(2) 操作时手部应保持清洁,操作前手部应洗净。接触直接入口食品时,手部还应进行消毒。推荐的从业人员洗手消毒方法如下:

① 洗手程序。

第一步,在水龙头下先用水(最好是温水)把双手弄湿。
第二步,双手涂上洗涤剂。
第三步,双手互相搓擦20秒(必要时,以干净卫生的指甲刷清洁指甲)。
第四步,用自来水彻底冲洗双手,工作服为短袖的应洗到肘部。
第五步,用清洁纸巾、卷轴式清洁抹手布或干手机弄干双手。
第六步,关闭水龙头(手动式水龙头应用肘部或以纸巾包裹水龙头关闭)。
② 标准洗手方法如图9-1所示。

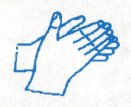 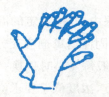

掌心对掌心搓擦　　手指交错掌心对手背搓擦　　手指交错掌心对掌心搓擦

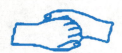 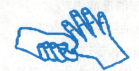 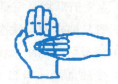

两手互握互搓指背　　拇指在掌中转动搓擦　　指尖在掌心中搓擦

图9-1　标准洗手方法

③ 标准的手消毒方法:清洗后的双手在消毒剂水溶液中浸泡或20～30秒,或涂擦消毒剂后充分揉搓20～30秒。餐饮业常用消毒剂及化学消毒注意事项如下:

常用消毒剂包括:

(a) 漂白粉:主要成分为次氯酸钠,还含有氢氧化钙、氧化钙、氯化钙等。配制水溶液时应先加少量水,调成糊状,再边加水边搅拌成乳液,静置沉淀,取澄清液使用。漂白粉可用于环境、操作台、设备、餐饮具、工具及手部浸泡消毒。

(b) 次氯酸钙(漂粉精):使用时充分溶解在水中,普通片剂应碾碎后加入水中充分搅拌溶解,泡腾片可直接加入溶解。使用范围同漂白粉。

(c) 次氯酸钠:使用时在水中充分混匀。使用范围同漂白粉。

(d) 二氯异氰尿酸钠(优氯净):使用时充分溶解在水中,普通片剂应碾碎后加入水中充分搅拌溶解,泡腾片可直接加入溶解。使用范围同漂白粉。

(e) 二氧化氯:因配制的水溶液不稳定,应在使用前加活化剂现配现用。使用范围同漂白粉。因氧化作用极强,应避免接触油脂,以防止加速其氧化。

(f) 碘伏:0.3%～0.5%碘伏可用于手部浸泡消毒。

(g) 新洁而灭:0.1%新洁而灭可用于手部浸泡消毒。

(h) 乙醇:75%乙醇可用于手部或操作台、设备、工具涂擦消毒。

消毒液配制方法举例。

以每片含有效氯0.25 g的漂粉精片配制1升的有效氯浓度为250 mg/l的消毒液为例：

(a) 在专用消毒容器中事先标好1升的刻度线。

(b) 容器中加水至满刻度。

(c) 将1片漂粉精片碾碎后加入水中。

(d) 搅拌至药片充分溶解。

化学消毒注意事项。

(a) 使用的消毒剂应在保质期限内，并按规定的温度等条件贮存。

(b) 严格按规定浓度进行配制，固体消毒剂应充分溶解。

(c) 配好的消毒液定时更换，一般每4小时更换一次。

(d) 使用时定时测量消毒液浓度，浓度低于要求立即更换。

(e) 保证消毒时间，一般餐具、工具消毒应作用5分钟以上。

(f) 应使消毒物品完全浸没于消毒液中。

(g) 餐具消毒前应洗净，避免油垢影响消毒效果。

(h) 消毒后以洁净水将消毒液冲洗干净。

(3) 接触直接入口食品的操作人员在有下列情形时应洗手：① 开始工作前。② 处理食物前。③ 上厕所后。④ 处理生食物后。⑤ 处理弄污的设备或饮食用具后。⑥ 咳嗽、打喷嚏或擤鼻子后。⑦ 处理动物或废物后。⑧ 触摸耳朵、鼻子、头发、口腔或身体其他部位后。⑨ 从事任何可能会污染双手活动(如处理货项、执行清洁任务)后。

(4) 专间操作人员进入专间时宜再次更换专间内专用工作衣帽并佩戴口罩，操作前双手严格进行清洗消毒，操作中应适时地消毒双手。不得穿戴专间工作衣帽从事与专间内操作无关的工作。

(5) 个人衣物及私人物品不得带入食品处理区。

(6) 食品处理区内不得有抽烟、饮食及其他可能污染食品的行为。

(7) 进入食品处理区的非加工操作人员，应符合现场操作人员卫生要求。

4. 从业人员工作服管理

(1) 工作服(包括衣、帽、口罩)宜用白色(或浅色)布料制作，也可按其工作的场所从颜色或式样上进行区分，如粗加工、烹调、仓库、清洁等。

(2) 工作服应有清洗保洁制度，定期进行更换，保持清洁。接触直接入口食品人员的工作服应每天更换。

(3) 从业人员上厕所前应在食品处理区内脱去工作服。

(4) 待清洗的工作服应放在远离食品处理区。

(5) 每名从业人员应有两套或以上工作服。

二、餐饮服务卫生管理

食物在厨房烹制完成后,都要经由服务员送到餐桌上,让顾客消费。服务员在服务过程中,"无菌操作"的意识显得极为重要。一旦服务过程中违反了卫生要求,一些传染病,如伤寒、痢疾、病毒性肝炎等就可能因此而传播给顾客。因此,加强餐饮服务员的卫生管理工作是把住"病从口入"关的重要一环。

(一)餐厅服务员的卫生管理

餐厅服务员的个人卫生除了前面涉及的有关卫生基本要求外,还要特别做到以下几点。

1. 培养良好的个人卫生习惯

(1)做到"五勤":即勤洗澡、勤理发、勤刮胡须、勤刷牙、勤剪指甲。

(2)做到"六不":即在工作场所或客人面前不掏耳、不剔牙、不抠鼻子、不抓头皮、不打哈欠、不吃食品。

(3)做到"两注意":即在宾客面前咳嗽、打喷嚏须转身,并掩住口鼻,且要洗手后再服务;上班期间不得佩戴有可能影响食品卫生和服务操作的饰物。

2. 餐厅服务卫生规范

良好的服务卫生规范以及饱满的精神、热情的态度,既体现了对客人的礼貌,也是服务素质高的表现。

(1)上菜服务卫生:服务员是最后一个对做好的菜进行质量控制和检查的人,服务员要从感观上检查其质量,如发现不符合卫生要求的,则应立即调换。应使用清洁干净的托盘为客人服务,如有菜汤洒在托盘内,要及时清洗。服务过程中动作要轻,如上菜服务、走路、讲话等都要体现这个要求。

(2)餐间服务卫生:当餐间食碟尚未完全装满时,就应及时更换。运送杯具要使用托盘。端盘子、端碗或端碟子时,大拇指扣住边沿而不能触及内盛物。拿杯时要拿杯的下半部,高脚杯要拿杯柱,不得拿杯口的部位。拿小件餐具如筷子、勺、刀叉时,筷子要带筷子套,小勺要拿勺把,刀叉要拿柄部。

(3)对掉到地上的餐具、餐巾或掉到地上的食品,应立即用干净的替换。

(4)盘子等餐具放到餐桌上之前,要确保其底部处于清洁状态。

(二)餐饮服务过程中的卫生管理

1. 事先备好菜

大型宴会时,很难在客人就餐期间把所有的菜肴做好,为提高服务效率,有时需要事先准备好凉菜和部分热菜,装盘后应放在保温箱内保温或保冷。

2. 装盘和上菜

不能用抹布擦拭盘子。热菜不能置于冷菜上。送菜使用托盘、盖具,拿取食品使用夹具。菜肴吃完后要及时撤去盘和碗,并将其直接送到洗涤、消毒间,不要将其堆

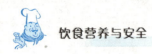

放在另一张餐桌上,否则有碍卫生和观瞻。

3. 取菜和分菜

为了避免与食品不必要的接触,服务员应使用分菜工具,或给客人配备分菜工具。如分菜工具暂时不用,可以放置于食品中,要确保刀柄、叉柄露在外面。

4. 斟酒

应该当着客人的面将酒瓶打开。斟酒之前须用洁净的布将瓶口、瓶塞擦净,嗅察一下瓶塞的味道,对异味酒、变质酒不要饮用,酒瓶如有裂纹也不能使用。

斟酒时,瓶口不要触及酒杯,但也不要离杯过高,以避免酒水洒出。如失误碰翻酒杯时,应迅速铺上餐巾,将溢出的酒水吸干。瓶内酒越少时酒的出瓶速度越快,因此在倒半瓶酒时,要掌握好酒瓶的倾斜度。斟啤酒时泡沫较多,倒的速度要慢些。葡萄酒可能有沉淀物,在斟酒时要避免摇动或振荡。

5. 剩余食品处理

对已经给客人送过的食品,如果剩下了,不能再送给别的客人使用,也不能企业职工自己食用。因为有的顾客可能是传染源,剩下的食品可能受到污染。对一些经过包装的、易腐性较低的食品,在包装完好的情况下,则可以再次食用。

(三) 餐厅的一般卫生管理

(1) 清扫管理。餐厅内外应保持清洁、整齐,清扫时应采用湿式作业。

(2) 洗手间管理。各类空调饭馆(餐厅)内必须设洗手间。

(3) 座椅管理。餐厅每个座椅平均占地面积不得低于1.85平方米。

(4) 装饰管理。餐厅内部装饰材料不得对人体产生危害。

(5) 厕所管理。根据餐厅席位数,在隐蔽地带设置相应数量的男女厕所,厕所采用水冲洗式,禁止设座式便桶,厕所内应有单独排风系统。

(6) 防虫害管理。餐厅应有防虫、防蝇、防蟑螂和防鼠害的措施。

(7) 采光管理。采用自然光或荧光灯为室内光源,墙壁、窗帘装饰颜色应清新、自然,避免对食品颜色产生错觉。

9.2 现代食品安全控制体系

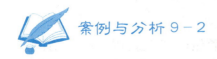

案例与分析9-2

HACCP体系在餐饮业中应用

某市卫生监督部门,在市区选择20家大中型中式餐饮单位(经营面积在500平方米以上)为研究对象,以预防食物中毒为原则,分析近年来国内及当地食物中毒流行病学资料,确定原料采购验收、冷藏冷冻、烹调、食用具洗消、冷荤制作、从业人员健康管理等6个环节为一般中餐业易对人体健康带来显著危害的控制点(关键控制点,CCP)。制定实施了一般餐饮业"HACCP(危害分析与关键控制点)计划"。经对"HACCP计划"实施前后1年内其CCP符合情况进行抽查对比,其验证结果如表9-1所示。

表 9-1 CCP 验证结果

CCP	实施前		实施后		χ^2
	合格户	合格率(%)	合格户	合格率(%)	
原、辅料采购	6	30.0	18	90.0	15.00
食品储存	8	40.0	20	100.0	17.14
烹　　调	12	60.0	20	100.0	10.00
洗　　消	8	40.0	16	80.0	6.67
冷荤制作	10	50.0	19	95.0	10.16
人员健康管理	5	25.0	18	90.0	17.29

由表可知,在20家单位中实施"HACCP计划"后,其关键控制点合格率显著高于实施前。一年来,通过在一般中式餐饮业中建立并实施HACCP体系,用于食品安全保障,20家单位未发生1起食物中毒事故,冷荤菜、餐具抽检合格率显著提高,从业人员卫生意识明显增强。

案例分析:实施"HACCP计划"的目的是为了防止食物中毒或其他食源性疾病的发生,从食品原料种植(养殖)到食品食用的全过程,对能有效预防、减轻或消除各种危害的"关键控制点"进行控制。实践证明,通过实施"HACCP计划"是科学和有效的。

食品安全是全球关注的热点,它关系到人类健康和国计民生。近些年来,我国接连发生多起恶性食品污染事件。例如,1988年上海的甲型肝炎爆发,2006年北京福寿螺致病事件,2008年"三聚氰胺奶粉事件"等等,严重损害了人们身心健康。努力建立"从源头到餐桌"的现代食品安全控制体系已成为目前最迫切的要求。

现代食品安全控制体系,如GMP管理、SSOP规范及HACCP体系等,能够保证产品质量卫生合格,保障食品安全,能够对食品生产加工的全过程实行科学化、规范化的管理。2009年6月1日起实施的《中华人民共和国食品安全法》明确提出,国家

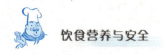

鼓励食品生产经营企业实施 HACCP 体系,提高食品安全管理水平。

一、良好生产规范(GMP)

(一) GMP 概述

1. GMP 含义

"GMP"是英文"Good Manufacturing Practice"的缩写,中文的意思是"良好操作规范"。是药品生产或食品生产质量管理的通用法则,是为保障食品安全、质量而制定的贯穿食品生产全过程的一系列措施、方法和技术要求。GMP 要求食品生产企业应具备良好的生产设备,合理的生产过程,完善的质量管理和严格的检测系统,确保最终产品的质量(包括食品安全卫生)符合法规要求。

2. 食品 GMP 的发展历程

1963 年美国食品和药物管理局(FDA)制定并颁布了世界上第一部药品的良好生产规范(GMP),目的在于确保并提高药品的品质,防止劣质药的产生。在药品 GMP 取得良好成效之后,1969 年美国又发布《食品制造、加工、包装储存的现行良好生产规范》。WHO 于 1969 年向各成员国首次推荐了 GMP,并于 1975 年向各成员国公布了实施 GMP 的指导方针。1985 年国际食品法典委员会(CAC)制定了《食品卫生通用 GMP》。

到目前为止,如日本、加拿大、新加坡、德国、澳大利亚等发达国家都引用了食品 GMP。据统计世界上已有 100 多个国家、地区实施了 GMP 或准备实施 GMP。

1988 年开始,我国先后颁布了《罐头厂卫生规范》(GB8950 - 1988)等 17 个食品企业卫生规范。1998 年,卫生部颁布了《保健食品良好生产规范》(GB17405 - 1998)和《膨化食品良好生产规范》(GB 17404 - 1998),这是我国首批颁布的食品 GMP 强制性标准。迄今为止,卫生部已经组织研究制定乳制品、熟肉制品、饮料、蜜饯及益生菌类保健食品等食品企业的 GMP。

3. GMP 的分类

根据 GMP 的制定机构,可分为国际组织、国家权力机构、行业组织、食品企业颁布或制定的四类 GMP。根据 GMP 的法律效力,可分为强制性和指导性 GMP 两类。如我国《保健食品良好生产规范》是国家权力机构颁布的、强制性的 GMP。

(二) GMP 内容简介

GMP 所规定的内容是食品加工企业或大型餐饮企业必须达到的最基本的条件,也是实施 HACCP 体系的前提条件。通过采用 GMP 对食品、餐饮企业进行质量管理的国家,已取得了显著的社会效益和经济效益。在我国餐饮企业中实行 GMP 的还很少,因此,有必要在餐饮界大力推广 GMP,以提高饮食卫生安全质量。

GMP 的内容可概括为硬件和软件两个部分。所谓硬件是指厂区环境、厂房、设备、卫生设施等方面的技术要求;软件则是指对人员、生产工艺、生产行为、管理机构、管理制度和记录、教育培训等方面的管理要求。

(1) 厂区环境。周围环境良好,不得有污染源等。

(2) 厂房与设施。对厂区与车间布局、设备配置、地面、屋顶、墙壁、门窗、通风设施、给排水、照明及洗手设施等提出要求。

(3) 设备与工具。对其材质、设计和构造、生产设备布置、检验仪器配备等提出要求。

(4) 人员。对人员素质、教育与培训等提出要求。

(5) 质量管理。对管理机构、质量管理部门的任务、生产过程管理及原料、半成品、成品的品质管理提出要求。

(6) 成品的储存与运输。提出成品储存的注意事项及运输工具、运输作业的要求。

(7) 食品安全管理。对维修与保养工作、清洗与消毒工作、除虫与灭害管理、污水与污物的管理、卫生设施管理、健康管理等提出要求。

二、卫生标准操作程序(SSOP)

(一) SSOP 含义

SSOP 是卫生标准操作程序(Sanitation Standard Operation Procedures)的简称,是食品加工企业为保证达到 GMP 所规定要求,确保加工过程中消除不良因素,使其加工的食品符合卫生要求而制定的,用于指导食品生产加工过程中如何实施清洗、消毒和卫生保持;也就是食品企业为了满足食品安全的要求,在卫生环境和加工过程等方面所需实施的具体程序,是实施 HACCP 的前提条件。企业可根据法规和自身需要建立文件化的 SSOP。

(二) SSOP 的基本内容

SSOP 于 20 世纪 90 年代起源于美国。SSOP 是美国农业部(USDA)在 1995 年 2 月颁布《美国肉禽类产品 HACCP 法规》提出的要求;同年 12 月,美国 FDA 颁布《美国水产品 HACCP 法规》中,进一步明确了 SSOP 包括的至少 8 个方面内容,完整的 SSOP 体系基本建立。其八个方面内容如下:

(1) 与食品接触或与食品接触物表面接触的水(冰)的安全。

(2) 与食品接触的表面(包括设备、手套、工作服)的清洁度。

(3) 防止发生食品与不洁物、食品与包装材料、人流和物流、高清洁区的食品与低清洁区的食品、生食与熟食之间的交叉污染。

(4) 手的清洗与消毒,厕所设施的维护与卫生保持。

(5) 防止食品被污染物污染。如保护食品免受润滑剂、燃油、杀虫剂、清洗剂、消毒剂、冷凝水、涂料、铁锈和其他化学、物理和生物性外来杂质的污染。

(6) 有毒化学物质的正确标识、储存和使用。
(7) 操作者的健康与卫生控制。
(8) 虫害的防治。

(三) SSOP 文件的特点

(1) SSOP 文件能够对执行人的操作提供足够详细的说明，具有很强的可操作性。如"与食品接触或与食品接触物表面接触的水（冰）的安全操作程序"。

(2) SSOP 记录能够反映卫生操作程序的执行情况。食品加工企业对 SSOP 的实施进行监控，对检查结果和纠正措施都要记录，通过这些记录说明企业不仅遵守了 SSOP，而且实施了适当的卫生控制。

三、GMP、SSOP 与 HACCP 之间的关系

GMP 是政府制定的食品生产加工企业必须达到的强制性的基本条件；SSOP 是企业为达到 GMP 的要求而制定的内部卫生管理文件。GMP 的规定是原则性的，其目的是保证生产出符合安全卫生要求的食品；SSOP 的规定是具体的，其目的是使企业达到 GMP 的要求。

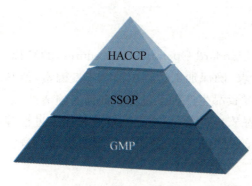

图 9-2　GMP、SSOP 与 HACCP 三者关系

GMP、SSOP、HACCP 共同的目的都是使企业具有完善、可靠的食品安全质量保证体系，确保生产出安全的食品。GMP、SSOP 控制的是一般的食品卫生方面的危害，HACCP 则是在此基础上重点控制食品安全方面的显著性危害，即使企业能集中精力严格有效控制对消费者带来不可接受的伤害。因此，GMP、SSOP 是有效地建立和实施 HACCP 计划的前提条件。三者之间的关系如图 9-2 所示。

四、危害分析与关键控制点（HACCP）

（一）HACCP 的含义

HACCP 是"Hazard Analysis and Critical Control Points"的缩写，即危害分析和关键控制点。HACCP 是为确保食品加工者能为消费者提供安全的食品，通过对原料、生产工序中影响产品安全的各种危害因素进行分析，在此基础上，确定能有效地预防、减轻或消除各种危害的关键控制点，并在关键控制点上对危害因素进行控制，同时监测控制效果并进行纠正和补充。是目前控制食品安全危害最有效、最常用的一种预防性的食品安全控制体系。虽然 HACCP 不是零风险体系，不能消灭

所有的危害，但 HACCP 可尽量减少食品安全危害的风险，达到一个可接受的水平。

(二) HACCP 的发展

1959 年，由美国承担宇航食品开发的皮尔斯柏利(Pillsbury)公司的研究人员 H. Bauman 博士等与宇航局(NASA)和美国陆军纳蒂克(Natick)研究所共同开发研制出 HACCP 体系。当时的用意是出于为了避免终产品的很大部分都必须用于检验(为了尽可能减少风险)，而仅剩留小部分提供给宇航员；同时避免了昂贵的费用。这样对生产过程实施危害控制的预防性体系的思想就诞生了。1971 年，美国正式将 HACCP 应用于航空食品的生产。1974 年美国 FDA 将 HACCP 原理引入低酸罐头食品生产。1989 年美国政府提出了《用于食品生产的 HACCP 原理基本准则》，并于 1992 年制定出 HACCP 的 7 个基本原理准则。1997 年，FAO/WHO 食品法典委员会颁发了法典指南《HACCP 体系及其应用准则》，在全世界大力推行 HACCP 计划。

由于美国政府规定，外国生产进口到美国的水果汁、海产品、肉禽产品等食品企业必须获得 HACCP 认证，所以 HACCP 也相继成为世界许多国家食品质量安全保证体系。

我国《食品生产企业危害分析与关键控制点(HACCP)管理体系认证管理规定》(以下简称《规定》)自 2002 年 5 月 1 日起执行。依据此《规定》，截至 2007 年 8 月我国已有 2 675 家食品生产企业获得了 HACCP 认证。

2003 年，卫生部发布的《食品安全行动计划》中规定："2007 年餐饮业和快餐供应企业实施 HACCP 管理"。但目前真正实施 HACCP 管理的企业并不多，如果把 HACCP 管理体系运用于餐饮业，同样可以最大限度地保证饮食安全，预防食物中毒的发生。因此需要加大 HACCP 体系宣传力度，还需要加强餐饮企业实施 HACCP 管理的立法。

(三) HACCP 的基本原理

HACCP 作为一个系统的管理方式，它要求从原料的采购、验收、储存、加工、流通、消费，每一个环节都要经过危害分析评估并加以控制，那么最后提供的食品一定是安全无害的。从管理实施过程来看，HACCP 由下面七部分连续地、有机地构成，如图 9-3 所示。也就是 HACCP 的七个基本原理。

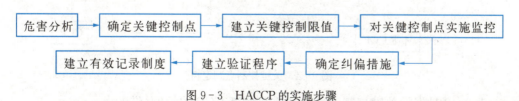

图 9-3　HACCP 的实施步骤

1. 进行危害分析(HA)

对从食品原料、生产、加工、销售直到消费所有步骤逐一进行分析，以确定哪一个步骤可能会有危害(生物性、化学性或物理性危害)产生或介入。对列出的危害未必都要采取控制措施,而对显著性危害一定要加以控制。所谓显著性危害是指从原理上讲有可能发生,而一旦发生将对消费者造成不可接受的伤害。同时找出防止危害发生的所有预防措施。

2. 确定关键控制点(CCP)

根据原理1提出的危害分析和防护措施,找出食品生产制造过程中可被控制的点、步骤或方法(即CCP)。通过控制这些CCP来防止、排除食品生产过程中的潜在危害或使其减少到可接受的水平。HACCP成员,通过树形决策图帮助寻找生产过程的关键控制点,见图9-4示。CCP判断树对确定CCP很有帮助,但工作中一定还要结合食品加工过程中的实际情况确定CCP。

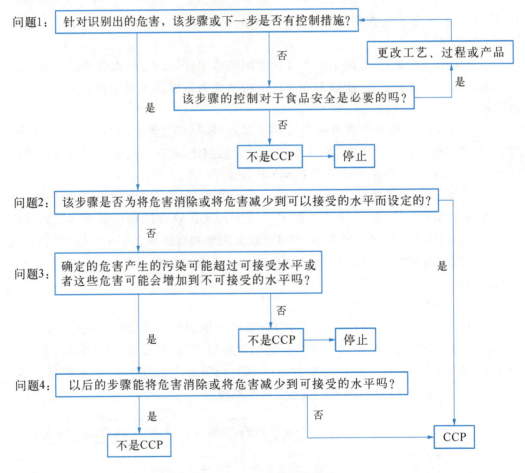

图9-4 关键控制点判定树

表9-2是根据关键控制点判定树进行判断CCP的示例,供参考。

3. 建立关键控制限值(CL)。在CCP上衡量产品是否安全,必须有可操作性的参数作为判断的基准,以确保每个CCP可限制在安全范围内。关键控制限值通常采用温度、时间、压力、流速、水分活度等,也可以采用感官指标,如外观和组织结构等。

表9-2　CCP判定树表

加工步骤	问题1	问题2	问题3	问题4	是否CCP?
1. 贝类收购(冻煮贝肉)					
贝毒污染	是	是	——	——	CCP
病原体污染	是	否	是	是	否
2. 蒸煮					
病原体残留	是	是	——	——	CCP
3. 鱼收购(游钩原料,冻鱼)					
金属(鱼钩)	是	否	是	是	否
4. 罐头杀菌工序					
致病菌	是	是	——	——	CCP

4. 对CCP实施监控(M)

用各种物理及化学方法对CCP进行有计划地连续观察或测定,以监控判断CCP有没有超出关键限值,做好准确记录,作为进一步评价的基础。

5. 建立纠偏措施(CA)

在控制过程中发现CCP超出关键限值,应及时对此加以纠正,使之能在控制的范围内运用。对未达到控制标准的控制措施进行修订。

6. 建立验证程序(V)

建立审核程序可以确定HACCP体系是否正确运行。审核内容要包括审核HACCP体系的文件和记录,审核出现的偏差及其相关产品的处理,确认CCP是否在控制之内。必要时还可以重新验证执行该HACCP体系诸要素是否能有效监控食品安全。

7. 建立有效记录制度(R)

保持有效和准确的记录对HACCP的实施是很重要的。实施过程中必须建立有效的书面记录,对控制过程进行原始性记录,并保存档案。

(四) HACCP在餐饮业的应用

1. 对菜品进行分类

餐饮企业在建立和实施HACCP的过程中,首先应建立HACCP工作小组,全面负责实施HACCP计划。首先对菜品根据其加工特点进行归类,这样有利于对不同的菜品经相同的生产或操作过程可采用类似的安全分析和控制手段。我国餐饮食品按加工流程分类见表9-3。

表9-3 餐饮食品按加工流程分类

餐饮食品类别（A B C D E）		流程	备注
A	生食	原料接收-储存-粗加工-食用	如中餐冷菜
B	热加工后即时食用	原料接收-储存-粗加工-加热烹调-食用	2小时内供应
C	热加工后放冷食用	原料接收-储存-粗加工-加热烹调-常温或冷藏放置-食用	如冷荤菜
D	热加工后保温食用	原料接收-储存-粗加工-加热烹调-保温放置-食用	如快餐盒饭
E	热加工后放冷,再加热食用	原料接收-储存-粗加工-加热烹调-冷藏放置-再加热-食用	如微波食品

2. 菜品描述

在危害分析之前还要对产品进行总体描述。描述内容包括产品名称、烹饪原料（主料、辅料及调味品）、加工方法、成品特性、盛装方式、储存条件、运送方法、食用期及消费对象等。以鸡蛋肉菜卷为例,如表9-4示。同时还应根据菜品烹饪特点确认生产加工流程图,如鸡蛋肉菜卷加工流程为D类。

表9-4 菜品描述

食物类别	产品名称	烹饪原料	加工方法	成品特性	消费对象	食用期限	储存条件	包装类型	有无敏感人群
D	鸡蛋肉菜卷	鸡蛋、牛肉、卷心菜、油、盐	热加工	色彩白绿相间,口感细腻,鲜香可口	职工中餐	加工后2小时内食用	室温（25℃）或热柜储存	散装	对鸡蛋过敏者

3. 餐饮业常见的关键控制点

餐饮业制作的食品种类繁多,加工供应方式也多样,食品危害程度取决于不同菜品加工过程中的各环节存在的危险因素：原料来源与保鲜、加工和制作方法、食物放置时间和温度、食用期限等。餐饮业常见的关键控制点（仅作参考）见表9-5。

4. 危害分析与关键控制点的确定

以鸡蛋肉菜卷加工制作为例,其危害分析与关键控制点的确定见表9-6。

表9-5 餐饮业常见的关键控制点

餐饮食品类别	原料采购	原料储藏	生原料处理	烹调	热保存	冷却	熟食操作	再加热	供应
A	※	※	※						※
B	※	※	※	※					
C	※	※	※	※		※	※		※
D	※	※	※		※			※	
E	※	※	※	※			※	※	※

注：※代表关键控制点。

表9-6 鸡蛋肉菜卷加工制作危害分析与关键控制点的确定

加工步骤	在此步骤是否有危害介入、增强或需在此受控	作出左侧判断的理由	是否显著危害	预防/控制措施	CCP判断树 问题1	问题2	问题3	问题4	是否CCP?
原料采购	生物性：寄生虫，致病菌	①鸡蛋沙门氏菌会导致急性食物中毒；②牛肉可能携带有各种有害细菌、病毒、寄生虫	是	从合格供应商处采购，提供检验证明，进货验收	是	是			CCP
	化学性：农药、兽药残留，重金属污染	①饲养过程用药控制不当或不规范用药所致；②菜种植过程用药控制不当所致	是	从合格供应商处采购，提供检验证明，进货验收	是	是			CCP
	物理性：铁屑、碎石、玻璃片等异物	蔬菜采摘和储运过程受异物污染	是	严格执行异物防控SSOP规定的有关措施					否
原料储藏	生物性：有害细菌生长繁殖	牛肉存放在常温条件下时间过长，有害细菌将会大量繁殖	是	将牛肉存在5℃以下	是	是			CCP
	化学性：洗涤剂、消毒剂、杀虫剂对原料造成的污染	化学品管理不当会导致对原料的污染	是	严格执行化学品管控SSOP规定的有关措施					否

(续表)

加工步骤	在此步骤是否有危害介入、增强或需在此受控	作出左侧判断的理由	是否显著危害	预防/控制措施	CCP 判断树				是否 CCP?
					问题 1	问题 2	问题 3	问题 4	
原料储藏	物理性：异物会混入产品中	加工作业区的异物控制不当	是	严格执行异物防控 SSOP 规定的有关措施					否
原料预处理	生物性：有害微生物繁殖	肉类原料在预处理过程，处于常温条件下时间过长会导致有害微生物大量繁殖	是	控制肉类原料暴露在常温条件下的时间	是	是			CCP
	化学性：洗涤剂、消毒剂、杀虫剂对产品造成的污染	化学品使用管理不当会导致对产品的污染	是	严格执行化学品管控 SSOP 规定的有关措施					否
	物理性：异物会混入产品中	来自人员、设备、工器具的异物混入产品	是	严格执行异物防控 SSOP 规定的有关措施					否
烹调	生物性：有害微生物存活	由于加热温度和时间不当，不能有效杀灭致病菌、病毒、寄生虫等有害微生物	是	严格控制烹调过程的加热温度和时间	是	是			CCP
	化学性：无	可能性不大	否						否
	物理性：异物会混入产品中	来自人员、设备、工器具的异物混入产品	是	严格执行异物防控 SSOP 规定的有关措施					否
保温	生物性：有害微生物繁殖	致病菌、病毒等生长繁殖、污染	是	控制保温的温度	是	是			CCP
	化学性：无		否						否
	物理性：无	可能性不大	否						否

(续表)

加工步骤	在此步骤是否有危害介入、增强或需在此受控	作出左侧判断的理由	是否显著危害	预防/控制措施	CCP 判断树				是否CCP?
					问题1	问题2	问题3	问题4	
餐具清洗、消毒	生物性：致病菌	消毒剂浓度过低或热力消毒温度时间不够导致消毒不彻底；消毒后保洁不善造成二次污染	是	严格执行餐具消毒SSOP规定的有关措施					否
	化学性：清洁剂、消毒剂残留	清洁剂、消毒剂本身含有影响产品质量的物质	是	严格执行餐具清洗SSOP规定的有关措施					否
	物理性：无		否						否
分装	生物性：有害微生物	来自操作人员的污染	是	严格执行人员卫生管理SSOP规定的有关措施					否
	化学性：无		否						
	物理性：异物会混入产品中	来自人员、设施、设备和工器具的异物混入	是	严格执行异物防控SSOP规定的有关措施					否
供应	生物性：有害微生物	来自操作人员的污染	是	严格执行人员卫生管理SSOP规定的有关措施					否
	化学性：无		否						否
	物理性：异物会混入产品中	来自工作人员身上的异物混入	是	严格执行异物防控SSOP规定的有关措施					否

5. 制订 HACCP 计划

某餐饮有限公司"鸡蛋肉菜卷 HACCP 计划"见表9-7。

表 9-7 鸡蛋肉菜卷 HACCP 计划

工序/CCP	显著危害	控制措施	关键限值(CL)	监控程序 对象	地点	方法	频率	负责人	纠偏措施	审核验证	记录
原料采购	寄生虫、病毒、致病菌	从合格供应商处采购,提供检验证明,进货验收	无寄生虫、虫卵,不得检出致病菌、病毒	寄生虫、致病菌、病毒	采购现场	向供应商索取检疫合格证明	每批	采购员	拒收	定期检查采购记录	采购记录
原料采购	农药、兽药残留、重金属污染	从合格供应商处采购,提供药物残留检验证明,进货验收	药物残留、重金属污染符合相应国标要求	农药、兽药与重金属	采购现场	向供应商索取药物残留检验合格证明,了解农药使用情况	每批	采购员、检验员	拒收	定期检查采购记录	采购记录
原料储藏	有害细菌生长繁殖	将牛肉存在5℃以下	冷柜温度: 关键限值: ≤5℃ 操作限值: ≤4℃	冷柜温度	冷柜	人工观测	2次/日	原料管理员	及时调整冷柜温度;报请厨师长鉴定后决定原料肉是否可以使用	品管经理每周审核一次;按《计量计划》的规定对保温柜温度计进行校验	冷柜温度记录;计量器具校验记录

(续表)

工序/CCP	显著危害	控制措施	关键限值（CL）	监控程序 对象	监控程序 地点	监控程序 方法	监控程序 频率	监控程序 负责人	纠偏措施	审核验证	记录
预处理	有害微生物繁殖	控制肉类原料暴露在常温条件下的时间	夏天不超过2小时，冬天不超过4小时	原料周转筐上标注的出料时间	中心厨房	人工观察	每小时	当班厨师长	隔离，由厨师长决定处置措施	厨师长每天审核加工进程记录表	加工进程记录
烹调	有害微生物存活	控制烹调过程的加热温度和时间	蛋卷中心温度：关键限值：68℃,15秒；操作限值：≥70℃,15秒	蛋卷中心温度	灶台	用针式温度计探测	1次/锅	当班厨师	延长加热时间	厨师长每天审核烹制作业日志；每季度进行一次取样检验，检测TPC和主要致病菌指标	烹制作业日志；样品微生物指标检验报告
保温	有害微生物繁殖	控制保温的温度	热柜温度≥65℃（产品中心温度≥60℃）；无热柜时，常温下放置的时间不得超过2小时	热柜温度	单位餐厅	人工观察	每餐	组长	隔离，废弃，不得供应给消费者	品管经理每天审核保温记录；按《计量计划》规定对保温柜温度计进行校验	保温记录

单元 9　餐饮企业食品安全管理与控制

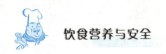
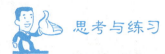

一、解释基本概念

GMP　SSOP　HACCP　关键限值(CL)　纠偏措施

二、问答题

1. 烹饪加工过程中,预防食物中毒的基本原则有哪些?
2. 配制凉菜的卫生要求有哪些?
3. 如何搞好餐饮服务卫生管理?
4. GMP、SSOP 与 HACCP 三者之间的关系怎样?
5. HACCP 与传统食品卫生质量控制有何区别?
6. HACCP 的七个原理是什么?
7. 如何确定 HACCP 的关键控制点?

三、综合训练题

1. 案例：(1)某酒店采购原料时,货物验收方式是随到随收,没有专职人员验收,也未索取发票,仓库也无专人负责,厨师领用物品时,就径直进入仓库随意拿取。店经理认为这样可以节省人力成本。

虽然今天厨师长感冒了,但是他还坚持在厨房里工作,因为今晚有一个 600 人的大型宴会。同时,店经理见就餐人数多,同意厨师长临时找了 1 名社会厨师帮忙;经查实,该社会厨师未取得健康证。现在已经是下午 4 点钟,开始做准备工作了。开胃菜已经全部做好,放在保温柜里,且温度保持在 60℃。由于没有足够的冰箱,有一部分冷菜和甜点只好存放在普通仓库的干燥储存区。

餐厅经理也在宴会厅里紧张地指挥员工进行宴会现场布置,由于忙碌一个盘子被碰落在地板上,服务员便捡起来放回桌子上。

一个员工跑来告诉经理说,市食品安全督察组要来检查酒店的卫生情况。店经理烦躁地说:"顾客是'上帝',我们正为今晚的宴会忙碌着;告诉今天我们不接待,让他们明天再来。"

在本案例中,该酒店卫生管理存在哪些问题?

(2)郇彩凤等人于 2005 年 4—7 月间,对莱芜市区内 41 人(从直接接触食品的餐饮从业人员中随机抽出)进行了双手的卫生状况调查。

菌落总数检出结果：岗前菌落总数平均值 346.80 cfu/cm^2,洗手后菌落总数平均值 96.50 cfu/cm^2,用 75% 乙醇消毒后菌落总数平均值 30.17 cfu/cm^2。大肠菌群检出结果：洗手前检出 2 名,分别为 4MPN/100 cm^2 和 9MPN/100 cm^2,洗消后均 <3MPN/100 cm^2。41 名从业人员双手均未检出致病菌。

以上结果表明从业人员双手经洗消后带菌减少 90% 以上,效果显著[郇彩凤等,《莱芜市 41 名食品从业人员双手的卫生状况》,《职业与健康》,2006 年,22(24)]。

就本案例说明餐饮从业人员正确地洗手和消毒的重要作用,并回答应如何正确洗手?

(3) 2010 年 8 月 30 日下午 3 时 10 分,安徽铜陵市疾病预防控制中心接到市人民医院报告:有十几人于 8 月 29 日晚在家兴隆酒店就餐后疑似食物中毒,正在该院接受治疗。市疾病预防控制中心迅速前往该酒店,收集当天的菜单,并对可疑食品和人员进行采样检验,市食品药品监督管理局对现场进行查封处理。截止 29 日下午 6 时,有 27 人疑似食物中毒。据统计,至 9 月 1 日,本次事件共有 83 人到医院检查就诊,其中 3 人住院治疗。

据铜陵市疾病预防控制中心进行流行病学调查发现:患者临床主要表现为腹痛、腹泻、恶心、呕吐症状,多数患者症状较轻,无危重病例。经医疗机构采取抗菌、补液对症治疗,目前,患者病情均缓解,3 名住院患者已治愈出院。经初步调查检测,本次事件系细菌性食物中毒,具体原因和可疑食品有待进一步认定。

就本案例全面分析该酒店在哪些环节上有可能造成食物中毒?并提出防控措施。

2. 利用到某酒店或餐厅就餐的机会,认真观察或询问其餐饮安全管理状况,请做一评价,并提出自己的建议。

3. 图 9-5 是青椒炒肉丝的加工流程,请对其加工步骤进行危害分析及确定关键控制点。

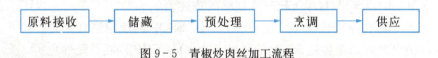

图 9-5 青椒炒肉丝加工流程

四、客观题

(一) 单项选择题

1. HACCP 的特点是( )。

A. 不具有预防性　　　　　　B. 是一种安全管理体系
C. 一个零风险体系　　　　　　D. 完全独立的体系

2. 关键控制点是指具有相应控制措施的一个加工点,关于关键控制点的说法错误的是( )。

A. 危害能被识别　　　　　　B. 危害能被评估
C. 危害不能被预防　　　　　　D. 能将危害降低到可接受水平

3. 关于预防常见化学性食物中毒的措施,不正确的做法是( )。

A. 为有效去除蔬菜农药残留,用水冲洗即可
B. 生豆浆应煮沸
C. 四季豆烫煮且炒透
D. 腌制肉制品的亚硝酸盐按要求限量

4. 食品安全法规体系的母法是（　　）。
   A. 食品安全法　　　　　　　　B. 食品安全标准
   C. 宪法　　　　　　　　　　　D. 刑法

（二）多项选择题（至少选择两项）

1. HACCP 的特点是（　　）。
   A. 预防性　　　　　　　　　　B. 系统性
   C. 一个零风险体系　　　　　　D. 可操作性
   E. 专一性

2. 企业实施 HACCP 体系后给企业能带来的好处的有（　　）。
   A. 是企业无形资产的积累
   B. 降低质量管理成本
   C. 是全球认同的食品安全体系
   D. 为企业形象增加新的亮点，给客户以信心
   E. 可以避免质检部门经常性的检查

3. 管理正规的酒店，在烹饪原料采购时其卫生要求应做到（　　）。
   A. 索取发票　　　　　　　　　B. 做好采购记录
   C. 索取食品卫生许可证　　　　D. 入库验收
   E. 只要感观验收通过也可以

4. 对 GMP、SSOP、HACCP 三者正确的描述为（　　）。
   A. GMP 具有原则性　　　　　　B. SSOP 的规定是具体的
   C. HACCP 计划是实施 SSOP 的基础　　D. HACCP 控制显著性危害
   E. GMP、SSOP、HACCP 有共同的目的

（三）判断题

1. GMP 内容的重点包括对人员、原材料、厂房、设备、成品储存及 HACCP 等提出要求。（　　）

2. 关键控制点应是控制显著危害的点，是能降低或消除安全危害的点。（　　）

3. 我国《食品安全法》规定包括餐饮服务在内的食品生产经营人员每年应当进行健康检查，取得健康证明后方可参加工作。（　　）

4. 患有痢疾、伤寒、病毒性肝炎等疾病的人，不得从事接触直接入口食品的工作。（　　）

5. 餐饮生产经营人员应当保持个人卫生，穿戴清洁的工作衣帽；销售无包装的直接入口食品时，应当使用无毒、清洁的售货工具。（　　）

6. 在烹饪过程中，加热食品应使中心温度达到58℃以上才是安全的。（　　）

7. 在烹饪后至食用前需要较长时间（超过2小时）存放的食品，应当在高于78℃或低于18℃的条件下存放。（　　）

参 考 文 献

Yuyu Chen,"The long-term health and economic consequences of the 1959 – 1961 famine in China", *Journal of Health Economics*, 26, 2007, 659 – 681, Elsevier.
周才琼、周玉林,《食品营养学》,中国计量出版社 2006 年版。
何志谦,《人类营养学》,人民卫生出版社 2000 年版。
中国营养学会,《中国居民膳食营养素参考摄入量》,中国轻工业出版社 2000 年版。
黄刚平,《饮食营养与卫生》,四川大学出版社 2003 年版。
孙长颢,《营养与食品卫生学》,人民卫生出版社 2008 年版。
邓泽元、乐国伟,《食品营养学》,东南大学出版社 2007 年版。
高永清、吴小南,《营养与食品卫生学》,科学出版社 2008 年版。
王宇鸿、张海,《食品营养与保健》,化学工业出版社 2008 年版。
王莉,《食品营养学》,化学工业出版社 2006 年版。
中国营养学会,《中国居民膳食指南(2007)》,西藏人民出版社 2008 年版。
霍军生,《营养学》,中国林业出版社 2008 年版。
王维群,《营养学》,高等教育出版社 2001 年版。
陈丙卿、孙长颢,《营养与健康》,化学出版社 2004 年版。
吴友良,《营养与健康》,苏州大学出版社 2003 年版。
贺英甲、贺虹,《营养与膳食指南》,大连出版社 1998 年版。
凡心,《青少年需重视营养策略》,《中国保健营养》,2010 年,第 6 期。
赖伟权、欧阳科,《维生素 K 缺乏症的特点、病因及预防》,《临床医学》,2010 年,第 3 期。
多乐、尹福全、高振华,《维生素 A 的研究进展》,《饲料研究》,2010 年,第 4 期。
吴定,《食品营养与卫生保健》,中国计量出版社 2008 年版。
孙远明,《食品营养学》,科学出版社 2006 年版。
于珺美,《营养学基础》,科学出版社 2008 年版。
李素梅,《微营养素与健康》,化学工业出版社 2004 年版。
王冀平、李亚南,《浙江省 11 种淡水鱼营养成分研究》,《营养学报》,1997 年,第19期。
姚婷,《海水鱼与淡水鱼 omega – 3 多不饱和脂肪酸含量的比较研究》,《现代食品科技》,2005 年,第 3 期。

崔铁军等,《河蟹肉及蟹黄的营养成分分析》,《水产科学》,2006年,第6期。
申淑琦,《牡蛎的营养保健功能及其开发利用》,《河北农业科学》,2009年,第10期。
中国预防医学科学院营养与食品卫生研究所,《食物成分表》,人民卫生出版社2003年版。
蔡东联,《现代饮食治疗学》,人民军医出版社1996年版。
曲径,《食品卫生与安全控制学》,化学工业出版社2007年版。
王红梅,《营养与食品卫生学》,上海交通大学出版社2002年版。
王维群,《营养学》,高等教育出版社2001年版。
刘鑫峰等,《不同烹调工艺对几种叶菜菜肴营养成分的影响》,《湖北农业科学》,2009年,第4期。
贾娜,《对中国居民膳食结构的思索》,《河南中医学院学报》,2009年,第3期。
徐同成,《中国膳食结构存在的问题及对策建议》,《中国食物与营养》,2009年,第4期。
许荣华,《宴会菜肴的营养分析与改进》,《四川烹饪高等专科学校学报》,2008年,第2期。
黄健,《用计算法设计营养平衡宴席食谱》,《重庆教育学院学报》,2009年,第5期。
陈炳卿,《营养与食品卫生学》,人民卫生出版社2002年版。
蔡东联,《现代饮食治疗学》,人民军医出版社1996年版。
顾景范、杜寿玢、郭长江,《现代临床营养学》,科学出版社2009年版。
范青生、龙洲雄,《保健食品功效成分与标志性成分》,中国医药科技出版社2006年版。
张坚勇,《绿色食品实用技术》,东南大学出版社2007年版。
曾庆孝、许喜林,《食品安全基础知识》,中国商业出版社2008年版。
陈君石、闻芝梅,《转基因食品——基础知识及安全性》,人民卫生出版社2003年版。
吴永宁、张磊、李志军等译,《食品安全与卫生基础》,化学工业出版社2006年版。
田克勤,《食品营养与卫生》,东北财经大学出版社2007年版。
彭萍,《食品营养与卫生》,武汉大学出版社2006年版。
刘浩宇,《饮食营养与卫生》,南开大学出版社2005年版。
汪志君,《食品卫生与安全》,高等教育出版社2004年版。
王尔茂,《食品营养与卫生》,科学出版社2004年版。
孙长颢,《营养与食品卫生学》,人民卫生出版社2007年版。
周宇、朱圣陶,《11种油炸及烘烤食品中丙烯酰胺含量检测》,《中国食品卫生杂志》,2008年,第1期。
刘建秋,《烹饪卫生与安全学》,高等教育出版社2005年版。
凌强,《食品营养与卫生安全》,旅游教育出版社2009年版。
田克勤,《食品营养与卫生》,东北财经大学出版社2007年版。

刘浩宇,《饮食营养与卫生》,南开大学出版社 2005 年版。
汪志君,《食品卫生与安全》,高等教育出版社 2004 年版。
蒋云升,《烹饪卫生与安全学》,中国轻工业出版社 2008 年版。
刁恩杰,《食品安全与质量管理学》,化学工业出版社 2008 年版。
邹翔,《餐饮业 HACCP 实用教程》,中国轻工业出版社 2005 年版。

附录：各类食物营养成分简表

注：营养成分以每百克食部计

一、各类及谷类制品

食物名称	食部(g)	能量(kJ)	能量(kcal)	水分(g)	蛋白质(g)	脂肪(g)	膳食纤维(g)	碳水化物(g)	视黄醇(μgRE)	硫胺素(mg)	核黄素(mg)	抗坏血酸(mg)	钙(mg)	铁(mg)	锌(mg)
粳米(标一)	100	1 435	384	13.7	7.7	0.6	0.6	76.8	—	0.16	0.08	—	11	1.1	1.45
米饭(蒸)	100	477	114	71.1	2.5	0.2	0.4	25.6	—	0.02	0.03	—	6	0.2	0.47
米粥	100	19 246	88.6	1.1	0.3	0.1	9.8	—	…	0.03	—	7	0.1	0.20	—
晚籼(特)	100	1 431	342	14.0	8.1	0.3	0.2	76.7	—	0.09	0.10	—	6	0.7	1.50
籼米(标准)	100	1 452	347	12.6	7.9	0.6	0.8	77.5	—	0.09	0.04	—	12	1.6	1.47
糯米(粳)	100	1 435	343	13.8	7.9	0.8	0.7	76.0	—	0.20	0.05	—	21	1.9	1.77
荞麦	100	1 356	324	13.0	9.3	2.3	6.5	66.5	3	0.28	0.16	0	47	6.2	3.62
青稞	100	1 417	338	12.4	8.1	1.5	1.8	73.2	0	0.34	0.11	—	113	40.7	2.38
方便面	100	1 975	472	3.6	9.5	21.1	0.7	60.9	—	0.12	0.06	—	25	4.1	1.06
富强粉	100	1 488	355	11.6	10.3	1.2	0.3	75.9	0	0.39	0.08	0	5	2.8	1.58

（续表）

食物名称	食部(g)	能量(kJ)	能量(kcal)	水分(g)	蛋白质(g)	脂肪(g)	膳食纤维(g)	碳水化合物(g)	视黄醇(μgRE)	硫胺素(mg)	核黄素(mg)	抗坏血酸(mg)	钙(mg)	铁(mg)	锌(mg)
小麦粉(标准粉)	100	1 439	344	12.7	11.2	1.5	2.1	71.5	—	0.28	0.08	—	31	3.5	1.64
挂面(标准粉)	100	1 439	334	12.4	10.1	0.7	1.6	74.4	—	0.19	0.04	—	14	3.5	1.22
挂面(精白粉)	100	1 452	347	12.7	9.6	0.6	0.3	75.7	—	0.20	0.04	—	21	3.2	0.74
烙饼(标准粉)	100	1 067	225	36.4	7.5	2.3	1.9	51.0	—	0.02	0.04	—	20	2.4	0.94
馒头(蒸标准粉)	100	975	233	40.5	7.8	1.0	1.5	48.3	—	0.05	0.07	—	18	1.9	1.01
馒头(蒸,富强粉)	100	870	208	47.3	6.2	1.2	1.0	43.2	—	0.02	0.02	—	58	1.7	0.40
油条	100	1 615	386	21.8	6.9	17.6	0.9	50.1	17	0.01	0.07	—	6	1.0	0.75
小米	100	1 498	358	11.6	9.0	3.1	1.6	73.5	—	0.33	0.10	—	41	5.1	1.87
小米粥	100	192	46	89.3	1.4	0.7	…	8.4	3	0.02	0.07	—	10	1.0	0.41
燕麦片	100	1 536	367	9.2	15.0	6.7	5.3	61.6	—	0.30	0.13	—	186	7.0	2.59
荞麦面	100	1 354	324	11.0	12.2	7.2	15.3	52.5	17	0.39	0.04	—	27	13.6	2.21
玉米面(黄)	100	1 402	335	13.2	8.7	3.8	6.4	66.6	—	0.21	0.13	—	14	2.4	1.70
玉米糁(黄)	100	1 452	347	12.8	7.9	3.0	3.6	72.0	—	0.10	0.08	—	49	2.4	1.16
二、干豆类及豆制品															
蚕豆(去皮)	100	1 431	342	11.3	25.4	1.6	2.5	56.4	50	0.20	0.20	—	54	2.5	3.32
赤小豆	100	1 293	309	12.6	20.2	0.6	7.7	55.7	13	0.16	0.11	—	74	7.4	2.20
豆腐	100	339	81	82.8	8.1	3.7	0.4	3.8	—	0.04	0.03	—	164	1.9	1.11
豆腐(南)	100	238	57	87.9	6.2	2.5	0.2	2.4	—	0.02	0.04	—	116	1.5	0.59

附录：各类食物营养成分简表

(续表)

食物名称	食部(g)	能量(kJ)	能量(kcal)	水分(g)	蛋白质(g)	脂肪(g)	膳食纤维(g)	碳水化合物(g)	视黄醇(μgRE)	硫胺素(mg)	核黄素(mg)	抗坏血酸(mg)	钙(mg)	铁(mg)	锌(mg)
腐竹	100	1 929	459	7.9	44.6	21.7	1.0	21.3	—	0.13	0.07	—	77	16.5	3.69
腐乳(白)	100	556	133	68.3	10.9	8.2	0.9	3.9	22	0.03	0.04	—	61	3.8	0.69
腐乳(红)	100	632	151	61.2	12.0	8.1	0.6	7.6	15	0.02	0.21	—	87	11.5	1.67
千张	100	1 088	260	52.0	245.5	16.0	1.0	4.5	5	0.04	0.05	—	313	6.4	2.52
香干	100	615	147	69.2	15.8	7.8	0.8	3.3	7	0.04	0.03	—	299	5.7	1.59
豆浆	100	54	13	96.4	1.8	0.7	1.1	0.0	15	0.02	0.02	—	10	0.5	0.24
黄豆	100	1 502	359	10.2	35.1	16.0	15.5	18.6	37	0.41	0.20	—	191	8.2	3.34
绿豆	100	1 322	316	12.3	21.6	0.8	6.4	55.6	22	0.25	0.11	—	81	6.5	2.18
豌豆	100	1 310	313	10.4	20.3	1.1	10.4	55.4	42	0.49	0.14	—	97	4.9	2.35

三、鲜豆豆类

食物名称	食部(g)	能量(kJ)	能量(kcal)	水分(g)	蛋白质(g)	脂肪(g)	膳食纤维(g)	碳水化合物(g)	视黄醇(μgRE)	硫胺素(mg)	核黄素(mg)	抗坏血酸(mg)	钙(mg)	铁(mg)	锌(mg)
蚕豆	31	435	104	70.2	8.8	0.4	3.1	16.4	52	0.37	0.10	16	16	3.5	1.37
黄豆芽	100	184	44	88.8	4.5	1.6	1.5	3.0	5	0.04	0.07	8	21	0.9	0.54
毛豆	53	515	123	69.6	13.1	5.0	4.0	6.5	22	0.15	0.07	27	135	3.5	1.73
绿豆芽	100	75	18	94.6	2.1	0.1	0.8	2.1	3	0.05	0.06	6	9	0.6	0.35
豆角	96	126	30	90.0	2.5	0.2	2.1	4.6	33	0.05	0.07	18	29	1.5	0.54
豌豆(带荚)	42	439	105	70.2	7.4	0.3	3.0	18.2	37	0.43	0.09	14	21	1.7	1.29

(续表)

食物名称	食部(g)	能量(kJ)	能量(kcal)	水分(g)	蛋白质(g)	脂肪(g)	膳食纤维(g)	碳水化合物(g)	视黄醇(μgRE)	硫胺素(mg)	核黄素(mg)	抗坏血酸(mg)	钙(mg)	铁(mg)	锌(mg)
百合(干)	100	1 431	342	10.3	6.7	0.5	1.7	77.8	—	0.05	0.09	—	32	5.9	1.31

四、根 茎 类

食物名称	食部(g)	能量(kJ)	能量(kcal)	水分(g)	蛋白质(g)	脂肪(g)	膳食纤维(g)	碳水化合物(g)	视黄醇(μgRE)	硫胺素(mg)	核黄素(mg)	抗坏血酸(mg)	钙(mg)	铁(mg)	锌(mg)
甘薯(白心)	86	435	104	72.6	1.4	0.2	1.0	24.2	37	0.07	0.04	24	24	0.8	0.22
甘薯(红心)	90	414	99	73.4	1.1	0.2	1.6	23.1	125	0.04	0.04	26	23	0.5	0.15
胡萝卜(橙)	96	155	37	89.2	1.0	0.2	1.1	7.7	688	0.04	0.03	13	32	1.0	0.23
白萝卜	95	84	20	93.4	0.9	0.1	1.0	4.0	3	0.02	0.03	21	36	0.5	0.30
青萝卜	95	130	31	91.0	1.3	0.2	0.8	6.0	10	0.04	0.06	14	40	0.8	0.34
马铃薯	94	318	76	79.8	2.0	0.2	0.7	16.5	5	0.08	0.04	27	8	0.8	0.37
魔芋精粉	100	155	37	12.2	4.6	0.1	74.4	4.4	—	微量	0.10	—	45	1.6	2.05
藕	88	293	70	80.5	1.9	0.2	1.2	15.2	3	0.09	0.03	44	39	1.4	0.23
山药	83	234	56	84.8	1.9	0.2	0.8	11.6	7	0.05	0.02	5	16	0.3	0.27
芋头	84	331	79	78.6	2.2	0.2	1.0	17.1	27	0.06	0.05	6	36	1.0	0.49
春笋	66	84	20	91.4	2.4	0.1	2.8	2.3	5	0.05	0.04	5	8	2.4	0.43

五、茎、叶、苔、花类蔬菜

食物名称	食部(g)	能量(kJ)	能量(kcal)	水分(g)	蛋白质(g)	脂肪(g)	膳食纤维(g)	碳水化合物(g)	视黄醇(μgRE)	硫胺素(mg)	核黄素(mg)	抗坏血酸(mg)	钙(mg)	铁(mg)	锌(mg)
菠菜(赤根菜)	89	100	24	91.2	2.6	0.3	1.7	2.8	487	0.20	0.18	82	411	25.9	3.91
菜花	82	100	24	92.4	2.1	0.2	1.2	3.4	5	0.03	0.08	61	23	1.1	0.38
大白菜(青白口)	83	63	15	95.1	1.4	0.1	0.9	2.1	13	0.03	0.04	28	35	0.6	0.61
大白菜(酸)	100	59	14	95.2	1.1	0.2	0.5	1.9	5	0.02	0.02	2	48	1.6	0.36

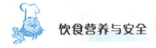

(续表)

食物名称	食部 (g)	能量 (kJ)	能量 (kcal)	水分 (g)	蛋白质 (g)	脂肪 (g)	膳食纤维 (g)	碳水化物 (g)	视黄醇 (μgRE)	硫胺素 (mg)	核黄素 (mg)	抗坏血酸 (mg)	钙 (mg)	铁 (mg)	锌 (mg)
小白菜	81	63	15	94.5	1.5	0.3	1.1	1.6	280	0.02	0.09	28	90	1.9	0.51
蒜苗	82	155	37	88.9	2.1	0.4	1.8	6.2	47	0.11	0.08	35	29	1.4	0.46
菱白	74	96	23	92.2	1.2	0.2	1.9	4.0	5						
韭菜	90	109	26	91.8	2.4	0.4	1.4	3.2	235	0.02	24	42	1.6	0.43	
芹菜茎	67	84	20	93.1	1.2	0.2	1.2	3.3	57	0.02	0.06	8	80	1.2	0.24
茼蒿	82	88	21	93.0	1.9	0.3	1.2	2.7	252	0.04	0.09	18	73	2.5	0.35
莴苣笋	62	59	14	95.5	1.0	0.1	0.6	2.2	25	0.02	0.02	4	23	0.9	0.33
西兰花	83	138	33	90.3	4.1	0.6	1.6	2.7	1 202	0.09	0.13	51	67	1.0	0.78
苋菜(青)	74	105	25	90.2	2.8	0.3	2.2	2.8	352	0.03	0.12	47	187	5.4	0.80
油菜	87	96	23	92.9	1.8	0.5	1.1	2.7	103	0.08	0.07	65	156	2.8	0.72
圆白菜	86	92	22	93.2	1.5	0.2	1.0	3.6	12	0.03	0.03	40	49	0.6	0.25

六、瓜菜类

食物名称	食部 (g)	能量 (kJ)	能量 (kcal)	水分 (g)	蛋白质 (g)	脂肪 (g)	膳食纤维 (g)	碳水化物 (g)	视黄醇 (μgRE)	硫胺素 (mg)	核黄素 (mg)	抗坏血酸 (mg)	钙 (mg)	铁 (mg)	锌 (mg)
冬瓜	80	46	11	96.6	0.4	0.2	0.7	1.9	13	0.01	0.01	18	19	0.2	0.07
哈密瓜	71	142	34	91.0	0.5	0.1	0.2	7.7	153	…	0.01	12	4	…	0.13
黄瓜	92	63	15	95.8	0.8	0.2	0.5	2.4	15	0.02	0.03	9	24	0.5	0.18
苦瓜	81	79	19	93.4	1.0	0.1	1.4	3.5	17	0.03	0.03	56	14	0.7	0.36
木瓜	86	113	27	92.2	0.4	0.1	0.8	6.2	145	0.01	0.02	43	17	0.2	0.25
南瓜	85	92	22	93.5	0.7	0.1	0.8	4.5	148	0.03	0.04	8	16	0.4	0.14

(续表)

食物名称	食部(g)	能量(kJ)	能量(kcal)	水分(g)	蛋白质(g)	脂肪(g)	膳食纤维(g)	碳水化物(g)	视黄醇(μgRE)	硫胺素(mg)	核黄素(mg)	抗坏血酸(mg)	钙(mg)	铁(mg)	锌(mg)
丝 瓜	83	84	20	94.3	1.0	0.2	0.6	3.6	15	0.02	0.04	5	14	0.4	0.21
白兰瓜	55	88	21	93.2	0.6	0.1	0.8	4.5	7	0.02	0.03	14	—	—	—
西 瓜	56	105	25	93.3	0.6	0.1	0.3	5.5	75	0.02	0.03	6	8	0.3	0.10
西葫芦	73	75	18	94.9	0.8	0.2	0.6	3.2	5	0.01	0.03	6	15	0.3	0.12
葫子(茄料)	85	113	27	92.2	0.7	0.1	0.9	5.9	163	0.01	0.06	29	49	..	0.56
辣椒(尖,青)	84	96	23	91.9	1.4	0.3	2.1	3.7	57	0.03	0.04	62	15	0.7	0.22
茄 子	93	88	21	93.4	1.1	0.2	1.3	3.6	8	0.02	0.04	5	24	0.5	0.23
灯笼椒	82	92	22	93.0	1.0	0.2	1.4	4.0	57	0.03	0.03	72	14	0.8	0.19
番 茄	97	79	19	94.4	0.9	0.2	0.5	3.5	92	0.03	0.03	19	10	0.4	0.13

七、菌藻类

食物名称	食部(g)	能量(kJ)	能量(kcal)	水分(g)	蛋白质(g)	脂肪(g)	膳食纤维(g)	碳水化物(g)	视黄醇(μgRE)	硫胺素(mg)	核黄素(mg)	抗坏血酸(mg)	钙(mg)	铁(mg)	锌(mg)
海 带	100	50	12	94.4	1.2	0.1	0.5	1.6	—	0.02	0.15	…	46	0.9	0.16
金针菇	100	109	26	90.2	2.4	0.4	2.7	3.3	5	0.15	0.19	2	—	1.4	0.39
木 耳	100	858	205	15.5	12.1	1.5	29.2	35.7	17	0.17	0.44	—	247	97.4	3.18
平 菇	93	84	20	92.5	1.9	0.3	2.3	2.3	2	0.06	0.16	4	5	1.0	0.61
香菇(干)	95	883	211	12.3	20.0	1.2	31.6	30.1	3	0.19	1.26	5	83	10.5	8.57
银 耳	96	837	200	14.6	10.0	1.4	30.4	36.9	8	0.05	0.25	—	36	4.1	3.03
紫 菜	100	866	207	12.7	26.7	1.1	21.6	22.5	228	0.27	1.02	2	264	54.9	2.47

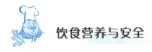

(续表)

八、水 果 类

食物名称	食部(g)	能量(kJ)	能量(kcal)	水分(g)	蛋白质(g)	脂肪(g)	膳食纤维(g)	碳水化合物(g)	视黄醇(μgRE)	硫胺素(mg)	核黄素(mg)	抗坏血酸(mg)	钙(mg)	铁(mg)	锌(mg)
波 萝	68	172	41	88.4	0.5	0.1	1.3	9.5	33	0.04	0.02	18	12	0.6	0.14
草 莓	97	126	30	91.3	1.0	0.2	1.1	6.0	5	0.02	0.03	47	18	1.8	0.14
橙	74	197	47	87.4	0.8	0.2	0.6	10.5	27	0.05	0.04	33	20	0.4	0.14
柑 桔	77	213	51	86.9	0.7	0.2	0.4	11.5	148	0.08	0.04	28	35	0.2	0.08
甘蔗汁	100	268	64	83.1	0.4	0.1	0.6	15.4	2	0.01	0.02	2	14	0.4	1.00
梨	75	134	32	90.0	0.4	0.1	2.0	7.3	—		0.04	1	11	—	…
荔 枝	73	293	70	81.9	0.9	0.2	0.5	16.1	2	0.10	0.04	41	2	0.4	0.17
桂 圆	50	293	70	81.4	1.2	0.1	0.4	16.2	3	0.01	0.14	43	6	0.2	0.40
芒 果	60	134	32	90.6	0.6	0.2	1.3	7.0	1 342	0.01	0.04	23	微量	0.2	0.09
中华猕猴桃	83	234	56	83.4	0.8	0.6	2.6	11.9	22	0.05	0.02	62	27	1.2	0.57
蜜 桔	76	176	42	88.2	0.8	0.4	1.4	8.9	277	0.05	0.04	19	19	0.2	0.10
柠檬汁	100	109	26	93.1	0.9	0.2	0.3	5.2	—	0.01	0.02	11	24	0.1	0.09
苹 果	76	218	52	85.9	0.2	0.2	1.2	12.3	3	0.06	0.02	4	4	0.6	0.19
葡 萄	86	180	43	88.7	0.5	0.2	0.4	9.9	8	0.04	0.02	25	5	0.4	0.18
柿	87	297	71	80.6	0.4	0.1	1.4	17.1	20	0.02	0.02	30	9	0.2	0.08
酸 枣	52	1 163	278	18.3	3.5	1.5	10.6	62.7	—	0.01	0.02	900	435	6.6	0.68
桃	86	201	48	86.4	0.9	0.1	1.3	10.9	3	0.01	0.03	7	6	0.8	0.34

(续表)

食物名称	食部(g)	能量(kJ)	能量(kcal)	水分(g)	蛋白质(g)	脂肪(g)	膳食纤维(g)	碳水化物(g)	视黄醇(μgRE)	硫胺素(mg)	核黄素(mg)	抗坏血酸(mg)	钙(mg)	铁(mg)	锌(mg)
香 蕉	59	381	91	75.8	1.4	0.2	1.2	20.8	10	0.02	0.04	8	7	0.4	0.18
杏	91	151	36	89.4	0.9	0.1	1.3	7.8	75	0.02	0.03	4	14	0.6	0.20
鸭 梨	82	180	43	88.3	0.2	0.2	1.1	10.0	2	0.03	0.03	4	4	0.9	0.10
椰 子	33	967	231	51.8	4.0	12.1	4.7	26.6	—	0.01	0.01	6	2	1.8	0.92
樱 桃	80	192	46	88.0	1.1	0.2	0.3	9.9	35	0.02	0.02	10	11	0.4	0.23
柚	69	172	41	89.0	0.8	0.2	0.4	9.1	2	—	0.03	23	4	0.3	0.40
枣	87	510	122	67.2	1.1	0.3	1.9	28.6	40	0.06	0.09	243	22	1.2	1.52
枣(干)	80	1 105	264	26.9	3.2	0.5	6.2	61.6	2	0.04	0.16	14	64	2.3	0.65

九、坚果类

食物名称	食部(g)	能量(kJ)	能量(kcal)	水分(g)	蛋白质(g)	脂肪(g)	膳食纤维(g)	碳水化物(g)	视黄醇(μgRE)	硫胺素(mg)	核黄素(mg)	抗坏血酸(mg)	钙(mg)	铁(mg)	锌(mg)
核 桃	43	1 368	327	49.8	12.8	29.9	4.3	1.8	—	0.07	0.14	10	—	—	—
花生(炒)	71	2 464	589	4.1	21.9	48.0	6.3	17.3	10	0.13	0.12	…	47	1.5	2.03
栗 子	80	774	185	52.0	4.2	0.7	1.7	40.5	32	0.14	0.17	24	17	1.1	0.57
南瓜子(炒)	68	2 402	574	4.1	36.0	46.1	4.1	3.8	2	0.08	0.16	—	37	6.5	7.12
松子仁	100	2 920	698	0.8	13.4	70.6	10.0	2.2	2	0.19	0.25	…	78	4.3	4.61
西瓜子(炒)	43	2 397	573	4.3	32.7	44.8	4.5	9.7	—	0.04	0.08	…	28	8.2	6.76
葵花子(炒)	52	2 577	616	2.0	22.6	52.8	4.8	12.5	5	0.43	0.26	…	72	6.1	5.91
杏 仁	100	2 149	514	5.6	24.7	44.8	19.2	2.9	—	0.08	1.25	26	71	1.3	3.64
榛子(干)	27	2 268	542	7.4	20.0	44.8	9.6	14.7	8	0.62	0.14	—	104	6.4	5.83

附录：各类食物营养成分简表

(续表)

十、畜肉及其肉制品

食物名称	食部(g)	能量(kJ)	能量(kcal)	水分(g)	蛋白质(g)	脂肪(g)	膳食纤维(g)	碳水化合物(g)	视黄醇(μgRE)	硫胺素(mg)	核黄素(mg)	抗坏血酸(mg)	钙(mg)	铁(mg)	锌(mg)
狗 肉	80	485	116	76.0	16.8	4.6	—	1.8	157	0.34	0.20	—	52	2.9	3.18
驴肉(瘦)	100	485	116	73.8	21.5	3.2	—	0.4	72	0.03	0.16	—	2	4.3	4.26
羊 肝	100	561	134	69.7	17.9	3.6	—	7.4	20 972	0.21	1.75	—	8	7.5	3.45
羊肉(肥瘦)	90	848	203	65.7	19.0	14.1	—	0.0	22	0.05	0.14	—	6	2.3	3.22
羊肉(瘦)	90	494	118	74.2	20.5	3.9	—	0.2	11	0.15	0.16	—	9	3.9	6.06
羊肉串(烤)	100	863	206	58.7	26.0	10.3	—	2.4	52	0.04	0.15	—	4	8.5	2.28
咖哩牛肉干	100	1 364	325	13.3	45.9	2.7	…	29.5	86	0.01	0.27	0	65	18.3	7.60
牛 肝	100	582	139	68.7	19.8	3.9	—	6.2	20 220	0.16	130	9	4	6.6	5.01
牛肉(肥瘦)	100	807	193	67.4	18.1	13.4	—	0.0	9	0.03	0.11	—	8	3.2	3.67
牛肉(瘦)	100	444	106	75.2	20.2	2.3	—	1.2	6	0.07	0.13	—	9	2.8	3.71
兔 肉	100	427	102	76.2	19.7	2.2	—	0.9	212	0.11	0.10	—	12	2.0	1.30
腊肉(培根)	100	757	181	63.1	22.3	9.0	—	2.6	…	0.90	0.11	—	2	2.4	2.26
香 肠	100	2 125	508	19.2	24.1	40.7	—	11.2	…	0.48	0.11	—	14	5.8	7.61
猪 肝	99	540	129	70.7	19.3	3.5	—	5.0	4 972	0.21	2.08	20	6	22.6	5.78
猪肉(肥瘦)	100	1 654	395	46.8	13.2	37.0	—	6.8	114	0.22	0.16	—	6	1.6	2.06
猪肉(瘦)	100	598	143	71.0	20.3	6.2	—	1.5	44	0.54	0.10	—	6	3.0	2.99
猪小排	72	1 163	278	58.1	16.7	23.1	—	0.7	5	0.30	0.16	—	14	1.4	3.36
猪 血	100	230	55	85.8	12.2	0.3	—	0.9	—	0.03	0.04	—	4	8.7	0.28

（续表）

食物名称	食部 (g)	能量 (kJ)	能量 (kcal)	水分 (g)	蛋白质 (g)	脂肪 (g)	膳食纤维 (g)	碳水化合物 (g)	视黄醇 (μgRE)	硫胺素 (mg)	核黄素 (mg)	抗坏血酸 (mg)	钙 (mg)	铁 (mg)	锌 (mg)
十一、禽肉及其肉制品															
鹌鹑	58	460	110	75.1	20.2	3.1	—	0.2	40	0.04	0.32	—	48	2.3	1.19
鹅	63	1 049	251	61.4	17.9	19.9	—	0.0	42	0.07	0.23	—	4	3.8	1.36
鸽	42	841	201	66.6	16.5	14.2	—	1.7	53	0.06	0.20	—	30	3.8	0.82
鸡 肝	100	506	121	74.4	16.6	4.8	—	2.8	10 414	0.33	1.10	—	7	12.0	2.40
鸡胸脯肉	100	556	133	72.0	19.4	5.0	—	2.5	16	0.07	0.13	—	3	0.6	0.51
肯德基（炸鸡）	70	1 167	279	49.4	20.3	17.3	—	10.5	23	0.03	0.17	—	109	2.2	1.66
土 鸡	58	519	124	73.5	20.8	4.5	—	0.0	64	0.09	0.08	—	9	2.1	1.06
乌骨鸡	48	464	111	73.9	22.3	2.3	—	0.3	微量	0.02	0.29	—	17	2.3	1.60
鸭 肝	100	536	128	76.3	14.5	7.5	—	0.5	1 040	0.26	1.05	18	18	23.1	3.08
鸭肉（胸脯）	100	377	90	78.6	15.0	1.5	—	4.0	—	0.01	0.07	—	6	4.1	1.17
北京烤鸭	80	1 824	436	38.2	16.6	38.4	—	6.0	36	0.04	0.32	—	35	2.4	1.25
十二、乳及乳制品															
黄 油	100	3 712	888	0.5	1.4	98.0	—	0.0	—	—	0.02	—	35	0.8	0.11
奶 酪	100	1 372	328	43.5	25.7	23.5	—	3.5	152	0.06	0.91	—	799	2.4	6.97
奶 油	100	3 012	720	18.0	2.5	78.6	—	0.7	1 042	…	0.05	—	1	0.7	0.12
全脂牛乳粉	100	2 000	478	2.3	20.1	21.2	—	51.7	141	0.11	0.73	4	676	1.2	3.14
炼乳（罐头，甜）	100	1 389	332	26.2	8.0	8.7	—	55.4	41	0.03	0.16	2	242	0.4	1.53

附录：各类食物营养成分简表

（续表）

食物名称	食部(g)	能量(kJ)	能量(kcal)	水分(g)	蛋白质(g)	脂肪(g)	膳食纤维(g)	碳水化物(g)	视黄醇(μgRE)	硫胺素(mg)	核黄素(mg)	抗坏血酸(mg)	钙(mg)	铁(mg)	锌(mg)
牛 乳	100	226	54	89.8	3.0	3.2	—	3.4	24	0.03	0.14	1	104	0.3	0.42
酸 奶	100	301	72	84.7	2.5	2.7	—	9.3	26	0.03	0.15	1	118	0.4	0.53
十三、蛋及蛋制品															
鹅 蛋	87	820	196	69.3	11.1	15.6	—	2.8	192	0.08	0.30	—	34	4.1	1.43
白皮鸡蛋	87	577	138	75.8	12.7	9.0	—	1.5	310	0.09	0.31	—	48	2.0	1.00
红皮鸡蛋	88	653	156	73.8	12.8	11.1	—	1.3	194	0.13	0.32	—	444	2.3	1.01
鸡蛋白	100	251	60	84.4	11.6	0.1	—	3.1	微量	0.04	0.31	—	9	1.6	0.02
鸡蛋黄	100	1 372	328	51.5	15.2	28.2	—	3.4	438	0.33	0.29	—	112	6.5	3.79
松花蛋(鸭)	90	715	171	68.4	14.2	10.7	—	4.5	215	0.06	0.18	—	63	3.3	1.48
鸭 蛋	87	753	180	70.3	12.6	13.0	—	3.1	261	0.17	0.35	—	62	2.9	1.67
鸭蛋(咸)	88	795	190	61.3	12.7	12.7	—	6.3	134	0.16	0.33	—	118	3.6	1.74
鹌鹑蛋	86	669	160	73.0	12.8	11.1	—	2.1	337	0.11	0.49	—	47	3.2	1.61
十四、鱼 类															
鳊 鱼	59	565	135	73.1	18.3	6.3	—	1.2	28	0.02	0.07	—	89	0.7	0.89
草 鱼	58	472	113	77.3	16.6	5.2	—	0.0	11	0.04	0.11	—	38	0.8	0.87
大黄鱼	66	402	96	77.7	17.7	2.5	—	0.8	10	0.03	0.10	—	53	0.7	0.58
带 鱼	76	531	127	73.3	17.7	4.9	—	3.1	29	0.02	0.06	—	28	1.2	0.70
鲑鱼(大麻哈鱼)	72	581	149	74.1	17.2	7.8	—	0.0	45	0.07	0.18	—	13	0.3	1.11

(续表)

食物名称	食部(g)	能量(kJ)	能量(kcal)	水分(g)	蛋白质(g)	脂肪(g)	膳食纤维(g)	碳水化物(g)	视黄醇(μgRE)	硫胺素(mg)	核黄素(mg)	抗坏血酸(mg)	钙(mg)	铁(mg)	锌(mg)
鲫鱼	54	452	108	75.4	17.1	2.7	—	3.8	17	0.04	0.09	—	79	1.3	1.94
鲢鱼	61	433	104	77.4	17.8	3.6	—	0.0	20	0.03	0.07	—	53	1.4	1.17
泥鳅	60	402	96	76.6	17.9	2.0	—	1.7	14	0.10	0.33	—	299	2.9	2.76
青鱼	63	485	120	73.9	20.1	4.2	—	0.2	42	0.03	0.07	—	31	0.9	0.96
沙丁鱼(蛇鲻)	67	376	99	78.0	19.8	1.1	—	0.0	—	0.01	0.03	—	184	1.4	0.16
黄鳍	67	372	89	78.0	18.0	1.4	—	1.2	50	0.06	0.98	—	42	2.5	1.97
鲨鱼	56	492	118	73.3	22.2	3.2	—	0.0	21	0.01	0.05	—	41	0.9	0.73
鲐鱼	66	649	155	69.1	19.9	7.4	—	2.2	38	0.08	0.12	—	50	1.5	1.02
小黄鱼	63	414	99	77.9	17.9	3.0	—	0.1	…	0.04	0.04	—	78	0.9	0.94
鱼籽酱(大麻哈鱼)	100	1 054	252	49.4	10.9	16.8	—	14.4	111	0.33	0.19	—	23	2.8	2.69

十五、虾、蟹及软体动物类

食物名称	食部(g)	能量(kJ)	能量(kcal)	水分(g)	蛋白质(g)	脂肪(g)	膳食纤维(g)	碳水化物(g)	视黄醇(μgRE)	硫胺素(mg)	核黄素(mg)	抗坏血酸(mg)	钙(mg)	铁(mg)	锌(mg)
毛蛤蜊	25	406	97	75.6	15.0	1.0	—	7.1	微量	0.01	0.14	—	137	15.3	2.29
海参	93	1 096	262	18.9	50.2	4.8	—	4.5	39	0.04	0.10	—	—	9.0	2.24
香海螺	59	682	163	61.6	22.7	3.5	—	10.1	微量	—	0.24	—	91	3.2	2.89
海蚕皮	100	137	33	76.5	3.7	0.3	—	3.8	—	0.03	0.05	—	150	4.8	0.55
螺蛳	37	248	59	83.3	7.5	0.6	—	6.0	—	微量	0.28	—	156	1.4	10.27
牡蛎	100	305	73	82.0	5.3	2.1	—	8.2	27	0.01	0.13	—	131	7.1	9.39
乌贼(鲜)	97	351	84	80.4	17.4	1.6	—	0.0	35	0.02	0.06	—	44	0.9	2.38

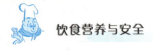

(续表)

食物名称	食部(g)	能量(kJ)	能量(kcal)	水分(g)	蛋白质(g)	脂肪(g)	膳食纤维(g)	碳水化物(g)	视黄醇(μgRE)	硫胺素(mg)	核黄素(mg)	抗坏血酸(mg)	钙(mg)	铁(mg)	锌(mg)
贻贝(鲜)	49	335	80	79.9	11.4	1.7	—	4.7	73	0.12	0.22	—	63	6.7	2.47
鱿鱼(水浸)	98	314	81	75.0	17.0	0.0	—	0.0	16	…	0.03	—	43	0.5	1.36
章鱼(八爪鱼)	78	565	135	65.4	18.9	0.4	—	14.0	…	0.04	0.06	—	21	0.6	0.68
基围虾	60	423	101	75.2	18.2	1.4	—	3.9	微量	0.03	0.06	—	36	2.9	1.55
河 虾	86	368	88	78.1	16.4	2.4	—	0.0	48	0.04	0.03	—	325	4.0	2.24
河 蟹	42	431	103	75.8	17.5	2.6	—	2.3	389	0.06	0.28	—	126	2.9	3.68
龙 虾	46	377	90	77.6	18.9	1.1	—	1.0	—	微量	0.03	—	21	1.3	2.79
虾 皮	100	640	153	42.4	30.7	2.2	—	2.5	19	0.02	0.14	—	991	6.7	1.93
十六、油脂类															
猪油(炼)	100	3 753	897	5.3	…	99.6	—	0.2	27	0.02	0.03	—	—	—	—
芝麻(白)	100	2 163	517	0.1	18.4	39.6	9.8	21.7	—	0.36	0.26	—	620	14.1	4.21
菜籽油	100	6 761	899	0.1	…	99.9	—	0.0	—	…	…	—	9	3.7	0.54
豆 油	100	3 761	899	0.1	…	99.9	—	0.0	—	…	微量	—	13	2.0	1.09
花生油	100	3 761	899	微量	…	99.9	—	0.0	—	…	微量	—	12	2.9	0.48
葵花籽油	100	3 761	899	0.1	…	99.9	—	0.0	—	…	…	—	2	1.0	0.11
玉米油	100	3 745	895	0.2	…	99.2	—	0.5	—	…	…	—	1	1.4	0.26
芝麻油	100	3 757	898	0.1	…	99.7	—	0.2	—	…	…	—	9	2.2	0.17

(续表)

十七、糕点及小吃类

食物名称	食部(g)	能量(kJ)	能量(kcal)	水分(g)	蛋白质(g)	脂肪(g)	膳食纤维(g)	碳水化合物(g)	视黄醇(μgRE)	硫胺素(mg)	核黄素(mg)	抗坏血酸(mg)	钙(mg)	铁(mg)	锌(mg)
饼　干	100	1 812	433	5.7	9.0	12.7	1.1	70.6	37	0.08	0.04	3	73	1.9	0.91
曲奇饼	100	2 284	546	1.9	6.5	31.6	0.2	58.9	…	0.06	0.06	—	45	1.9	0.31
苏打饼干	100	1 707	408	5.7	8.4	7.7	—	76.2	—	0.03	0.01	—	…	1.6	0.35
绿豆糕	100	1 460	349	11.5	12.8	1.0	1.2	72.2	47	0.23	0.02	0	24	7.3	1.04
蛋　糕	100	1 452	347	18.6	8.6	5.1	0.4	66.7	86	0.09	0.09	1	39	2.5	1.01
奶油蛋糕	100	1 582	378	21.9	7.2	13.9	0.6	55.9	175	0.13	0.11	0	38	2.3	1.88
月饼(豆沙)	100	1 695	405	11.7	8.2	13.6	3.1	62.5	7	0.05	0.05	0	64	3.1	0.64
月饼(五仁)	100	1 741	416	11.3	8.0	16.0	3.9	60.1	7	—	0.08	—	54	2.8	0.61
月饼(枣泥)	100	1 774	424	11.7	7.1	15.7	1.4	63.5	8	0.11	0.05	—	66	2.8	0.81
黄油面包	100	1 377	329	27.3	7.9	8.7	0.9	54.7	—	0.03	0.02	0	35	1.5	0.50
面　包	100	1 312	312	27.4	8.3	5.1	0.5	58.1	—	0.06	0.06	1	49	2.0	0.75
凉粉(带调料)	100	209	50	87.8	0.3	0.5	0.1	11.2	—	…	…	0	9	0.8	0.21
麻　花	100	2 192	524	6.0	8.3	31.5	1.5	51.9	—	0.05	0.01	0	26	—	3.06
烧　饼	100	1 364	326	27.3	11.5	9.9	2.5	47.6	—	0.03	0.01	0	40	6.9	1.39
小豆粥	100	255	61	84.0	1.2	0.4	0.6	13.1	—	…	…	0	13	0.6	0.33
炸　糕	100	1 172	280	43.6	6.1	12.3	1.2	36.1	—	0.03	0.02	—	24	2.4	0.76

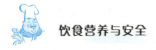

(续表)

食物名称	食部(g)	能量(kJ)	能量(kcal)	水分(g)	蛋白质(g)	脂肪(g)	膳食纤维(g)	碳水化合物(g)	视黄醇(μgRE)	硫胺素(mg)	核黄素(mg)	抗坏血酸(mg)	钙(mg)	铁(mg)	锌(mg)
十八、茶及饮料类															
红 茶	100	1 230	294	7.3	26.7	1.1	14.8	44.4	645	…	0.17	8	378	28.1	3.97
花 茶	100	1 176	281	7.4	27.1	1.2	17.7	40.4	885	0.06	0.17	26	454	17.8	3.98
绿 茶	100	1 238	296	7.5	34.2	2.3	15.6	34.7	967	0.02	0.35	19	325	14.4	4.34
可可粉	100	1 339	330	7.5	24.6	8.4	14.3	35.5	22	0.05	0.16	—	74	1.0	1.12
橘子汁	100	498	119	70.1	…	0.1	—	29.6	2	—	…	2	4	0.1	0.03
浓缩橘汁	100	983	235	41.3	0.8	0.3	—	57.3	122	0.04	0.02	80	21	0.7	0.13
冰淇淋	100	527	126	74.4	2.4	5.3	—	17.3	48	0.01	0.03	—	126	0.5	0.37
紫雪糕	100	954	228	59.4	2.6	13.7	—	23.6	26	0.01	0.03	—	168	0.8	0.60
喜乐(乳酸饮料)	100	22.	53	86.8	0.9	0.2	—	11.8	2	0.01	0.02	微量	14	0.1	0.04
十九、糖及糖果类															
蜂 蜜	100	1 343	321	22.0	0.4	1.9	—	75.6	—	…	0.05	3	4	1.0	0.37
巧克力	100	2 452	586	1.0	4.3	40.1	1.5	51.9	—	0.06	0.08	—	111	1.7	1.02
白砂糖	100	1 674	400	微量	…	…	—	99.9	…	…	…	…	20	0.6	0.06
红 糖	100	1 628	389	1.9	0.7	…	—	96.6	—	0.01	—	—	157	2.2	0.35
二十、淀粉制品及调味品类															
淀粉(玉米)	100	1 443	345	13.5	1.2	0.1	0.1	84.9	—	0.03	0.04	—	18	4.0	0.09
藕 粉	100	1 556	372	6.4	0.2	…	0.1	92.9	—	…	0.01	—	8	17.9	0.15

306

(续表)

食物名称	食部(g)	能量(kJ)	能量(kcal)	水分(g)	蛋白质(g)	脂肪(g)	膳食纤维(g)	碳水化物(g)	视黄醇(μgRE)	硫胺素(mg)	核黄素(mg)	抗坏血酸(mg)	钙(mg)	铁(mg)	锌(mg)
粉 皮	100	255	61	84.3	0.2	0.3	0.6	14.4	—	0.03	0.01	—	5	0.5	0.27
粉 丝	100	14.2	335	15.0	0.8	0.2	1.1	82.6	—	0.03	0.02	—	31	6.4	0.27
黄 酱	100	548	131	50.6	12.1	1.2	3.4	17.9	13	0.05	0.28	—	70	7.0	1.25
甜面酱	100	569	136	53.9	5.5	0.6	1.4	27.1	5	0.03	0.14	—	29	3.6	1.38
芝麻酱	100	2 586	618	0.3	19.2	52.7	5.9	16.8	17	0.16	0.22	—	1 170	50.3	4.01
米 醋	100	130	31	90.6	2.1	0.3	—	4.9	—	.02	0.07	—	42	9.7	2.39
酱油(浓)	100	264	63	67.3	5.6	0.1	0.2	9.9	—	0.01	0.05	—	30	3.0	1.12
二十一、杂 类 食 物
蚕 蛹	100	962	230	57.5	21.5	13.0	—	6.7	…	0.07	2.23	—	81	2.6	6.17
甲 鱼	70	494	118	75.0	17.8	4.3	—	2.1	139	0.07	0.14	—	70	2.8	2.31
蛇	78	381	91	76.4	20.3	0.7	—	1.6	4	0.12	0.12	4	18	2.5	3.80
田鸡腿	35	331	79	81.7	11.8	1.4	—	4.7	—	.01	0.05	—	121	1.7	1.40

表中符号的说明:"…"表示未检出,"—"表示未测定,"微量"表示测出的营养素含量太少,"0"表示该食物中不含这种营养素。

图书在版编目(CIP)数据

饮食营养与安全/林玉桓、王丽梅主编. —上海:复旦大学出版社,2011.3(2021.9 重印)
(复旦卓越·21 世纪烹饪与营养系列)
ISBN 978-7-309-07934-0

Ⅰ.饮… Ⅱ.①林…②王… Ⅲ.①饮食营养学②饮食卫生 Ⅳ.①R151.4②R155

中国版本图书馆 CIP 数据核字(2011)第 021291 号

饮食营养与安全
林玉桓　王丽梅　主编
责任编辑/谢同君　易　斌

复旦大学出版社有限公司出版发行
上海市国权路579号　邮编:200433
网址:fupnet@fudanpress.com　http://www.fudanpress.com
门市零售:86-21-65102580　团体订购:86-21-65104505
出版部电话:86-21-65642845
浙江临安曙光印务有限公司

开本 787×1092　1/16　印张 19.5　字数 384 千
2021 年 9 月第 1 版第 3 次印刷
印数 5 201—6 300

ISBN 978-7-309-07934-0/R·1192
定价:35.00 元

如有印装质量问题,请向复旦大学出版社有限公司出版部调换。
版权所有　侵权必究